出国人员健康安全实用手册

中国石油国际勘探开发有限公司 | 编

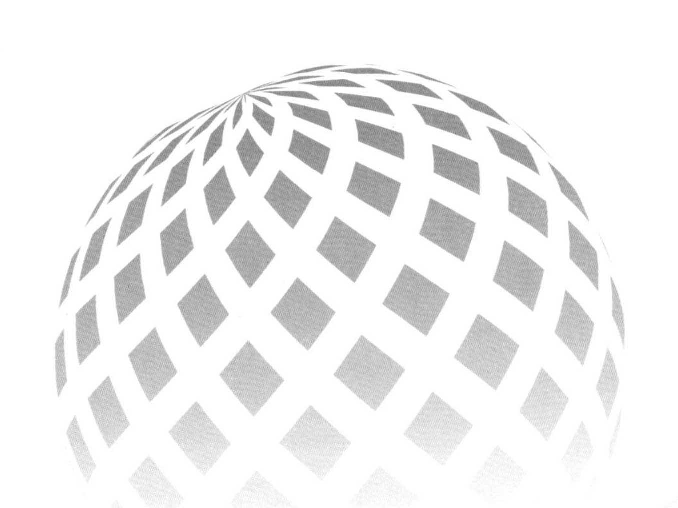

石油工业出版社

内 容 提 要

本书分为出国行前准备、海外健康防护、通用安全守则、社会安全防范、突发事件应对五篇内容，为出国人员提供全面、科学、有效的健康与安全指导。

本书适合出国人员及健康安全专业有关人员阅读使用。

图书在版编目（CIP）数据

出国人员健康安全实用手册 / 中国石油国际勘探开发有限公司编 . -- 北京：石油工业出版社，2024.8.
ISBN 978-7-5183-6842-6

Ⅰ . R161-62

中国国家版本馆 CIP 数据核字第 2024R8Z955 号

出版发行：石油工业出版社
（北京安定门外安华里 2 区 1 号楼　100011）
网　址：www.petropub.com
编辑部：（010）64523552　　图书营销中心：（010）64523633
经　销：全国新华书店
印　刷：北京中石油彩色印刷有限责任公司

2024 年 8 月第 1 版　2024 年 8 月第 1 次印刷
787 毫米 × 1092 毫米　开本：1/16　印张：17.75
字数：371 千字

定价：110.00 元
（如出现印装质量问题，我社图书营销中心负责调换）

《出国人员健康安全实用手册》

编写组

主　编： 李　伟

副主编： 陈　雯　马　宁　马圣奎　马　冉　王　佟

成　员： 贺晓珍　王宏宣　田　洁　黄彩子　岳　朗
王好生　顾佳欣　张志鹏　雷　祎　薛　伟
杨玉叶　李金成　毛　慧　高晓丽　刘创建
魏建民　何萤萤　马　跃　孙　静　裴群羽
韩凤萍　杨建洲　姜海婷　石　峡　易安祥
庄　严　吴亦婷　田生军　石振民　姜志刚
宋勤彪　汪　冲　邱　明　张　睿　陆宝军
王晓霞　李　方　孔令聪　李笑笑　王晓蕾
赵　焱　杨洪涛　陈晓月　丁　玎　李继光

FOREWORD

前言

随着全球化的不断深入，国际交流与合作日益频繁，越来越多的中国公民走出国门，探索世界的广阔与多元。但在享受国际化带来的便利与机遇的同时，异国他乡的健康与安全挑战也如影随形。特别是在“一带一路”倡议的推动下，众多中资企业在非洲、中东、中亚、西亚、南美等地深耕细作，这些国家和地区自然环境恶劣、经济欠发达、传染病多发或社会秩序不够稳定，且部分项目所在地距离城市较远，医疗保障能力有限。为了有效应对挑战，确保出国人员的健康与安全，我们特别编撰了这本《出国人员健康安全实用手册》。

本着实用简便的原则，本书旨在为出国人员提供全面、科学、有效的健康与安全指导。本书分为五篇二十一章，内容涵盖了从行前准备到海外生活、从疾病预防到应急处理、从个人健康到社会安全等各个方面，力求做到详尽无遗、通俗易懂，并提供系统性、实用性的健康安全防护知识。

出国行前准备篇，系统阐述了出国人员出行前和路途中的各项准备工作，包括风险评估、疫苗接种、健康体检、行李安全等多个方面，为出国人员提供了全方位、多角度的出行指南。同时也介绍了外事工作中应该注意的一些细节，如外事禁忌、海外领事保护与协助、海外保密工作要求及出国（境）人员防策反须知等，帮助出国人员更好地适应国外环境。

海外健康防护篇，全面讲解了海外常见传染性疾病的预防措施、旅行中的健康防护策略及目的地特定的健康风险应对方法，为出国人员尽力提供全面的健康防护服务指南。本篇还特别关注出国人员的健康风险防控和常见慢性病管理，以及精神心理疾病的预防与调适，为使出国人员能在异国他乡保持良好身心状态提供有力支持。

通用安全守则篇涵盖了危害控制层序、危险轨迹、安全保命规则等基础知识，以及消防安全、生产安全等具体领域的安全知识，为出国人员提供了一套完整的安全防护知识体系。本篇力求通过生动的案例分析和实用的应对策略，帮助出国人员提高安全防范意识和能力，有效应对各种潜在的安全威胁。

社会安全防范篇着力阐述了境外易发常见各类社会安全事件的应急处置方法，针对诸如抢劫盗窃、车辆劫持和袭击、路边炸弹、爆炸等常见社会安全威胁情况，提出了具体的应急处理流程和自我保护措施。此外，本篇还扩展到更为严重的安全事件，如武装冲突、绑架劫持、非法拘禁等，提出相应的应急处置建议和自我保护措施，帮助出国人员识别并规避潜在的安全风险，减少伤害和损失。

突发事件应对篇详细介绍了地震、洪水等常见自然灾害，以及火灾、触电、交通事故等常见事故的应对处置方法，并针对化学恐怖袭击、生物恐怖袭击等特殊事件提供了应急防范措施，帮助引导出国人员在紧急情况下完成自救互救。本篇还介绍了常用急救、互救方法，包括心肺复苏、异物窒息等急救指导，帮助出国人员在关键时刻能够迅速采取有效措施进行自救互救。

此外，附录部分收录了出国人员常用联系方式、救援机构信息、疫苗接种问题、疾病风险表等实用资料，以及海外应急逃生包配备建议、涉外礼仪和相关法律知识等，尽力为出国人员提供全方位的参考信息，帮助出国人员更好地融入当地社会，维护自身权益。

在此，要特别感谢为编撰本书付出辛勤努力的专家和学者们，他们以丰富的专业知识和宝贵的实践经验，为本书的专业性和实用性提供了坚实保障。同时也要感谢所有关心和支持出国人员健康安全问题的机构与个人，没有他们的无私奉献，就难以保障本书编撰的质量和效率。

我们相信，通过认真阅读并实践本书提供的知识和经验，出国人员一定能够从中获得教益，从而更好保护自己在异国他乡的健康与安全，享受更加安心愉快的海外生活和工作经历。衷心希望本书能够成为出国人员的良师益友，陪伴您度过难忘的海外之旅。

欢迎各界朋友为改进本书提出意见建议。愿每一位出国人员都平安健康！

CONTENTS

目录

第一篇

出国行前准备

第一章　健康安全风险管理

第一节　健康安全风险管理模式及特点

各类项目出国人员根据项目性质、管理方式有不同，可使用不同的健康安全风险管理模式。

如铁路、公路等工程建设类项目：此类项目出国人员较多，且多数为青壮年，基础病较少。项目多分布于人员较少，医疗保障能力较弱区域。可以通过加强项目医务室建设、完善药品储备等方式，进一步提升项目健康风险和安全管理能力。

如投资、管理类项目或企业办事处，此类机构（项目）普遍工作人员较少，但多处位于城市区域，可以通过提前同当地医院沟通或与当地人员较多企业结对子方式，建立医疗保障联系。提前防范突发医疗风险，做好出国人员的医疗保障。

对于健康风险管理主要集中在以下几个方面：

（1）地区流行病风险管理：境外的工作环境和气候可能与中国有较大差异。境外项目管理者及项目人员可能会受到新病种的健康威胁，如在中国罕见的热带病或当地流行病。多数人员在出国前可能并未听说过此类疾病，即使出现了患病症状，也无法及时预判疾病发展方向。部分出国人员可能因此错过最佳治疗或转运时机，带来更严重后果。因此，项目管理者及人员需提前了解如何预防这些疾病可能导致的最严重风险与发病症状，以迅速就医或取得远程医疗帮助，将对项目稳定、人员健康带来较大帮助。

（2）出国人员心理健康风险管理：境外工作往往伴随着文化差异、语言障碍和远离家庭的压力，这些都可能对出国人员的心理健康产生影响。且心理疾病往往具有隐蔽性，未经培训的项目管理者可能无法及时发现某些心理问题的苗头，在自己或出国人员出现心理危机时，干预能力、应急处置能力不足。如项目可及时向管理者和人员提供心理健康培训，定期通过量表等方式及时发现出国人员心理问题，对帮助出国人员应对心理健康压力、维持工作效率和及时做好心理危机处理都非常重要。

（3）项目应急管理与响应：项目需要对项目管理者和出国人员进行应对突发事件的应急处置能力培训。常见培训有自然灾害、突发公共安全事件、中毒、传染病等突发事件的应急处置能力的培训。项目管理者也应针对可能出现的突发风险，提前制订应急处置、转运预案。如所在地医疗水平有限，在必要时可以远程联络医疗救治专家、安全专家做好技术支持。

（4）慢性病及基础病管理：2015—2019年，国家卫生健康委员会组织中国疾病预防控制中心、国家癌症中心、国家心血管病中心开展了新一轮的中国居民慢性病与营养监测，根据监测结果编写形成《中国居民营养与慢性病状况报告（2020 年）》，报告显示，我国成年人高血压患病率为 27.5%，比 2012 年增加了 2.3%。即不到 4 个人中，就有 1 个高血压患者。我国 40 岁及以上成年人慢性阻塞性肺疾病患病率为 13.6%，比 2012 年增加了 3.7%。即大约每 7 个人中就有 1 个人患有慢性阻塞性肺疾病。我国成年人糖尿病患病率为 11.9%，比 2012 年增加了 2.2%。也就是说，大约 8 个成年人就有 1 个人患有糖尿病。慢性病在人群中发病比例较高，境外项目需充分重视项目人员的慢性病管理的重要性。此外，部分基础病（如脑血管畸形）在发病时可能会导致较高的死亡风险。

管理者可以通过出国前体检等方式提前摸清人员的基础病和慢性病情况，尽量降低因人员忽然发病带来的死亡风险、健康风险和经济损失。出国前体检可以侧重于摸清高血压、糖尿病、脑血管病、恶性肿瘤等易引发严重后果的疾病基础情况。

在摸清人员的疾病谱后，项目管理者可以结合人员基础病情况，进一步明确基础病和慢性病的治疗和跟踪管理流程。通过提高人员对疾病的知晓率、加强健康教育等方式，提升人员健康意识，提高疾病控制率。如有条件，可以从饮食、运动和戒烟等方面促进人员采用健康的生活方式，降低慢性病发病率。

（5）职业病防治管理：项目需遵守所在国职业病相关规定，按要求做好应对。

如无相关规定，项目管理者需根据项目特点，提前识别与分析职业健康风险因素，对不同职业病风险进行分类和评估，确定重点管理和监测的职业病类别。制订职业病预防和控制的政策与程序。一是采取工程控制措施减少风险暴露（如通风、隔离、降噪等）；二是加强个人防护知识培训，提高出国人员对职业病预防重要性的认识，教育出国人员正确使用个人防护装备、执行安全操作程序；三是引入健康监测和职业体检计划，定期进行出国人员健康监测和职业体检，早期识别和处理职业病，依据体检结果调整工作环境和工作方式。

（6）创伤风险：部分境外项目，如工程类项目或在地震带的项目，面临较高的安全事故、自然灾害等带来创伤风险。项目管理者需系统地识别本项目的各种受伤风险（如工作场所事故、交通事故、自然灾害引起的风险等），评估这些风险的概率和严重程度，预判风险等级，分析造成受伤风险的根本原因，包括环境因素、操作错误、设备故障、个人防护装备使用不当等，预判可能出现的问题。

项目根据风险等级及可能后果，提前确保项目现场有足够的急救资源和设施，如急救包、急救培训等，并同 SOS 等救援机构或与当地医院和紧急救援服务建立合作关系。出现紧急情况时，项目立即启动应急预案，确保快速明确事故的严重性和受影响的出国人员，迅速识别伤害类型和所需医疗援助。如有条件时，可进行紧急医疗处置，防止伤情恶化。如有必要，应迅速启动医疗救援和转运机制，转运伤情较重伤员并接受专业医疗救治。

（7）项目管理者也需充分考虑因就医方式不同、语言不通等问题出国人员可能面临的就医困难。医疗类语言有一定专业性，普通人员对专业外语词汇掌握有限。如有条件，项目管理者可以提前针对就医关键词对人员进行基础培训，或者在必要时准备医疗专业翻译。

第二节　出国人员派出前筛选、培训及持续健康支持

对于境外中资重点项目的出国人员选派和培训，需要采取一系列综合性措施，以确保出国人员在海外工作期间能够保持良好的健康状态并有效应对潜在的安全风险。

一、出国人员筛选

1. 确保出国人员有能胜任工作的技能和经验

（1）确定项目所需的技能和经验，并选择具有相关背景的人员。
（2）考虑人员的语言能力和国际工作经验。

2. 对选出人员进行健康评估

（1）进行全面的健康检查，确保其适合海外工作。
（2）评估其是否有任何可能影响其在特定环境中工作的健康问题。

3. 对拟出国人员进行心理适应性评估

（1）评估拟出国人员的心理适应性和应对异国文化环境的能力。
（2）考虑拟出国人员的家庭情况和个人偏好。

二、出国人员培训及健康支持

为出国人员提供持续健康支持，并定期进行评估：一是在岗培训和持续教育：确保出国人员在工作期间不断更新其知识和技能。二是定期评估出国人员健康情况，提供必要的支持和指导。三是定期进行心理健康测评，组织出国人员填写心理健康量表，并通过咨询服务为出国人员提供心理健康支持，以有效地为出国人员提供全面的健康与安全指导，确保他们在海外工作期间的健康。

1. 身体健康

（1）提供关于目的地的健康风险和预防措施的信息。
（2）教授基本的自我医疗知识和急救技能。

2. 心理健康

（1）提供文化适应和心理健康培训。
（2）教授应对异国文化冲突和压力的策略。
（3）对项目管理者进行心理危机干预知识培训。

3. 旅行安全

训练出国人员在国际旅行中的安全意识，包括交通安全和避免旅行中的常见风险。

4. 工作安全

（1）针对具体工作内容提供详细的安全操作培训。
（2）教授应对工作场所潜在风险的措施。

5. 社会安全

（1）讲解当地的法律、文化和社会习俗。
（2）提供应对社会不稳定和紧急情况的指导。

6. 应急处置

（1）培训出国人员如何应对各种紧急情况，如自然灾害、健康危机等。
（2）制订应急预案，明确提供紧急联系方式和应急处置流程。

第三节　外派工作带来的压力和对健康的影响与应对措施

境外中资重点项目中的外派工作对出国人员而言既是机遇也是挑战，尤其在健康和心理压力方面。出国人员可能会面临多种压力，这些压力不仅可能对他们的身体健康产生影响，还可能影响到他们的心理和情感健康。

一、外派工作的压力来源

1. 文化适应压力

（1）面对新的文化环境和工作方式，出国人员可能会感到不适应或不安。
（2）语言障碍、不同的工作习惯和社会规范可能导致沟通困难和误解。

2. 社交和家庭压力

（1）长时间远离家庭和朋友，可能导致孤独感和与亲人分离的焦虑。
（2）在新环境中建立社交网络可能会很困难。

3. 工作压力

（1）高强度的工作要求和项目的责任感可能导致工作压力增加。
（2）在新环境中，对于工作表现和成果的期望可能更高。

4. 健康风险

（1）可能面临不同的卫生条件和医疗资源有限的问题。

（2）需要适应新环境中的气候和饮食习惯。

5. 安全和政治风险

（1）在某些地区，出国人员可能面临更高的安全风险和政治不稳定。
（2）必须了解并适应当地的安全环境和政治形势。

二、外派工作对健康的影响

1. 身体健康影响

（1）长期的压力和紧张可能导致身体健康问题，如睡眠障碍、消化问题或免疫系统功能下降。
（2）饮食和生活习惯差异可能导致体重变化、营养不良或其他健康问题。

2. 心理健康影响

（1）长期的压力和焦虑可能导致心理健康问题，如抑郁症、焦虑症或其他心理障碍。
（2）社交隔离和文化冲突可能加剧心理压力。

境外项目可通过提供文化适应和语言培训，帮助出国人员更好地融入新环境。提供心理健康服务，如心理咨询和压力管理培训。项目制订应急预案，确保出国人员了解当地的医疗资源并提前做好应对健康风险的准备。项目同时鼓励社交，提供家庭支持和团队建设活动。境外项目应该提供全面的支持和培训，帮助出国人员应对这些挑战，确保他们在外派期间能够保持良好的健康状态。

第四节　目的地与暴露的风险

中国企业出国人员在海外工作时可能会面临多种风险，这些风险会因目的地的不同而有所差异。境外项目在派出人员之前，需对目的地进行详细的风险评估和研究。派遣风险根据目的地和停留时间不同而有所差异。工作类别同样也会带来不同的影响。出国人员可能面对的健康、安全和安保等不同威胁，很大程度上受到目的地国家的政治、经济、社会和环境因素的影响。针对境外中资重点项目出国人员，以下是常见的影响健康的风险类别和相关的暴露风险。

一、环境和气候风险

（1）极端天气：某些地区可能会遭遇极端气候条件，如热带风暴、洪水或极端高温。
（2）地理环境：山区、沙漠或其他特殊地理环境可能带来额外的挑战和危险。
（3）工作风险。

二、健康和医疗风险

（1）传染病风险：根据目的地，可能存在疟疾、登革热、黄热病等疾病风险。

（2）医疗资源：某些地区的医疗设施和服务可能不如本国，应急医疗响应能力有限。

三、社会和文化风险

（1）文化冲突：文化差异可能导致误解和沟通障碍。

（2）法律和规定：不熟悉当地法律和社会规范可能导致法律问题。

四、政治和安全风险

（1）政治稳定性：某些国家可能存在政治动荡或冲突。

（2）犯罪和恐怖主义：在某些地区可能面临较高的犯罪率或恐怖袭击的风险。

五、职业安全风险

（1）工作环境：特殊的工作环境（如建筑工地、矿区）可能带来额外的职业安全风险。

（2）工作强度：高强度工作可能导致身体和心理上的压力。

六、旅行和交通风险

（1）交通安全：不同国家的交通规则和条件可能增加事故风险。

（2）偏远地区安全风险：在偏远地区工作可能面临交通不便和紧急情况响应困难。

根据国际SOS发布的健康风险地图，每个国家的医疗风险评级可依照数个医疗标准衡量分类，五个医疗风险等级包括低度、中度、中高度、高度和极高度（表1-1-1），不同目的地代表不同的风险等级。

表1-1-1 国际SOS健康地图

企业和机构依据目的国的医疗风险评级，来为其出国人员和工作者制订相应的保障措施，这是企业落实对出国人员关照义务的一种体现			
风险评级	医疗服务水平与传染病风险	行前准备	在目的地时所需的援助
低度风险	一流医疗服务，低传染病风险	了解医疗人员使用语言； 了解如何获得和支付医疗服务	医疗建议； 医疗推荐； 语言帮助，代垫医疗费用
中度风险	部分医疗机构具备高标准的设备； 部分食品、水源疾病	派遣健康医疗评估； 疾病预防（例如接种疫苗、疟疾预防）	经常需要筛选药品供应商； 语言协助； 重症的医疗转运

续表

风险评级	医疗服务水平与传染病风险	行前准备	在目的地时所需的援助
中高度风险	少数主要城市有一些优质医疗服务，其他地区服务有限； 中到高的传染病风险，特别是在农村 / 偏远地区	派遣健康医疗评估； 某些行程需要进行派遣风险培训； 配备简单的医疗品供应	需要更高级别援助； 严格筛选供应商； 语言协助； 转送更好的医疗场所； 监控医疗进程； 中度和重度疾病 / 伤病可能涉及国际转运
高度风险	非常有限的医疗服务，传染病风险高； 公路交通事故构成医疗隐患	派遣健康医疗评估； 建议进行派遣风险、预防传染病和急救培训； 配备更多样的医疗品供应	通常任何医疗问题都需要援助； 严格筛选供应商； 语言协助； 转送更好的医疗场所； 任何需要住院的情况都可能涉及国际转运
极高度风险	基本无健康服务或价格奇高，传染病风险高； 公路交通事故构成医疗隐患	派遣健康医疗评估； 建议进行派遣风险、预防传染病和急救培训，配备更多样的医疗品，提供特定疾病管理培训（例如疟疾）	通常任何医疗问题都需要援助； 严格筛选供应商； 语言协助； 转送更好的医疗场所； 除较小的健康问题外，其他的医疗状况都可能涉及国际转运

根据健康风险等级，企业可以为出国人员提供有关健康、安全、文化适应等方面的培训；确保出国人员接种疫苗、携带必要的医疗用品，如有条件时配置项目医生；建立和执行严格的工作场所安全规程；制订应对各种紧急情况的应急预案。通过这些措施，可以有效地帮助出国人员识别和应对他们在海外工作时可能面临的多种风险，确保他们的健康和安全。

第五节　中国领事保护和协助

出国人员在遇到紧急情况时，应尽快联系所在国的中国使领馆，提供准确的个人信息和紧急情况的详细描述，并积极配合使领馆的协助和指导。同时，出国人员也应与所在公司保持密切联系，及时报告情况，并遵循公司的应急处理程序。

（1）保护权益：中国使领馆将为出国人员提供保护权益的支持，包括在海外遇到法律问题、人身安全威胁、被拘留等情况下提供协助和保护。

（2）紧急救助：中国使领馆将为出国人员提供紧急救助，包括提供协助联系当地医疗机构、协助联系航空医疗救援、协助寻找失踪人员，提供海外出行建议和安全风险自我防范指导等。

（3）领事协助：中国使领馆将为出国人员提供领事协助，包括签证服务、护照办理、公证认证、涉外婚姻登记等。

（4）紧急疏散：在紧急情况下，如自然灾害、战争等，中国使领馆将组织紧急疏散行动，确保出国人员的安全撤离。

（5）信息发布和警示提醒：中国使领馆将定期发布有关海外安全和警示信息，及时提醒出国人员注意安全风险，并提供必要的安全建议和指导。

第六节　中国医疗队情况介绍

1963 年，应刚独立的阿尔及利亚政府邀请，我国首次向国外派遣医疗队，这标志着我国政府正式开始有组织、大规模、持续性地提供对外医疗援助。党的十八大以来，习近平总书记提出构建人类卫生健康共同体理念，亲自谋划、亲自部署、亲自推动援外医疗工作。2013 年，习近平总书记在中国援外医疗队派遣 50 周年之际，总结凝练了“不畏艰苦、甘于奉献、救死扶伤、大爱无疆”的中国医疗队精神。2023 年 2 月 9 日，习近平总书记给援中非中国医疗队队员亲切回信，指出：“中国人民热爱和平、珍视生命，援外医疗就是生动的体现”，并对中国援外医疗队派遣 60 周年工作成绩给予充分肯定，为新时代援外医疗工作指明了前进方向，提供了根本遵循。

自 1963 年起，我国累计向 76 个国家和地区派遣援外医疗队队员 3 万人次，援建医疗卫生设施共 130 余所，诊治患者 2.9 亿人次，挽救了无数生命，超过 2000 人次医疗队队员荣获受援国国家级荣誉。

六十多年来，中国医疗队始终牢记党和祖国的重托，以精湛的医术和高尚的医德，全心全意为受援国人民服务，保障在外的中国公民及华人华侨生命健康安全，在受援国医院开展医疗服务。中国医疗队为受援国偏远地区、学校、中资企业和援外项目组开展巡诊义诊，建立中医中心，协助实施白内障复明和心脏病手术短期义诊活动；开展对口医院合作，与受援国医院共建临床重点专科，培养当地医务人员，拓展公共卫生合作。以上均极大促进了受援国医疗卫生事业发展和人民健康水平提高，以实际行动践行中国医疗队精神和国际人道主义精神，切实推动构建人类卫生健康共同体。

新冠疫情期间，我国发起新中国成立以来最大规模的全球紧急人道主义行动，在外的中国医疗队始终坚守阵地，与受援国医务人员一道，积极协助防疫抗疫。中国援外医疗队主动分享中国疫情防控方案和诊疗方案，发布公告指南，向受援国民众、华侨华人和中国公民提供咨询和健康教育，举办线上线下讲座培训；向受援国的医疗机构捐赠口罩、防护服等抗疫物资，积极救治新冠患者，在我驻外使馆的领导下开展“春苗行动”，充分彰显中国推动构建人类卫生健康共同体的大国担当。

第二章　出国人员健康安全素养提升

第一节　健康素养的概念与内涵

现代的健康概念，不仅仅局限于无疾病或不衰弱，而是指身体、心理与社会适应的完好状态。世界卫生组织提出了自我判断健康的十条标准：精力充沛，对日常生活和工作不感到过分的疲劳与紧张；乐观积极，乐于承担责任；善于休息，睡眠好；应变能力与适应环境能力强；有一定抵抗力，能抵抗一般性疾病；体重适当，身材匀称；眼睛明亮，反应敏锐；头发有光泽，无头皮屑；牙齿清洁，无龋齿，不疼痛，牙龈颜色正常，无出血现象；肌肉丰满，皮肤富有弹性。

具备健康素养的人不仅要具备基本的健康知识和理念、健康的生活方式及行为，还要具备基本的健康技能。健康素养是近年来研究的一个新的领域，它既是健康教育和健康促进的目标，也可以衡量健康教育和健康促进工作的结果或产出。健康素养是健康素质最重要的影响和评价指标，健康素质很难测评，所以常用健康素养来反映健康素质。提高全民健康素养水平是提高全民健康水平最根本、最经济、最有效的措施之一。

出国人员到与本国文化、气候和生活习惯差异较大的地区，良好的身体健康可以帮助他们更快地适应新环境。在外派国家可能会遇到医疗资源有限的情况，具备一定的健康素养可以使出国人员在紧急情况下进行自救或互救，减少健康风险。因此，对于长期在国外工作的出国人员来说，健康素养是其职业发展和生活质量的重要保障。

一、健康素养的概念

1995 年美国《国家健康教育标准》（*The National Health Education Standards*）中，对健康素养的定义为："个体获得、解释和理解基本健康信息与服务，并能运用信息和服务来促进个体健康的能力水平。"它强调了个体本身的文化素养，知识的获得，处于复杂健康背景下解决问题的技能和健康教育材料的使用能力等。

1999 年美国医学会下属健康素养研究会将健康素养定义为："个体具备一定的技能，包括在医疗环境中所需要基本的阅读和计算能力"，并提出具体的技能应包括"可以阅读并理解药物说明书，可看懂预约卡片及其他与健康相关的宣传材料"。该定义体现了医疗卫生保健体系中关键的一个内容，但是界定的范围较窄，只把人的健康素养限定在单纯的医疗卫生保健体系中。后来该研究会又把定义外延扩大，超出医疗卫生体系，涵盖了更广泛的领域，如社区、工作环境等，并提出个人在该背景下能对健康做出正确抉择的能力也是健康素养的一部分。

1995年，《健康人类2010》提出美国未来十年的公民健康目标，并定义健康素养为："它是一个标尺，用来衡量一个人是否具备自如地获取、理解并采纳相关健康信息的能力，是否能正确地接受健康方面的服务，并能借助这些信息和服务，对自己的健康状况做出恰当的决定。"它不仅囊括了以往定义中涉及的内容，并包含了个体处于的各种健康背景下应对健康问题的能力。

医学和公共卫生教育领域中认为一个人的健康素养是促进个人健康意识，改善医生与患者沟通的基本条件。包括可以理解药瓶上的药物说明，看懂科普小册子、医嘱和知情同意书等，并具备使用复杂的卫生保健体系的能力。健康素养不是单纯意义上的阅读能力，它要求个体具备完成阅读、倾听、分析和决定的能力，并运用这些技能来解决健康问题。

健康素养的定义中还强调了个体能力。受教育水平对个体的健康素养存在影响，但在很大程度上还受文化、语言和环境的影响。同样，作为一个群体的健康素养，也受到教育体系、文化与社会环境等因素的制约和影响。因此，也有学者认为该定义有缺陷，提出外延应该上升到影响健康素养的几大因素上，即对提高整个社会群体健康素养起到重要作用的社会环境、医疗保健体系及教育体系。

二、健康素养的内涵

健康素养主要包括两个方面的内容：

（1）健康的知识（knowledge），重要的医学观念、健康问题和保持良好身心状态的健康知识。

（2）健康的技能（skills），即沟通、理性思考和探究问题等思辨的技能。

知识和技能都是健康素养的重要组成部分，美国《国家健康教育标准》中也对知识和技能在健康素养中的重要作用做出了如下描述。

- 有健康素养的人：可以通过考虑并做出正确的决定来解决自己问题的人；有责任感并能做出有利于个体及他人的决定的人；可以正确运用现有知识的人；可以简洁而准确地进行交流的人。
- 有健康素养的人应具有的能力：理解健康促进和疾病预防的概念；选择接受健康信息和健康促进的相关产品和服务；分析文化、媒体、技术和其他相关因素对健康的影响；应用人际交流技巧增进健康；应用制定目标和决策的技巧增进健康；倡导个人、家庭和社区的健康；实践促进健康的行为并减少健康危险因素。

三、其他相关健康素养

1. 电子健康素养

数字健康素养最早是由Norman等于2006年提出，最初命名为电子健康素养，指从电子资源寻求、发现、理解和评估健康信息，并将所获得的健康信息加以处理，应用于解决健康问题的能力。随着数字媒介日益增多，越来越多的学者将这种能力命名为数字健康素养，不同学者对数字健康素养的内涵认知也不同。

有学者认为，数字健康素养是数字素养与健康素养的结合，强调个体对数字设备使用的技能和通过对数字媒介理解、评估、获取，以及应用健康信息的能力；也有学者认为，数字健康素养是健康素养在数字时代的延伸，反映的不仅是个体的单向技术使用能力，还包括个体与技术、个体与健康技术服务者之间的互动能力。Gilistad 等提出电子素养综合模型，侧重描述不同文化背景下如何有效调节患者与服务者之间的沟通，将数字健康素养定义为能识别和定义健康问题的能力，即在文化、社会和情境框架内交流、寻求、理解、评估和应用电子健康信息和技术的能力，以及批判性地使用知识以解决健康问题的能力。Paige 等从沟通角度分析数字健康素养的概念，认为个人积极参与数字服务的能力是数字健康体验的核心，并将数字健康素养定义为在动态环境下定位、理解、交换和评估线上健康信息的能力，以及应用跨生态水平获得的信息并用以促进健康的能力。该研究团队提出数字健康素养的交互模型，认为数字健康素养是对功能性素养、技术素养、健康素养的多维多层次的组合，在健康素养模型基础上确定了数字健康素养四个层次，即功能性数字健康素养、交流性数字健康素养、批判性数字健康素养和转化型数字健康素养。其中转化型数字健康素养是最高层次水平。Norgaard 等从动机角度阐述用户与数字健康系统间的互动并提出电子健康素养框架，将数字健康素养内涵界定为七个方面，即：处理信息的能力、参与自身健康的能力、积极参与数字服务的能力、感到安全和控制、参与数字服务的动机、能够访问可工作的系统、适合个人需求的数字服务。自数字健康素养概念提出至今，不同学者从不同角度对这一概念进行定义，为数字健康素养测量工具的研制提供了不同的理论基础。

2. 心理健康素养

Jorm 等在 1997 年首次提出了心理健康素养的概念，是指帮助人们辨别、管理和预防心理疾病的知识和信念。2014 年，O′ Connor 等将心理健康素养的概念进一步总结为识别、知识、态度三个维度。其中，识别维度是指个体能够正确辨识出不同心理障碍的能力；知识维度是指个体关于心理疾病病因、风险及治疗的知识；态度维度是指能够帮助个体增强心理疾病辨别能力、提高自身专业求助行为的态度。

研究发现，心理健康素养可以帮助个体增强辨识、应对及预防常见心理疾病的能力，提高面对心理困扰时的专业求助意识和健康信念，并在降低心理疾病污名和改善个体及公众的心理健康水平等方面发挥着极其重要的作用。

第二节　健康素养主要内容

健康素养是指个体在生活中对自身健康的认知、态度、行为和技能的综合表现。它是一个人在日常生活中对自己身体健康的关注和维护，是一个人对自己身体健康的认知和理解，是一个人对自己身体健康的态度和行为，是一个人掌握和运用健康知识和技能的能力。健康素养是一个人健康生活的基础和保障，也是出国人员维持健康状态更好完成工作任务的基本前提。

2024 年，国家卫生健康委办公厅修订，形成了《中国公民健康素养——基本知识与技能（2024 年版）》。不同于中国公民健康素养 66 条内容，提升出国人员健康素养，应涵盖健康知识、健康态度、健康生活方式与行为、应对工作和社会安全的技能与应对健康突发状况的技能五类健康问题。出国人员健康素养内容包括以下几个方面：

一、健康知识

健康知识是指个体对健康的基本认识和了解。它包括人体结构、生理功能、疾病预防、健康饮食、心理健康等方面的知识。个体应该了解自己的身体构造和生理功能，了解常见疾病的预防和治疗方法，了解健康饮食的原则和方法，了解心理健康的重要性和维护方法。只有掌握了这些基本的健康知识，才能更好地保护自己的身体健康。

1. 基本健康知识

（1）关注血压、血糖变化，控制危险因素，高血压患者和糖尿病患者要学会疾病自我管理。

（2）脑血管瘤不是肿瘤，是脑出血的高危因素，一旦破裂出血致死率极高。

（3）冠脉 CT 筛查能早期发现心血管狭窄。

（4）健康监测是年度体检的补充，能够早期发现病症前兆，及时采取措施。

（5）积极参加癌症筛查，及早发现癌症和癌前病变。

（6）颈动脉彩超是全身动脉硬化的窗口，早发现早干预，可逆转斑块形成。

（7）他汀类药物不但有降血脂作用，也能降低脑卒中风险。

（8）对于昏迷的病人，先将病人平卧，头侧向一边，防止呕吐物引起的窒息。

（9）预防骨质疏松，注意补钙，晒太阳、户外运动、负重练习。

（10）预防跌倒，预防老年期痴呆。

（11）注意口腔卫生，定期洁牙，及时修复牙齿或种植牙。

（12）保护听力，避免噪声刺激。

（13）每个人都可能出现抑郁和焦虑情绪，正确认识抑郁症和焦虑症。

（14）传染病的传播途径。艾滋病、乙肝、丙肝通过血液、性接触和母婴三种途径传播。驻外工作期间应避免不安全的性行为和不安全的注射。日常工作生活中，与艾滋病、乙肝、丙肝病人接触不会造成感染。

（15）避免职业伤害。劳动者过量暴露在粉尘、铅、噪声、电离辐射等有害因素中会对健康造成损害。应该定期进行健康检查，做好个人防护，规范使用防护用品并掌握一些基本急救知识。

（16）定期牙齿检查，给牙齿矫正留出足够时间。避免在 HIV 和乙型肝炎感染威胁较大的国家治疗牙齿。考虑携带一个如 Den Temp Kit 的牙齿紧急医疗箱处理牙齿断裂或脱落问题。

2. 合理用药

（1）合理用药原则：遵循能不用就不用，能少用就少用，能口服就不肌肉注射，能肌肉注射就不输液的原则。

（2）各国对处方药和非处方药的监管单位各不相同，但是都遵循处方药只能在医生的指导下购买，而非处方药可以在药店直接购买。

（3）某些药品需要特定的温度条件才能保持其效力。如果药品需要冷藏，那么在飞行中应做好冷藏措施，如使用冰袋做好托运。

（4）药品携带应遵守目的地国家的法律和规定，不同国家对于药品的携带有不同的法律和规定。

（5）备有紧急药品：携带一份写有常用药品的清单，除了必需的常规药物外，还应携带一些常用的紧急药物，如止痛药、抗过敏药等，以应对可能的健康问题。

（6）如果有特殊疾病或需要长期服用的药物，应确保带足够的存量，并随身携带医生的处方或医疗说明。对于激素类药品、麻醉性药物、自用类并不超三个月用量的处方药及镇静剂，还需携带医生的中英文版处方。

（7）使用原包装运输药品：为了确保药品的有效性和安全性，应尽可能使用原包装来运输药品。这有助于在检查时快速识别药品，并且在紧急情况下也能证明药品的合法来源。

（8）禁止携带的药物包括烈性毒药、毒品、濒危的和珍贵的动物、植物及其种子和繁殖材料等；任何锐利的医疗器械例如剪子、手术刀、血糖针都需要托运。

（9）进入非洲国家时，建议携带疟疾预防药物，如青蒿素。同时，应采取预防措施，如使用蚊帐、穿着长袖衣物、携带驱蚊药水等，以减少蚊虫叮咬的风险。

（10）建议备份药品处方和病历：建议出国人员在旅行前备份药品处方和病历。这样，即使行李遗失或药品被没收，出国人员仍能向当地医生解释并重新获取所需药品。

（11）检查包装：在购买或使用任何药品之前，仔细检查药品包装上的有效期。有效期通常以月 / 年的形式表示，有时也可能采用日 / 年的格式。

（12）注意有效期：一旦打开药品包装，注意使用期限，例如，液体制剂或乳膏可能标有“开封后使用期限”。

（13）过期药品：不要使用过期药品。过期药品可能会失效力，甚至在某些情况下产生有害的分解产物。如果药品过期，应按照当地规定和建议正确处置。

二、健康态度

健康态度是指个体对健康的态度和看法。它包括个体对自己身体健康的重视程度、对疾病的态度、对健康生活的态度等方面。个体应该对自己的身体健康高度重视，对疾病保持警惕，积极采取预防措施，对健康生活保持积极的态度。只有拥有正确的健康态度，才能更好地保护自己的身体健康。

（1）定期参加年度体检，评估了解自己身体状况。出国前进行健康体检是非常必要的，是预防出国后发生健康风险的有效措施。体检项目需选择经过临床验证客观性、稳定性、特异性、灵敏性高的项目，尽可能选择无创伤项目，包括查体、化验、心电图、超声、CT、MRI 等。

（2）国际旅行健康检查（图 1-2-1 左侧小红本）、职业健康检查不能替代出国健康体检。

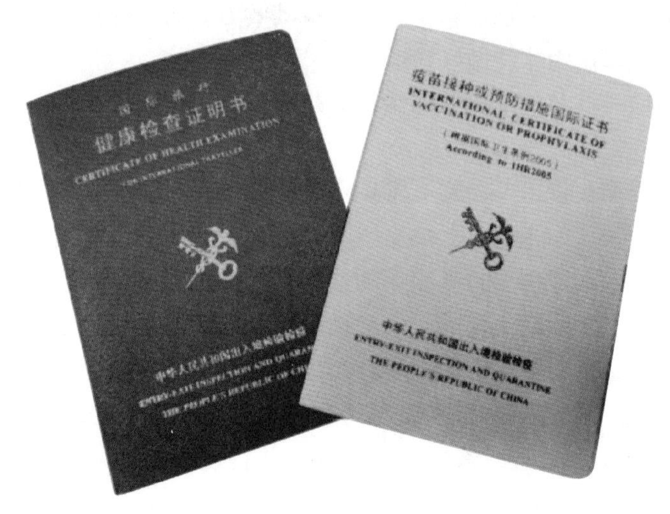

图 1-2-1　出国体检“小红本”（左）、疫苗接种或预防措施国际证书“小黄本”（右）

（3）定期完成年度心理评估。因心理疾病发病率逐年升高，心理量表应作为必选筛查项目。

（4）持续健康监测。驻外期间关注自己不舒服症状，会测量脉搏、体重、体温和血压，定期进行健康监测。

（5）疫苗接种计划。海关系统负责出入境预防接种的监督管理工作，各地海关国际旅行卫生中心负责接种（详见附录 1）。

疫苗可分为常规疫苗（即国内推荐注射的疫苗）、强制疫苗（特定目的国家硬性要求的疫苗）、适用当地流行病和具体地点的疫苗（日本脑炎、流行性脑脊髓膜炎），详见附录 2。

前往目的地国家，了解当地传染病风险和疫苗接种要求（详见附录 3、附录 4），打疫苗是预防疾病最好的措施之一。

出入境预防接种项目包括：黄热病疫苗、霍乱疫苗、吸附破伤风疫苗、吸附白喉破伤风联合疫苗（成人用）、乙型肝炎疫苗、狂犬病疫苗、人血丙种球蛋白、流行性乙型脑炎疫苗、流行性脑脊髓膜炎疫苗、伤寒和甲型副伤寒和乙型副伤寒三联疫苗。

入境黄热病疫区相关国家时，卫生检疫机关会对旅客进行查验，必须出具接种了黄热病疫苗的证明（俗称“小黄本”），如图 1-2-1 所示。对于未持黄皮书的旅客有权拒绝其入出境，甚至采取强制检疫措施。

黄热疫苗只能在政府授权的健康部门执行，需要注意黄热疫苗接种 10d 后才能起效，免疫功能不全的人不能接种（如糖尿病），详见第二篇第一章第五节“疫苗及药物预防”。

全球登革热疫情严峻，截至 2024 年 5 月，美洲记录的登革热感染病例超过 810 万例，其中死亡病例超 3600 例，是 2023 年同期的 3 倍。目登革热疫苗有 Dengvaxia 和 Qdenga，这个两针剂疫苗要间隔三个月接种第二针，可以预防四种登革热，详见第二篇第一章第五节“疫苗及药物预防”。

非洲霍乱危机之严重前所未有。截至 2024 年 5 月，全球报告新增霍乱病例 150886 例，其中新增死亡病例 1775 例。前往高风险国家的人员需要口服霍乱疫苗。

不同于国内，海外国家面临的传染病风险极高，并且大部分疾病不可通过疫苗来预防，例如疟疾。感染疟疾风险最高的地方为非洲和大洋洲。

（6）旅行保险。旅行在外，出现意外情况的概率增加，且国外医药费用普遍较高，建议出行前及在海外居留期间，购买必要的人身意外和医疗等方面保险，以防万一。同时，个人购买保险的有关情况也要及时告知家人。

（7）尊重风俗。伊斯兰国家禁酒，禁止食用动物血液、猪肉和有利齿利爪的猛兽（如狗肉）、非反刍动物（如驴肉）或自死动物（包括因打、摔、触、勒、电等原因而死的动物）。

（8）跨文化适应能力。出国人员应提前了解目的地国家的文化、礼仪和社交习惯，能够理解和尊重不同文化背景下的行为习惯和工作方式，避免冲突。

三、健康生活方式与行为

健康生活方式与行为包括合理膳食、适量运动、戒烟限酒、心理平衡四个方面。

（1）食物多样、搭配合理。

平均每天摄入 12 种以上食物，每周 25 种以上，合理搭配。每天的膳食应包括谷薯类、蔬菜水果、畜禽鱼蛋奶和豆类食物。坚持谷类为主的平衡膳食模式，每天摄入谷类食物 200～300g，其中包含全谷物和杂豆类 50～150g，薯类 50～100g。

（2）吃动平衡、健康体重。

每周至少 5 天中等强度运动，累积 150min，每天走 6000 步以上，鼓励高强度有氧运动和抗阻运动，每周至少 2～3 天；减少久坐时间。

（3）多吃蔬果、奶类、全谷物和大豆。

强调摄入全谷物，减少精细谷类，常吃大豆制品和坚果，每天摄入 300g 新鲜蔬菜，其中深色蔬菜占 1/2，每天摄入 200～350g 新鲜水果。

（4）适量吃鱼、禽、蛋、瘦肉。

每天平均 150～200g 鱼禽肉蛋类、每周吃两次鱼，每天一个蛋（不弃蛋黄），少吃肥肉、烟熏肉和腌制肉。

（5）少油少盐，控糖限酒。

每日盐摄入量小于 5g，每日酒精摄入量小于 15g。

（6）规律进食，足量饮水。

每日饮水 1500～1700mL，主动饮水，少量多次，推荐白水和茶水；少喝、不喝含糖饮料。

（7）会烹、会选、会看标签。选择新鲜、营养密度高的食物，合理选择预包装食品。

（8）保持正常体重（BMI18～24）。

（9）劳逸结合，每天保证 7～8h 睡眠。

（10）遇到心理问题时应主动寻求帮助。

（11）避免因受病痛折磨而出现精神沮丧、失落、悲观或绝望等“患者角色行为”，理性对待诊疗结果。

（12）积极参加健康知识讲座与健康培训。

（13）避免运动伤害。高血压、糖尿病、冠心病患者需要采取循序渐进的方式来增加活动量。

（14）饮酒后、生病或不舒服应停止运动，饥饿或饭后 1h 内不宜运动，减少做弯腰、低头动作，不要用力屏气。

四、应对工作安全和社会安全的技能

（1）掌握海外常见传染病和当地健康风险应对的基本知识，如预防疟疾、寨卡、基孔肯雅等虫媒传染病，出国前进行疫苗接种（详见第二篇“海外健康防护”）。

（2）情绪管理和应对压力：外派工作期间可能面临各种压力和挑战，如文化冲击、孤独感和工作压力等。出国人员应学会有效地管理情绪，寻求支持和寻找应对压力的健康方式，如锻炼、放松和与他人交流等。

（3）掌握保命原则：出国人员应积极参加职业病危害事故相关急救知识和应急处置方法的学习（详见第三篇“通用安全守则”）。

（4）识别常见危险标识，远离危险环境。应对火灾、交通意外、燃气事故，可以自救。

（5）安全风险意识和防范能力：识别潜在的风险因素，并进行合理的风险评估，以便采取相应的预防措施。这包括对恐怖袭击等突发事件的防范措施有所了解和准备（详见第四篇“社会安全防范”）。

（6）灾难应对和求生技能：了解基本的灾难应对和求生技能，如在自然灾害、地震、火灾等紧急情况下采取正确的行动。这些技能可以帮助出国人员在危险环境中保护自己和他人的生命安全（详见第五篇“突发事件应对”）。

（7）应急处置能力：出国人员应在出国前参加防控培训和急救培训，具备一定的应急处置能力，能够在遇到突发事件时迅速反应并采取有效措施保护自身和他人的安全。

（8）了解当地紧急情况和联系方式：出国人员应了解目的地国家可能发生的紧急情况，并掌握当地的紧急联系电话和相关机构，在紧急情况下能够迅速寻求帮助并采取适当的行动。

（9）了解紧急撤离计划和安全预防措施：出国人员应了解和熟悉所在地的紧急撤离计划和安全预防措施。这包括了解逃生路线、安全庇护区和紧急撤离点等。在紧急情况下，能够迅速、有序地撤离至安全地点。

（10）基本的自卫技能：学习一些基本的自卫技能，例如保护自己免受攻击，应对潜在的危险情况等。这些技能可以提高出国人员的个人安全和自我保护能力。

五、应对健康突发状况的技能

健康技能是指个体掌握和运用健康知识和技能的能力。它包括急救技能、健康检测技能、健康管理技能等方面。个体应该掌握基本的急救技能，了解常见疾病的检测方法，掌握健康管理的方法。只有掌握了这些健康技能，才能更好地保护自己的身体健康。

（1）自救互救技能：学习基本的急救技能，如心肺复苏、止血、处理骨折等。这些技能能够在紧急情况下提供及时的医疗援助，保护自己和他人的安全和健康。

（2）健康管理和自我保护：出国人员应保持良好的身体健康，遵守当地的卫生和安全规定，预防疾病和意外伤害。同时，掌握基本的自我防护技能，如正确佩戴口罩、洗手、避免食物中毒等。

（3）关注身体发出的“警告”信号，包括：血压轻度偏高、偶有胸痛、胸闷和心慌等不适，疲劳、乏力、脖子紧缩、浑身酸痛无比，站起来会有半边身子发麻，走路不稳，像踩在棉花上一样，甚至会有短暂昏厥几秒钟。

（4）猝死的发生极其迅速，目前公认为发病1h内死亡的大多为心源性猝死，发生的那一刻会感觉胸口剧烈地压榨式疼痛，并向后背、脖子和胳膊不断蔓延。呼吸也越来越急促。

（5）感觉身体极度不舒服的时候可先尝试自救，赶紧坐下或躺下，舌下含服“硝酸甘油”减轻心脏负荷，立即联系医生拨打急救电话。

（6）周边人的急救也十分重要，如果有AED，立刻进行除颤，初级心肺复苏，这些措施都能大大提升生还的希望。

（7）熟悉当地医疗资源和保险覆盖：出国人员应了解目的地国家的医疗资源情况，包括当地的医院、诊所和紧急救援服务。此外，确保出国人员有适当的医疗保险覆盖，以应对可能发生的紧急医疗情况。

健康素养是一个人健康生活的基础，也是一个人健康生活的保障。个体应该注重健康知识的学习和掌握，保持正确的健康态度，采取有益于身体健康的行为，掌握健康技能，全面提高自己的健康素养。只有这样，才能更好地保护自己的身体健康，享受健康、幸福的生活。

第三节 健康素养评估

健康素养评估可以帮助个人了解自己在健康信息获取、理解和应用方面的能力，从而指导个人如何更有效地维护和促进自身健康。还可以帮助个人识别自己在健康管理方面的不足，提高自我管理和决策能力，以便更好地预防疾病和处理健康问题。此外评估结果可以揭示个人在饮食、运动、戒烟、限酒等方面的不良习惯，提供改进的动力和方向，促进健康生活方式的形成。

健康素养的评估工具，根据研究视角不同，可大致分为普适性健康素养评估工具与疾病特异性健康素养评估工具。普适性健康素养评估工具能测量公众的健康素养，但不能充分地反映特定疾病健康素养的特点；而疾病特异性健康素养评估工具能够灵敏地反映该疾病患者的健康素养。以下对两类工具进行简单介绍。

一、普适性健康素养评估工具

1. 健康素养问卷

健康素养问卷（Health Literacy Questionnaire，HLQ）由 WHO 东南亚区域办事处与澳大利亚迪肯大学于 2013 年合作制订。HLQ 共 44 个项目，呈 9 因子结构：感觉得到医疗保健提供者的理解和支持，有足够的信息来管理我的健康，积极管理我的健康，社会对健康的支持，健康信息评估，能够积极与医疗保健提供者合作，浏览医疗保健系统，能够找到良好的健康信息，充分了解健康信息知道该怎么做。HLQ 健康素养问卷具有良好的信度、效度，可以有效地评估老年人健康素养水平。

2. 欧洲健康素养调查问卷

欧洲健康素养调查问卷（European Health Literacy Survey Questionnaire，HLS-EU-Q）是欧洲第一个在八个国家进行大范围调查所使用的评估工具。该量表是根据 Sorensen 等提出的健康素养定义及健康素养整合模型提出的。原始工具（HLS-EU-Q47）由 47 个条目组成，用于解决自我报告的在与医疗服务、疾病预防和健康促进决策相关的任务中获取、理解、评估和应用信息的困难，专用于面对面或电话调查。

3. 全国居民健康素养监测调查问卷

全国居民健康素养监测调查问卷（附录 5）是由中国健康教育中心根据《中国公民健康素养——基本知识与技能》编制的，是目前全国居民健康素养监测调查中使用的评估工具。该问卷分为基本健康知识和理念、健康生活方式与行为、基本技能三个方面，以及科学健康观素养、传染病防治素养、慢性病防治素养、安全与急救素养、基本医疗素养和健康信息素养六类健康素养。

二、疾病特异性健康素养评估工具

1. 癌症特异性健康素养

癌症特异性健康素养，简称癌症素养（Cancer Literacy，CL），最早由迪维亚尼（Diviani）等定义，是指非医疗人员理解医疗卫生机构提供的有关癌症预防、诊断和治疗等相关信息和建议所需要的知识。对患者的癌症素养进行有效测评并采取针对性的干预，可有效改善患者的癌症相关健康行为，从而改善其健康结局。

2. 高血压特异性健康素养评估工具

高血压健康素养尚无明确定义，但健康素养在高血压患者身上可表现为阅读药物说明书、血压测量等能力，通过询问医护人员或者其他患者而寻求高血压相关知识的能力，采用批判性思维分析获得的健康知识以促进健康。总体来说，高血压健康素养不仅要求个体能够获得、理解高血压方面的基本健康知识，还要求个体通过批判性思维做出正确的健康决策来有效控制血压。

3. 冠心病特异性健康素养评估工具

冠心病患者健康素养调查表，是经刘柳等依据《中国公民健康素养调查问卷》及冠心病患者实际状态，通过与多位经验丰富的专家讨论而编制。该量表共计 66 个条目，包括健康知识、健康态度、健康行为以及健康技能四个维度。该量表包含了单选题和多选题，具有良好的内容效度和内部一致性信度。

第四节　健康素养提升

随着“健康中国”战略不断推进，全社会越来越关注健康问题。提高健康素养和引导健康行为不仅符合个人健康发展的需求，而且是建设健康中国的重要任务。提高人们的健康素养是提高全民健康水平最根本、最经济、最有效的措施之一。出国人员提升健康素养的方法涉及多个层面，包括个人行动、组织支持和当地资源的有效利用。以下是一些具体的建议。

一、参加教育培训

参加健康教育项目，学习关于目的地国家的文化习俗、可能的健康风险及预防措施；了解当地的医疗体系和就医流程，包括紧急医疗服务的获取方式。

二、持续学习知识

利用网络、电视、手机新闻等渠道和平台关注健康信息，遇到健康问题时，能够积极主动地利用现有资源获取相关信息。对于各种途径传播的健康信息能够判断其科学性和准确性，不轻信、不盲从，优先选择从政府、卫生健康行政部门、卫生健康专业机构、官方媒体等正规途径获取健康信息。对甄别后的信息能够正确理解并自觉应用于日常生活，维护和促进自身及家人健康水平。

三、进行合理预防

在出国前进行全面的健康检查，确保接种所有必要的疫苗。

根据目的地可能存在的健康风险，携带相应的药品和医疗用品。

四、改善生活方式

保持健康的饮食习惯，尽量摄入新鲜、营养均衡的食物。

维持规律的体育活动，以增强身体素质和应对压力的能力。

确保充足的睡眠，保持良好的休息习惯。

五、促进心理健康

学习并实践压力管理技巧，如冥想、深呼吸等放松方法。

建立社交网络，与家人、朋友和同事保持联系，以获得情感支持。

六、努力适应环境

了解并适应新环境，包括气候条件、文化差异等。

避免接触可能的环境污染源，如水质问题、空气污染等。

七、获得组织支持

企业应提供健康相关的培训和信息，帮助出国人员了解如何在新环境中保持健康。

提供心理健康支持服务，如心理咨询和紧急情况响应。

八、利用当地资源

了解并利用当地的健康资源，如医疗服务、健身设施等。

如果可能，与当地的医疗机构建立联系，以便在需要时获得帮助。

第三章　出行前准备

第一节　风险评估

出发前多渠道了解途经地区和目的地社会安全情况及交通工具情况至关重要，尤其关注以下几个重点：

（1）了解我国和目的地国家之间的关系。良好的政治关系通常意味着将受到友好的接待。

（2）了解目的地国家的政治、社会和经济情况。该国是否存在地区冲突？是否与邻国有争端？在一些动荡地区，无法在有争端的国家之间来往。如果一个国家有部落之间的冲突，出国人员应该尽量多掌握有关信息，以便采取针对性的措施。

（3）了解目的地地方性和流行性疾病，做好预防。

（4）了解目的地宗教及礼仪习俗。在出发前，一定要掌握当地的习俗，清楚目的地的礼仪禁忌，如宗教信仰、衣着打扮、行为方式、两性距离及是否禁酒等。

（5）了解目的地法律执行情况。到了国外注意观察当地人对警察和军人的态度，以作为自己行为的参考。

（6）了解当地犯罪活动的方式。在非常贫困的地方，偷窃是很常见的。目的地若有针对外国人的犯罪，应弄明白是哪一种。在一些国家，绑架人质已成为一种“产业”。持枪抢劫、交通盗窃、人身攻击和绑架就曾发生在许多国际旅行者身上。

（7）了解目的地天气情况及频发的自然灾害。这些情况包括暴雨、雷击、洪涝、泥石流、地震等。出国人员所带衣服要有针对性、互补性，避免穿奇特或艳丽的衣服。

第二节　疫苗接种和健康体检

出国人员出国前的疫苗接种和健康体检是确保其在国外工作期间健康安全的重要措施。根据不同的目的地国家或地区，出国人员可能需要接种一系列的预防性疫苗，以防止当地常见的传染病。例如，前往黄热病流行区的出国人员必须接种黄热病疫苗。此外，根据目的地的具体情况，还可能需要接种针对登革热、霍乱、脑膜炎等疾病的疫苗。疫苗接种通常在出入境检验检疫局国际旅行卫生保健中心进行。

除了疫苗接种外，健康体检也是必不可少的步骤。这不仅包括常规的身体检查，还应包括对潜在职业病风险的评估，如职业性皮肤病、呼吸道疾病等。需要注意的是，有心脏病、未控制的糖尿病、哮喘等病史的人员不宜安排海外工作。血压明显偏高或偏低、经常头晕头痛的人员也应谨慎考虑是否适合出国。

出国人员如有下列疾病（包括不限于），请慎重考虑是否到医疗条件较差、健康风险较高、高海拔、高温和疟疾高发的境外国家工作：

（1）脑血管疾病：陈旧性脑卒中并功能受损；严重脑血管畸形、重度颈动脉狭窄或颅内血管狭窄、位置或形态不好易破裂的动脉瘤；既往精神病、癫痫病病史；近半年内有脑血管疾病史［包括短暂性脑缺血发作（TIA）］；颅脑外伤有后遗症者；脑血管疾病恢复期，肢体或语言功能未完全恢复者；未能明确诊断的其他神经系统疾病。

（2）心血管系统：器质性心脏病、重度单支病变；急性期心肌炎；心肌严重损害；活动期风湿性心脏病；快速心律失常：未控制的房颤、室早伴“R on T”现象、室速；缓慢性心律失常；重度房室传导阻滞；心内膜赘生物或附壁血栓；肥厚型心脏病、曾经诊断过心力衰竭者，先心病未经手术治疗，近半年来有心绞痛发作或心绞痛虽已控制但未经支架或搭桥治疗者。

（3）内分泌系统疾病：未控制高血压、未控制的糖尿病、未控制的甲状腺亢进症，低钾血症、重度贫血。

（4）呼吸系统：严重肺间质病变、慢性阻塞性肺病、支气管哮喘反复发作者，严重肺气肿、伴肺功能损害的疾病，重度睡眠呼吸暂停，活动性肺结核。

（5）消化系统疾病：消化性溃疡伴出血；重度肝硬化；肝功能严重损害；胰胆管结石、胰管扩张；重度高脂血症，重度肥胖。

（6）泌尿系统：慢性肾炎、肾功能损害、肾病综合征。

（7）其他不适宜出国的疾病情况，包括不限于全身瘢痕面积大于或等于20%以上，肿瘤或重要器官手术后不足半年者；恶性肿瘤治疗期；高度可疑恶性肿瘤诊疗期。

第三节　精细行囊

一、重要证件票据和零用钱

在物资准备中，机票、护照、身份证等非常重要，不但要谨慎保管，而且应在出发前多复印几份备用。此外，证件照片、人民币、外币、信用卡、旅行支票，甚至国际驾照、有效的联系电话等最好也分门别类地整理好放在随身携带的包里，这样需要使用时就能加快办理各种手续的速度。

既往案例

陈先生在非洲某公司的工作中，遇到了他万万没想到的情况。当从国内飞往尼罗河，抵达苏丹喀土穆机场后，当地的移民局告知他的签证无效，必须搭乘原航班返回出发地。尽管经过多方的努力，陈先生仍然不得不搭乘原航班返回中国香港。然而，当他抵达中国香港后，陈先生发现身上连吃饭的钱都没有，甚至没有足够的钱购买从香港到北京的机票。

这个案例告诉我们，旅行中的困境与挑战是无法预测的。然而，聪明的旅行者会做好准备，随身携带一定的现金（300美元）和带芯片的信用卡，以备不时之需。

二、手机和应急联系卡

出国前联系手机通信运营商开通国际漫游。到达目的国，再根据公司的要求选择当地手机卡或者保密手机。预设紧急情况下求助的场景，然后将电话本连同本人护照资料页的复印件、本人联系电话、血型等资料一起装入塑封袋，并备份，一份本人随身携带，一份留给国内直系亲属，一份交给公司项目主管。

三、常用的自备药品

包括基本急救物品，感冒药、创可贴、消炎药、抗酸药（Antacids）、止痛药、治疗旅行者腹泻的喹诺酮类抗生素、抗疟药（如果需要）和可能治疗时差综合征的短效安眠药。必要的处方药还可以请医生开具病历单并用英文书写，这样万一在国外发病，可以尽快获得药物治疗，既可省却排队候诊、医生问诊的时间，还能节约费用。

四、小礼物

建议提前准备一些小礼物，无须花费太多，小巧别致又有特色的就可以——无论是较正式的商务会谈还是私人之间的交往，一件精心准备的小礼物会让人更受欢迎。即使是纯粹的外出旅游，适当带几件有特色的小礼品给当地的导游、陪同等，也是周到而备受欢迎的。

五、一些重要但不是随处能买到的东西

如果是商务旅行，印有外文的名片、必要的文件、有公司抬头的信纸、信封等属于必备品。

第四节　护照安全

护照（Passport）是一个国家的公民出入本国国境和到国外旅行或居留时，由本国发给的一种证明该公民国籍和身份的合法证件。护照在户籍所在地的公安局出入境管理处办理，办理时携带身份证、户口本、照片。目前，北京等几个一线城市也允许外地户籍的人员在本地办理护照。

办理护照需要15个工作日左右的时间，因此不可等出国日期临近才匆忙申请办理，要提前办好，以免误事。在领取护照时，要认真核对护照信息，如姓名、性别、出生地等，并核对对应的拼音是否正确，印发机关的钢印、印章、签字是否齐全。

既往案例

一名在北非中资企业工作的出国人员经停法兰克福机场专机回北京休假，在法兰克福机场免税店购物时，护照遗忘在柜台，3h后发现护照不见了，后经多种渠道才找到。

护照是旅途中最为重要的身份证件，一旦丢失或被盗，会带来很多麻烦。由于盗窃护照有利可图，同种族的人特别容易使用假护照，犯罪团伙更愿意冒用他人护照。被盗的护照使犯罪分子得以非法进入某国，甚至在海外从事非法活动。请遵循如下保护护照的原则：

（1）任何情况下不要把护照抵押或借给他人。

（2）在一些局势不稳定的地区，在护照上面贴一些东西，盖住您的国籍。

（3）可以把护照留在接待处，这是很多酒店的传统，但时间不要过长，不要超过24h。

（4）如果外出办事需要护照确认身份，请不要把所有东西放在一个包里，多一个能贴身带着的钱袋更加安全。

（5）不要把护照和其他重要的文件放在行李或箱包外侧的口袋，因为小偷非常喜欢光顾这些地方。

（6）复印护照、邀请函和签证，携带两张护照照片，把这些文件装进信封里，放在不同的行李中。如果有意外请客，可以更快得到新的旅行文件，也可以把复印件留在家中或办公室，必要时可获取传真。

（7）确保护照在整个行程中都不会过期。为安全起见，护照最好还有1年以上的有效期和两页以上的空白页。

（8）如果护照不慎丢失，请及时与中国驻当地使领馆联系。参考如下内容补办旅行证件。

特别提示

签证的办理

一个公民想要出国留学、旅行、工作或移民时，除了办理护照外，还需要持相应的签证（Visa）。护照是持有者国籍和身份的证明，签证则是主权国家准许该公民出入本国国境及经过本国国境的许可证明。办理签证需要提交以下证件：有效的中国护照、申请事由相关的各种证件、外国签证申请表格、照片。

由于各驻华使馆的权限不同，有的领事馆有权直接发放短期入境签证或过境签证；有的须将申请材料呈报国内主管部门审核批准后，才能向申请者颁发入境签证；有的是完全依照本国政府的有关批准证明发给签证；有的则由于本国政府没有授权，不负责签证业务。不同的程序导致了申请者等候签证时间的差异。一般来说，快则需要1星期至1个月，慢则3个月甚至半年以上。

签证和护照一样，都只能在一定的时限内使用，超过了规定的期限，如果要继续停留，必须申办延签手续。另外，签证还对入境的时间有所规定，如果超过规定时间没有入境，签证自动作废。

第五节　行李安全

既往案例

李先生在南美工作8年，今年初轮换岗位回国工作。3名同事特地送他去机场。在等待换登机牌的间隙，大家欢声笑语，互相交谈着。然而，当李先生拿到登机牌，前往安检时，却突然发现随身行李不见了。大家互相询问，都感到困惑地问道："不是你拉着行李的吗？"就这样，李先生积攒多年的重要资料就这样不翼而飞了。拥挤的机场中，遭遇行李被盗或丢失的问题，对旅行者来说是一个严峻的挑战。

注意以下几点可以让您的行李更加安全：

（1）绝对禁止携带违禁物品，并且切勿为陌生人携带行李或物品。

（2）使用不引人注意的行李箱，避免引起犯罪分子的注意。

（3）避免随身携带贵重或敏感的物品。

（4）如果有一些贵重物品必须随身携带，可以在同一件行李中显眼的地方放一盒香烟之类的引人注意的东西。万一行李被盗，一盒香烟或许就可以平息小偷的欲望。

（5）坚固的塑料行李箱是最安全的选择，它们具有抗撞击的特性，不像皮质行李箱那样容易被切开。

（6）使用安全捆扎带或者一次性打包塑料膜，以防搬运过程中行李散架。

（7）如果使用帆布包，应该考虑为其加锁。可以使用坚固的挂锁或捆扎带，并避免将贵重物品放在侧袋或顶袋中。

（8）重新设置行李箱密码锁，如果有多个锁，最好设定不同的密码。如果携带多件行李，每件行李都应有不同的密码。

（9）不要在行李标签上写您的姓名。安全的做法是在行李标签上写明当地办公地址和联系方式，或者把写着您姓名和地址的纸张放在行李里面。当有人误拿了您的行李时，这些标志可证明行李是您的。避免使用国旗或其他文化标志，特别是在海外时局不稳定的地区。

（10）认真核对托运行李件数，妥善保管好行李票；在办理出入境手续、安检、候机、转机时一定要看管好自己的行李和贵重物品。

（11）需要转机时，尽量将托运行李直接托运到最终目的地。

（12）避免接近无人看管的行李或包裹。

（13）如被要求检查行李，应先确认该人员是否是合法的检查人员；如合法应配合检查，并保证行李检查全过程应在视线范围内。

第六节　行前提醒

是否了解目的地国家的风土人情、气候变化、治安状况、流行病疫情、海关规定（食品、动植物制品、外汇方面的入境限制）等信息，并针对突出问题，采取必要的应对和预防措施。

是否根据旅行目的国家的疫病流行等情况，进行了必要的预防接种，并随身携带接种证明（俗称“小黄本”），以备进入目的地国家边境检查。

对于派往重点预防区域执行任务的人员，要按照规定，前往指定的卫生防疫站注射防疫针，并办理“国际预防接种证明”和“国际旅行健康检查证明”。

建议出境前完成健康体检，了解身体状况。

检查护照有效期（最好还有一年以上的有效期），空白页（应有至少两页空白页），办妥目的国入境签证和经停国家过境签证，确定是否携带“小黄本”，核对机（车、船）票上姓名、时间、地点等信息，避免因证件问题影响旅行。

认真阅读相关旅行提醒及安全常识，查明目的国家项目公司及中国领事馆的联系方式。

尽量避免携带大额现金出行，如必须携带大额现金，需做好安全防范，出入境时必须按照规定向海关申报，还要注意目的国家的外汇限制。

切勿为陌生人携带行李或物品，防止在不知情中为他人携带违禁品而引来法律麻烦。

携带治疗自身疾病的特殊药品时，建议同时携带医生处方及药品外文说明和购药发票。

第七节　出发清单

出发前，请再次检查和确认表 1-3-1 中的物品是否备齐。

表 1-3-1　出发前物品清单

<table>
<tr><th>序号</th><th colspan="2">项目 / 物品</th><th>是否备齐</th></tr>
<tr><td>1</td><td rowspan="8">是否将右侧资料准备了 3 份，1 份自带，1 份留在家里，1 份放在办公室</td><td>护照</td><td>是 / 否</td></tr>
<tr><td>2</td><td>签证</td><td>是 / 否</td></tr>
<tr><td>3</td><td>疫苗接种证书</td><td>是 / 否</td></tr>
<tr><td>4</td><td>信用卡</td><td>是 / 否</td></tr>
<tr><td>5</td><td>行程表</td><td>是 / 否</td></tr>
<tr><td>6</td><td>账户明细</td><td>是 / 否</td></tr>
<tr><td>7</td><td>处方</td><td>是 / 否</td></tr>
<tr><td>8</td><td>驾照 / 白底 2 寸照片</td><td>是 / 否</td></tr>
</table>

续表

序号	项目 / 物品	是否备齐
9	是否办理了相关保险	是 / 否
10	是否立了最新遗嘱	是 / 否
11	是否清理了钱包内不必要的纸制品	是 / 否
12	您的行李箱上锁了吗	是 / 否
13	是否在行李箱隐蔽位置做了标记	是 / 否
14	是否在手提包里多备了一副眼镜和一些药品	是 / 否
15	是否将锐器打包至托运的行李中	是 / 否
16	是否准备了一张目的地联系卡	是 / 否
17	是否携带目的国家转换插头	是 / 否

第四章　路途中准备

第一节　登机手续办理

国际航班需要办理一系列的手续，而不同航空公司和国家可能对旅客提前抵达柜台办理登机手续有不同要求。为了避免卷入任何在机场的麻烦，应注意如下事项：

（1）确认航班时间和登机口信息：提前获取航班时间和登机口信息，并确保您在登机时间前足够到达机场。遵循航空公司要求的提前到达时间。

（2）确保有足够的时间办理登机手续：国际航班要求乘客在起飞前2h甚至3h到达机场柜台，特别是有托运行李的情况，在出发前合理安排行程，以确保有足够的时间办理登机手续。如在假日或出行高峰，或同行人员较多的时候，最好留出更长的时间。

（3）登机手续有时会非常烦琐，特别是航班延误的时候，一定要保持谨慎。如遇突发情况，听从广播有序撤离。

（4）检查行李限制和要求：了解航空公司和目的地国家对行李尺寸、重量和数量的限制。避免行李超重和超尺寸。国际航班常有行李延迟或丢失的情况。请认真核对托运行李件数，妥善保管好相关票据。

（5）下载航空公司的手机应用程序：许多航空公司提供手机应用程序，可以方便地办理登机手续、获取航班信息和更新，以及管理行程。

（6）准备好外派文件和证明：带齐外派文件和证明，如派遣函、工作合同、公司授权信等。这些文件可能需要在出入境时进行查验和核对。

（7）在机场安全检查前准备好：在安全检查前，请将金属物品、液体物品和电子设备放置在易于取出的位置。遵守安检人员的要求。

（8）在登机口附近等待并关注公告：办理完登机手续，通过边防安检，请直接到登机口。请留意广播和航空公司的公告，以获取任何登机变更或航班延误的信息。

（9）候机时看好行李。犯罪分子通常会把毒品放进某个不会引起怀疑的行李中，将毒品夹带过关，事后再想办法追回。切记不要帮陌生人拿行李，如果不得不帮忙，在办理登机手续的时候，一定说明是在替别人拿东西。

（10）如果看见无人看管的行李或者包裹，不要靠近。那里面可能就是炸药。离垃圾箱也要有足够的距离，因为里面很可能藏有炸药。

（11）飞机是和恐怖分子对垒的前沿阵地。在机场不要开玩笑说您的行李装有炸弹或者武器，这将使您受到严肃处理，同时也会给其他乘客带来巨大恐慌。

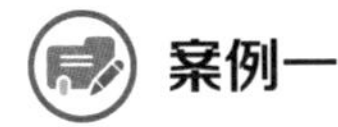

案例一

出国人员张先生，预计乘坐加拿大航空公司的航班前往加拉加斯。然而当他提前55min到达柜台时，被告知“Check-in”程序已经关闭，无法办理登机手续。尽管王先生指出，飞机起飞还有将近1个小时，但航空公司坚持他们要求旅客提前2个小时到达柜台办理登机手续。

案例二

张先生计划乘坐国航前往委内瑞拉，但在2022年3月20日晚上22:00抵达北京首都机场时，被告知他的航班已经抵达法兰克福机场。张先生惊讶地意识到自己误解了日期和时间，航班实际上是20日凌晨1:00起飞，而不是当天晚上。由于他没有按正确日期和时间到达机场，航空公司无法为他办理后续航班手续。

第二节　空中旅行安全

尽可能从较大的机场出发。如果必须从小机场起飞的话，尽量避免在恶劣天气和夜间起飞。

每年至少有1万件因行李架坠落引起的旅客受伤的事故发生，通常是由于行李架塞得太满。如果气流不稳，行李架可能会突然打开，沉重的箱包坠落到下方乘客头上，造成砸伤或擦伤。建议托运所有的行李，只随身携带轻巧的行李上飞机。如果别人把重物放在您头上的行李架中，告诉乘务员，请他们想办法移走重物。

认真听起飞前的安全注意事项须知，熟悉所有紧急出口的位置。

坐下后立即系上安全带，这会使您在飞机遇到气流时得到保护。遭遇气流的情况会突然发生，即使在一般的飞行中也有可能因为未系安全带造成严重伤害甚至死亡。

飞机中避免饮酒过度，机舱是加压的，饮酒会加重这种感觉。另外，别吃得太饱，否则在机舱这样的环境里很快就会觉得恶心。

如果在假期中曾经潜水，要确保潜水后至少24h内不要飞行。因为您仍然处于加压过程中，并且还需要时间让体内的有害气体排出。

飞行中尽量穿着天然织物，长衣和长裤都是不错的选择，在着火时这些衣裤可以保护您的皮肤。鞋子要合脚并且是天然材料做成的，尽量避免穿高跟鞋。

无论在空中还是已经着陆，烟都是非常危险的，因为它会散发出有毒物质。戴好可以过滤掉有毒气体的一次性面罩，利用地板上的标志路线找到最近的紧急出口，迅速逃生。

如果飞机突然遭到减压的冲击，在几秒钟之内就会迅速显现。在该情况下，由于乘务员自己也戴上了氧气面罩，无法帮助乘客，那时就需要自行采取起飞前乘务员所教的安全措施，尽快戴上氧气面罩，让氧气流入。

发生恐怖事件，或哪怕只是几个乘客找麻烦时，最好置身事外。如果飞机上有恐怖分子，扔掉所有可能引起注意的物品，如军人、警察或公务员证，因为这些恐怖分子对政府工作人员会格外感兴趣。

紧急撤离飞机时，人身安全永远是第一位的，手提行李完全可以置之不顾。养成把所有重要的东西放在腰包中贴身带着的习惯，有助于紧急撤离时毫不犹豫地立即逃生。

第三节　转机安全

出国人员的工作地点遍及世界各地，赴项目工作或者回国休假，往往需要中途转机。例如，赴南美的秘鲁需要经停荷兰的阿姆斯特丹机场，赴苏丹工作需要经停欧洲或者中东等。一般情况下，经停欧洲或中东都需要停留20h以上，才能搭乘到下一个航班。尽量不要在时局不稳定的地区停留。转机时，请留意如下几点。

（1）提前规划转机时间。国际航班的转机通常需要额外的时间，因此在订票时应留出足够的转机时间。根据航班之间的间隔和机场的规模，通常建议在转机时间内预留2～3个小时的余地，以便完成安全检查、行李操作和登机手续等程序。

（2）了解机场布局和转机程序。在预订机票之前，了解转机机场的布局和特点，特别是如果你对这个机场不太熟悉的话。查看机场的网站或咨询航空公司，了解到达和离开航站楼之间的距离，以及转机过程中可能需要经过的安全检查和登机手续等程序。

（3）选择合理的转机航班。尽量选择转机时间较长的航班，以确保有足够的时间完成转机过程。避免选择紧凑的转机时间，以免造成时间紧迫和不必要的焦虑。

（4）注意行李的提取。确保你的行李标签清晰可读，并正确贴在行李上。在南美地区工作，如果途经加拿大、美国等国家转机，转机时需要提取所有托运行李，重新办理登机托运手续。如果有任何问题，及时与航空公司的工作人员联系并寻求帮助。

（5）中转过程中照看好随身物品。尤其是身份证等。如果转机等待时间过长，尽量登记宾馆休息，在阿联酋的阿布扎比机场和荷兰的阿姆斯特丹机场内都设有宾馆。

（6）了解转机过程中可能遇到的语言障碍。在某些情况下，乘客可能需要与当地的机场工作人员交流。在这种情况下，掌握一些基础的当地语言或准备好使用翻译工具。

（7）在转机过程中保持耐心和灵活性。转机可能涉及时间紧迫、行程变更和不同航站楼之间的移动。在面对这些情况时，保持耐心并与航空公司的工作人员保持良好的沟通，以便及时获取相关信息和帮助。

案例

出国人员张先生在法兰克福机场进行转机时，因航班延误问题，需要停留22个小时，航空公司为其预订了一间四星级宾馆。张先生在宾馆里美美地睡了一个觉，第二天一早他就把房卡交给了前台，办理退房手续。计划拿着行李吃完早饭后直接去机场。

他拉着登机箱和笔记本电脑包在宾馆一楼吃早餐，当时餐厅里只有三个人。张先生把行李放在大门左边一张桌子旁边，就去盛牛奶。与此同时，在他身后有一人跟随，也在拿早餐。等张先生回到座位的时候，发现行李不见了。他立即向餐厅的服务人员询问，但他们没有看到行李。他随后咨询了宾馆的前台，也无法提供任何线索。张先生意识到行李被盗，叫来了宾馆经理，调取监控录像，确认有4人团伙作案。在张先生取早饭时，4人组成的团伙偷走了他的行李。

被盗事件发生后，张先生立即向附近的警局报案，并详细说明了他失去的证件和贵重物品，包括护照、登机牌、手表、手机、移动硬盘和衣服等。警局为张先生签发了三份被盗证明，以便在他出关时向移民局出示，申请出境。

报案介绍后，张先生和酒店经理一起到法兰克福市内中国驻法兰克福总领馆，说明护照被盗情况，并申请补发旅行证，以供回国使用。总领馆的工作人员说明了补发证件所需的材料和程序，主要是本人护照复印件，并需要通过北京外交部领事司向法兰克福总领馆发传真，证明身份。

这个案例提醒我们：出门在外，任何时候都不要放松警惕。德国的社会治安较好，即便是在四星级酒店也会发生上述偷盗事件。出门在外，最好不要带行李到餐厅用餐。如果必须的话，建议交给前台保管。

国际出行相关身份证件非常重要，一旦丢失或被盗，身份将受到质疑，请务必随身携带，结伴同行，相互照顾，单独出行更应倍加小心。发生被盗或被抢事件，护照丢失，一定要到所在国当地警察局报案，以便向所在国移民局申请出境签证，同时与最近的中国驻当地使、领馆申请补发护照或旅行证。护照扫描件最好事先在单位人事部门存档，并且最好扫描在邮箱中备份。

第四节 入境提醒

赴目的地国的意图应与所办理的签证种类相符，入境时请主动配合目的地国出入境机关的审查，如实说明情况。对外沟通时需要保持礼貌、冷静、理智，避免出现过激言行或向有关官员“塞钱”，以免授人以柄。

入境一国家遭遇特殊审查时，如不懂当地语言，切忌随意点头应允或者在文件上签字。可立即要求提供翻译或由亲友代行翻译。如果被要求在文件上签字，应请对方提供中文版本，确认无误后再做决定。

当目的地国对您入境意图、停留时间、入境次数等有怀疑时，即使您已取得该国签证，该国也有权拒绝您入境并拒绝说明理由。出行期间要与家人和朋友保持联系，及时向家人更新自己在外的日程和联络方式。

第五节 接站安全

在机场等待接站（机）人时，一定要确定您认识接站（机）人或者接站人所持有的接站信息与您相符，不要首先主动出示自己的身份信息，要询问对方“接谁？谁安排的？有无书面接人信息？”待确认后方可上车。

如果出现意外情况，没有人接站，最好乘坐宾馆、民航的班车或者乘坐由出租车管理处安排的车辆，并记清车牌号。千万不要与陌生人合打一辆出租车，也不要搭乘流动着或站着招揽客人的出租车。在乘坐出租车过程中，请全程关闭好车门和玻璃，不要轻易透露个人信息及公司的情况，以免这些信息被不法分子利用。按照里程表支付车费，如果您不熟悉当地收费情况，对车费有争议的时候，请先让宾馆人员帮助您解决该问题，千万不要和司机发生争执。

第五章　礼仪与安全

第一节　外事禁忌

一、饮食禁忌

外事活动中，在安排餐食，甚至在烹饪时，最好事先询问是否有饮食禁忌，或者在进餐的过程，尽可能用菜单等形式标注食材，甚至烹饪方式。

由于不同国家、民族、宗教等对饮食有着比较严格的要求，因此，饮食安排首先要考虑宗教因素。此外，疾病、过敏等因素也是容易被忽略的地方。过敏问题在一些国家越来越成为一个比较严重的健康问题，而过敏的后果很严重，过敏源也越来越千奇百怪。所以，在安排餐食时，就需要非常小心，避免出现因过敏等原因可能导致的严重问题。

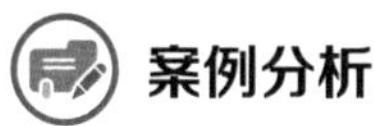

对淀粉过敏的团长

瑞典一个高级法官代表团曾到我方某单位访问。访问之前，我方外事接待部门通过交流，得知其中代表团团长，该国最高法院的一位大法官，有饮食过敏问题，他的过敏原是淀粉。这让中方接待单位非常惊讶，也从未想过还会有人对淀粉过敏。不过，当得知他对淀粉过敏后，中方接待单位开始认真研究哪些食材当中含有淀粉。不看不知道，一仔细研究，他们发现，在我们中国人的日常餐食中的很多主食、蔬菜、水果里都含有淀粉。而且很多菜肴的烹饪过程中，也经常加或多或少的淀粉。了解到这些情况后，中方接待单位在后来的餐食安排中，就特别注意，或尽量不做带有淀粉的菜，或者提醒这位客人哪些菜的烹饪中使用了淀粉。避免了任何由于误食淀粉而造成的身体过敏问题。

对于外事工作者而言，如果有食品过敏问题，也应该主动及时向主办方（接待方）说明，以便在餐食安排时注意。

当我们作主人时，在饮酒、祝酒过程中，要特别体谅不能饮酒的难处。特别是饮酒后身体不适的人的难处，因为这种不适，往往是由于对酒精过敏引起的。对于正在口服抗生素等药物的人员，也不能劝酒，因为这时饮酒，可能也会引起严重的过敏反应，甚至生命危险。

二、语言禁忌

除了个人私密的信息外，每个国家或多或少都有一些这样那样的话题禁忌，有些国家在民族团结、种族和谐、宗教和睦方面有非常严格的话题禁忌，甚至将这些禁忌列入国家的法律。有皇室、王室的国家，对皇室和王室成员的私下议论，列为禁忌话题。如果不顾这些禁忌，非要在交流中触及这些话题，有可能会给自己惹麻烦，导致严重的后果。因此，在交流过程中，要格外注意这些禁忌，控制自己的好奇心，避免带来交流的风险，尽可能不碰触那些敏感话题。如果非提不可，也需要非常委婉，要注意表达方式的正确性。

三、地点问题

在外事交往中，要特别注意和重视一些平常比较容易在礼仪安排中被疏忽的地点问题。比如卫生间的安排，以及使用卫生间的一些礼仪细节。如厕本是一件非常隐私的问题，但又是每天必行的个人内务，随时都可能有需要。

在一些国家，不管是公共场所的卫生间，还是家里的卫生间，装饰得都非常干净、高档，同时还有很多设施。也有一些国家和地区的人，在使用卫生间时，习惯于使用清水来清洗身体。因此，在接待外宾时，要充分考虑到这些情况，提前侧面了解清楚外宾的生活习性，同时，最好事先考察外事活动所在地区（区域、场地）的卫生间条件，了解这些卫生间是否干净、卫生、无味，厕纸、擦手纸、洗手液是否齐备，是否有必需的设施，比如水龙头或者准备一些舀水工具等。

同时，作为外事工作者，在出访过程中，同样需要注意一些国外使用卫生间的礼仪细节。比如，如厕后，要把卫生间的门稍稍打开一点儿，洒在洗手池台面的水最好擦干净，马桶盖要和如厕前一样放好等。同时，要注意在一些国家，公共场合的卫生间很少，借用餐馆之类公共场所的卫生间，除非有消费，否则往往不被允许。因此，要充分意识和重视如厕小环节，未雨绸缪，提前安排，避免尴尬。

此外，接送客人的准确地点、停车的具体位置，以及附近最明显的标志性建筑和标识同样是需要留意的细节。这些看似非常细微的环节，往往又很重要。特别是在外事活动当中，可能由于没有说清楚一个接送客人精准的地点，就会造成相互之间的误解，从而导致不必要的时间浪费等。

四、时间安排

现代生活节奏非常快，但并不是每个国家都有相同的时间观念和作息时间安排。恰恰相反，很多国家都有自己比较独特的时间观念。比如上、下班的时间，周末休息的时间，商店关门打烊时间，甚至就餐时间，很多国家的时间观念和我们的习惯、做法很不相同。

比如在西班牙和受西语文化影响比较深的国家和民族，其晚餐的就餐时间往往安排得很晚，经常是在晚上 8 点或者 9 点以后，这和中国人习惯于晚上 6 点左右吃晚餐完全不同。在欧洲的一些城市，下午 6 点以后，一般的商店都会关门打烊。在很多伊斯兰教国家，每天都有五次礼拜，包括在上班时间，也有可能会放下工作进行礼拜。因此，在其他国家就要问清楚相关的时间习俗，人们遵守时间的习惯，避免出现误解。

五、性别禁忌

在东南亚、中东国家有很多涉及不同性别交往中的一些禁忌。这些禁忌可能表现在行为上，也可能表现在服饰着装上，也可能表现在言语谈吐中。其中一些禁忌与宗教有关，一些与观念有关。总体来讲，在伊斯兰国家，男女要尽可能避免在公众场合有肢体肌肤直接接触，女士要避免着装暴露身体肌肤；在佛教国家，男女都要避免把不洁之物，比如鞋子、裤子等举得过高；女士应避免行走时把后背及臀部朝向男士及僧侣等等。同时，要特别注意避免异性在场的情况下过分地讨论两性问题。

第二节　海外领事保护与协助

一、遭受抢劫侵害时

（1）保持镇定，如果是劫财，不要吝惜钱财，可以先交给对方以防止伤害性命。

（2）立即报警，详细说明案件情况，提供有关证据或线索，同时索要一份警察报告复印件。

（3）联系律师或医生（如需就医）。

（4）向中国驻当地使、领馆反映情况。

（5）在外国期间，一般情况下不要一个人外出，不要在外滞留过晚，更不要夜不归宿，因为很多暴力犯罪都是在天黑进行的。

（6）平时可以学几句特殊语言，以备不时之需。

二、遭到非法扣押时

（1）保持冷静。不可情绪激动，大吵大闹，否则对方可能会采取强制措施通过暴力手段进行控制，难免对身体造成伤害。

（2）要求聘请律师。

（3）要求会见中国领事官员。

（4）要求提供翻译。

（5）与亲友联络并通报情况。

（6）尊重当地司法程序。

（7）注意收集和保存证据，以便通过正当渠道投诉或诉诸法律，解决受到的不公正对待。

（8）尊重当地风俗习惯，遵守当地法律规定。

三、遭遇交通事故等意外事故时

（1）保持镇静，学会求助语言，及时向周围的人求助。

（2）立即报警，详细报告案件情况，提供有关证据或线索，同时索要一份警察报告复印件。

（3）请求警方通知您的亲友、雇主或中国使、领馆。

（4）与您投保的保险公司或国内亲属联系，及时解决您所需费用。

（5）联系律师或医生（如需就医）。

（6）向中国驻当地使、领馆反映情况。

四、遇到亲人朋友在国外失踪时

（1）保持镇静，不要恐慌。

（2）及时联系中国驻当地使、领馆申请协助。

（3）提供相关信息，包括失踪人员姓名、性别、年龄、职业、相貌特征、护照具体信息、出行路线、手机号码、国外住址、最后联系情况、不再联系的可能原因等。

五、遭遇战乱、自然灾害等危险时

（1）保持镇静，不要恐慌。

（2）及时联系中国驻当地使、领馆申请协助。

（3）遵从中国驻当地使领馆人员及相关负责人指示集合撤离，不擅自行动。

（4）随时关注最新事态进展情况。

六、护照等重要证件丢失时

（1）按照我国出入境政策规定，如果护照在国外丢失，应向中国驻外使领馆申请办理新的旅行证件。

（2）如果国（境）外离境后、未入境内地前发现证件丢失，未办理新证件的，入境口岸的边检机关会对身份信息等情况进行核实，核实无误后会允许正常入境。

（3）申请补办时，需本人亲自前往使馆领事部办证大厅递交护照补发申请，不可委托他人代办。如未满 16 周岁未成年人，只需一位法定监护人（父 / 母 / 其他法定监护人）到场并同意办理护照的书面意见。

（4）护照补发申请一经批准，不可撤销，原护照即被宣布作废。如持被宣布作废护照入境，可能会被拒绝入境或被处以罚款等处罚。

七、海外领事保护相关信息

（1）行前请登录中国领事服务网（http：//cs.mfa.gov.cn/），了解中国驻外使领馆及当地应急电话。若目的地国与中国无外交关系，可保存中国驻其周边国家使领馆的电话，以便就近求助。

（2）可记录外交部全球领事保护与服务应急呼叫中心热线号码 +8610-12308 或 +8610-59913991 以备紧急求助时使用。

（3）关注领事直通车微信（微信号：LS12308）、“领事之声”微博及“外交部 12308”微信小程序，了解提前了解相关信息、进行热线互动咨询。

第三节　外事保密工作要求

一、外事接待工作中的保密

（1）接待外宾参观，要明确划分参观范围，标明禁区，规定参观路线和参观项目，采取必要的保密措施，不要临时擅自扩大参观范围。

（2）允许参观的项目一般应允许摄影。如有个别不允许摄影之处，应事先通知外宾，并在现场设置“请勿摄影”的中、外文说明。

（3）在接待外籍人员考察实习时，应按中外双方协议和接待方案的要求，事先做好准备，写出对外介绍或提供实习范围的详细提纲，统一对外口径，做到既严守秘密，又适应涉外工作的需要。

（4）不安排外籍人员去非开放单位。确因工作需要时，要由接待部门征得非开放单位和地方外办同意，确定保密措施，并报公司保密委员会审批。

二、因公出国工作中的保密

（1）出国团组应设有专人负责保密工作。出国前应进行保密纪律教育，制订保密措施，列入出国活动方案，回国后应进行检查和总结。

（2）出国人员不得擅自携带属于国家秘密的文件、资料和其他物品。确因工作需要，须按有关规定办理审批手续。

（3）出国执行技术和设备采购签约任务的人员、执行合作研究项目的人员，不准将合同规定以外的内容泄露给无关人员。

（4）出国人员应严格执行我驻外使馆制定的各项保密制度。在国外不准用信件、明码电报、电话向使馆或国内汇报、请示或询问秘密和不宜对外公开的问题。

（5）在不宜场合，不得谈论内部事务和内部机密。

三、对外提供技术资料工作中的保密

（1）凡属对外经济技术交流与合作项目必须对外提供的秘密和内部技术资料、样品等，原则上可以对外提供，但应搞清其目的和用途。提供资料的品种、数量和精度都严格限制在确实有关的范围之内，并应区别情况，进行必要的处理。有关资料、样品应由公司

保密委员会审查签署意见后，报上级公司保密委员会审批。对外提供时，应要求对方不得将资料转交给第三方使用。

（2）在商务谈判中，未经批准，严禁将机密材料提交给对方。双方签订的合同不得随意提交给第三方。

（3）向外提供的技术资料应统一登记立卷归档。

四、对外提供论文和通信中的保密

（1）送往国外的论文或讲稿，按有关规定办理手续。

（2）科技人员可以与外籍科技人员进行通信联系，但在通信中涉及保密或不宜公开对外的问题时，须按有关规定办理审批手续。

五、智力引进工作中的保密

（1）引进的专家，凡属在业务工作中必须接触和知道的非核心秘密，一般都可以适当放宽，但和工作无关的非核心秘密仍需注意保密。

（2）引进智力。在聘请专家前，要根据应聘专家可承担的业务工作，认真研究和确定可以对他放宽的非核心秘密，并对与专业工作有关的和可以放宽的非核心秘密提出建议，报集团总部审批。

（3）应聘专家有承担严格保守秘密的义务。在聘请时，应在合同条款中写明遵守我方保密法规等内容。

六、对外宣传工作中的保密

（1）有关企业生产建设和技术进步成就的对外宣传，不应涉及不宜对外的内容。

（2）宣传报道对外经济技术交流活动及其成果时，应采取慎重态度，禁止公开报道合同和协议中规定的我们承担保密义务的内容。发稿前涉及有关单位情况的，应由涉外专业保密领导小组审核，由公司保密办公室会同有关部门研究议定，报集团总部保密委员会或相关部门批准。

（3）严禁在公开报刊、杂志上报道通过秘密渠道获得的技术资料及效仿外国专利技术、工艺、设备的情况。

第四节　出国（境）人员防策反须知

一、及时如实报告

如境外间谍情报机关要求我方出国（境）人员履行参加特务组织手续，填写表格时，要以适当的理由予以拖延和拒绝，并如实向有关领导或中国驻外使领馆报告，以便及时采取安全措施。如隐情不报，将会愈加被动甚至造成不良后果。我驻外单位或机构对于及时报告者的设法回避行为，不但不予追究，还应视情给予表彰。

二、加强思想建设

对于外国投寄的“心战”宣传品与策反信，是敌对分子施展谋略的惯用伎俩。出国人员在国外，尤其是在美国、日本等西方国家留学的进修人员，首先思想上要有政治敏锐性和自我“免疫力”，这有赖于平时的政治学习和对党、对人民、对祖国的忠诚；其次，应采取“不理睬、不答复、不上钩”做法。时间长了，敌对分子见没有希望，一般会就此作罢。

三、避开敏感区域

在国外，西方国家办了一些旅馆、浴室、舞厅、商场或公司，以此来加强对我出国（境）人员的监视、控制和策反活动。在出国前或抵达目的地后，要通过中国驻外机构或有关人员了解上述情况，不要住进以上场所。如因某些原因无法了解而一时误住，应设法尽快搬出，如遇可疑情况，应及时报告有关领导或中国驻外使领馆（或驻外机构）。

四、注意行程安全

为保证安全，一般应乘坐中国民航班机出入境，如需乘坐他国航班时，也尽量选择不飞经中国台湾的航班。如遇某种原因班机须飞经、停留中国台湾时，应与机长取得联系，商妥我方人员的休息、生活、安全等事宜，并妥善保管好行李物品和有关证件，严禁单独外出活动。如当地台方工作人员要求单独约见我方人员时，应当面拒绝；如对方进行恶意攻击，应据理驳斥；如对方属于善意了解大陆情况的，可适当介绍我国对台政策和建设成就。飞机在中国台湾停留时，我方人员旅行中的有关事宜均应与机长联系，并由其负责解决，不宜与对方直接联系。

五、提升保密意识

国（境）外的一些机构、团体为了解我国内部情况和某些动态，往往以某种理由或借口向我方人员分发一些调查提纲或表格，要求填写。如我方人员遇到上述情况时，应以“不了解情况，无法填写”等理由拒收。如拒收无效，应将调查提纲或表格交给团组领导或驻外机构，不得擅自为其填写。

六、冷静应对危机

出国（境）人员如在国（境）外遇到警察、特务机关有意寻衅时，不要慌张，要冷静应对。首先要做到不让对方抓住把柄。特别要注意，在国外无论发生、发现什么情况，一定不要围观和在现场停留过久，以免被警察、特务机关欺诈和传作证人。其次，向寻衅的外国警特机关表示抗议。最后，坚决要求与我国驻外使领馆取得联系。

第二篇

海外健康防护

第一章　海外常见传染病

第一节　虫媒传播疾病

一、相关传染病介绍

1. 疟疾

疟疾（Malaria），是一种由疟原虫寄生人体所引起的传染性寄生虫病，主要通过蚊虫叮咬传播。疟疾患者或带疟原虫者可成为传染源。非洲的绝大部分地区、中部和南部美洲、加勒比地区的局部区域、亚洲（包括南亚、东南亚和中东地区）、东部欧洲和南太平洋地区都有疟疾流行。

疟疾的潜伏期为 7 天至 3 个月（甚至更长时间）。可出现发热、寒战、头痛、肌肉痛等症状，这些症状可重复出现。发病前往往有疲乏、不适、厌食等症状。轻症病例可出现贫血、黄疸，严重者可有抽风、意识障碍、肾功能衰竭、呼吸困难、昏迷，甚至发生死亡。恶性疟感染属于急诊情况，恶化较快，应立即就诊。

预防措施主要包括防蚊虫叮咬和药物预防：

（1）可通过避免蚊虫活跃时间（天快亮和天快黑时）出行。

（2）出行尽量穿长袖衬衫、长裤和靴子、戴帽子，减少皮肤的暴露面积。

（3）休息时使用蚊帐。

（4）前往疟疾流行地区的旅行者应在出发前几周咨询医生，了解药物预防的适应症、禁忌证，选择合适的化学预防药物。

疟疾预防药物只能降低疟疾的发病率，并不能完全防止疟疾的发生。

疟疾的早期诊断和治疗可以减少疾病，防止死亡，并有助于减少传播。青蒿素为基础的联合治疗药物通常是治疗恶性疟最为有效的方法。从疟疾流行区回来后出现发热、头痛等症状时应及时就诊。

2. 登革热

登革热（Dengue Fever，DEN）是由登革病毒（Dengue Virus，DV）引起的，由伊蚊传播的急性传染病。临床特点为突起发热，全身肌肉、骨、关节痛，极度疲乏，皮疹，淋巴结肿大及白细胞减少，患者和无症状患者为主要传染源。登革热在整个热带和亚热带地区流行，主要为亚洲、拉丁美洲和非洲。本病有明显的季节性，多发生于气温高、雨量多的季节。

登革热主要的临床表现有发热：几乎所有病人都有突起发热，高热占多数。脸部、脖子和上胸部潮红，大部分病人出现皮疹。疼痛：头痛、关节痛和全身肌肉痛，剧烈的头痛可能存在脑水肿。出血：多于出现症状后4～6日，出血部位可为鼻腔、牙龈、消化道、皮肤和子宫。消化道症状：腹痛、呕吐、腹泻和黑便。

目前对登革热尚无确切有效的治疗方法，主要采取支持治疗（注意休息、合理饮食、戒烟限酒等）及对症治疗措施（如使用扑热息痛退热）。防蚊灭蚊是预防本病的根本措施，使用长效驱蚊霜能有效预防蚊虫叮咬。急性出血性传染病（如登革热、马尔堡、埃博拉等）应避免使用阿司匹林和相关的非甾体抗炎药（如布洛芬），因为此类药物可能导致出血或加重出血风险。

3. 黄热病

黄热病是由黄热病毒（Yellow Fever Virus）引起的急性传染病，主要传播媒介为伊蚊。黄热病流行于非洲和南美洲中部的城市与乡村），流行时间多在3月至4月，此时多雨，湿度大，气温高，利于蚊虫孳生及病毒在蚊体内繁殖。无免疫力的人群对黄热病普遍易感，无症状感染或发病后均可获得持久免疫力。

一旦受到感染，病毒在体内潜伏期为3～6天，随后出现感染症状。起初通常表现为发热、肌肉疼痛（尤其是背痛）、头痛、寒战、食欲不振、恶心和呕吐。3至4天之后，多数病人会出现好转，症状随之消失。15%的病人在初始症状趋缓后24h内，高热重新出现，患者快速出现黄疸，出现腹痛和呕吐。口、鼻、眼或胃可能出血。一旦出现此种症状，呕吐物和粪便中就会带血。肾功能恶化。此期约有50%患者在10～14天之内死亡，其余病人康复后不会留下严重的器官损伤。

黄热病尚无特效治疗方法。主要采取对症和支持治疗（适当休息、合理营养）。高热时黄热病的治疗宜采用物理降温为主，禁用阿司匹林退热，可诱发或加重出血。频繁呕吐可口服或静脉补液。有继发细菌感染或并发疟疾者给予合适的抗生素或抗疟药。接种疫苗是最有效的预防措施，建议年龄在9个月或以上、前往或居住在非洲和南美洲黄热病流行地区的人群接种疫苗。防蚊、灭蚊也是防止本病的重点措施。

4. 基孔肯雅热

基孔肯雅热是由基孔肯雅病毒（Chikungunya Virus，CHIKV）感染人体所致。基孔肯雅热患者和隐性感染者为主要传染源，由蚊子叮咬传播。基孔肯雅热主要在非洲、东南亚等热带地区。流行于潮湿、多雨、气温适宜于蚊媒滋生的季节，热带地区一年四季均可出现病例，主要发生在乡村，城市中较少暴发流行。

本病的潜伏期为3～12日。起病急，寒战、发热，体温可达39℃，持续1～7天，多数病人缓解1～3天后再次出现较轻的发热。四肢关节及脊椎剧痛，往往数分钟或数小时内病人不能活动。结膜充血、眼球运动疼痛，怕光，有厌食及便秘。发病后2～5日，多数病人的面部、躯干及四肢、手掌和足底出现发痒的斑丘疹（图2-1-1）及淋巴结肿大。

在印度及东南亚，基孔肯雅热常伴有出血症状，与登革病毒感染相似。且常与登革感染并存。恢复期绝大多数患者的关节疼痛（图 2-1-2）及僵硬状态可完全恢复。部分患者持续性关节疼痛和僵硬可达数周至数月。

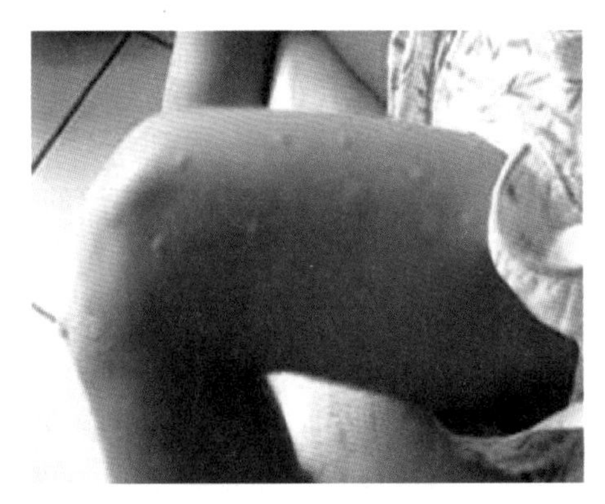

图 2-1-1 斑丘疹

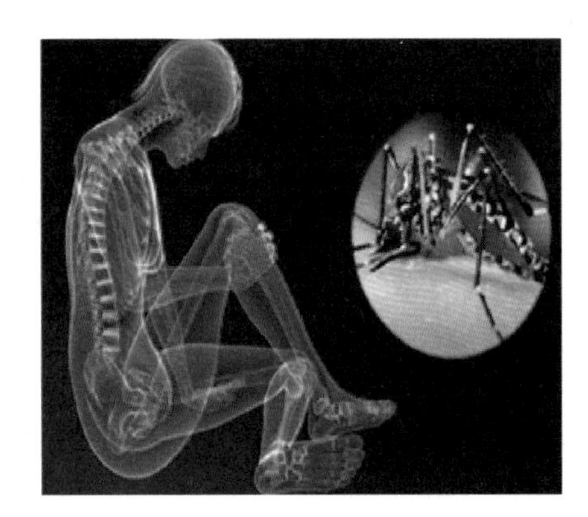

图 2-1-2 关节痛

目前尚未有针对基孔肯雅病的特效治疗药，主要依靠对症治疗。急性期针对严重的关节疼痛，恢复期针对关节的持续僵硬和疼痛。主要采取防蚊灭蚊措施进行预防，使用长效驱蚊霜能有效预防蚊虫叮咬。灭活疫苗仅在有暴发、流行的情况下进行预防接种。

5. 寨卡病毒病

寨卡病毒病（Zika Virus Disease）是由寨卡病毒（Zika Virus，ZIKV）感染引起的一种急性传染病。患者、无症状感染者和受感染的猴等非人灵长类动物为主要的传染源，可由热带和亚热带地区感染寨卡病毒的伊蚊叮咬进行传播，寨卡病毒还会在怀孕期间从母亲传播给胎儿，以及通过性接触、输血和血液制品传播。人群普遍易感。

寨卡病毒病的潜伏期一般为 3～14 天，平均 7 天。人感染寨卡病毒后，仅少部分人群出现症状，且症状较轻，主要表现为发热（多为中低度发热）、皮疹、非化脓性结膜炎，可伴有全身乏力、头痛、肌肉和关节痛；少数病例可有眼眶后疼痛、腹痛、腹泻、黏膜溃疡，恶心和呕吐，皮下出血。病程通常持续一周，但关节痛可持续一个月。

孕妇在怀孕期间感染寨卡病毒，可能导致胎盘功能不全、胎儿宫内发育迟缓、死胎和新生儿小头畸形、角膜炎等。

目前没有针对寨卡病毒感染的特效药和治疗方法。有皮疹、发烧或关节疼痛等症状的人应多休息、多喝水，并用退热药或止痛药对症治疗，在排除登革热病毒感染之前，应避免使用非甾体抗炎药（如布洛芬），因为存在出血风险。如果症状恶化，患者应立即就医。生活在寨卡流行区域出现寨卡病毒感染症状的孕妇应立即就医。目前尚无可用于预防或治疗寨卡病毒感染的疫苗。防蚊、灭蚊仍是最有效的预防措施。

6. 流行性乙型脑炎（简称日本脑炎）

流行性乙型脑炎（Epidemic Encephalitis Type B）又称日本脑炎病毒，是人兽共患性疾病，人与许多动物（如猪、牛、马、羊、鸡、鸭、鹅等）都可成为本病的传染源。本病主要通过蚊虫叮咬而传播。乙脑主要在亚洲及东南亚热带和亚热带地区的一些国家流行。在热带地区乙脑全年均可发生；温带和亚热带地区呈季节性流行，主要集中在7、8、9月。人对乙脑病毒普遍易感感染后可获得持久免疫力，再次患病者甚少。

人感染乙脑病毒后潜伏期为5～15天，病人症状以高烧、惊厥、昏迷为主要特征，初期起病急，主要表现为全身不适、头痛、发烧、常伴有寒战，体温38～39℃。头痛常较剧烈，伴有恶心、呕吐（呈喷射状），此期持续时间一般为1～6天。后期，最突出的症状是持续高烧，体温高达39～40℃，几天后中枢神经感染加重，出现精神恍惚、昏睡和昏迷、惊厥或抽搐，肢体出现麻痹，有的出现呼吸衰竭而死亡。而后进入恢复期，此期神经系统症状逐渐缓解，体温和脉搏等逐渐恢复正常。

现尚无特效的抗乙脑病毒药，早期可使用利巴韦林、干扰素。应积极采取对症治疗和支持治疗包括卧床休息，给患者高热量、适量维生素流食或半流食，补充足够的液体和电解质。病人应住院治疗，密切观察病情变化，及时处理危重症状，以降低病死率和防止后遗症的发生。预防措施主要包括对病人进行隔离，以及灭蚊、防蚊，疫苗接种是保护易感人群的有效措施。

7. 西尼罗热

西尼罗热是由西尼罗病毒（West Nile Virus，WNV）感染引起的人畜共患病，主要感染鸟类、人类、马和牛等哺乳动物。鸟类是该病毒的主要传染源，人主要通过带病毒蚊虫叮咬而感染。近年来流行于非洲、欧洲、美洲、澳洲、中东地区、印度次大陆等地区。

西尼罗病毒感染的潜伏期一般为3～12天。人类感染西尼罗病毒后多数表现为无症状的隐性感染，少数可出现轻微症状，如发热、头痛、喉咙痛，背痛，肌肉疼痛，关节痛皮疹，淋巴结肿大，食欲不振，腹痛，腹泻及呼吸道症状等。症状可持续数日至数周不足1%的感染者会出现中枢神经系统损害，发生脑炎、脑膜炎等疾病。严重者造成死亡，多数死亡病例发生于50岁以上的中老年人。50岁以上老人，户外工作者为易感人群。

目前无针对西尼罗病毒的特效治疗药物和疫苗。隐性感染和轻症感染者多无需治疗而自愈，重症患者需要及时入院进行支持治疗（卧床休息，给患者高热量、适量维生素流食或半流食，补充足够的液体和电解质）。防蚊、灭蚊仍是预防控制西尼罗病毒病的最为有效的措施。

8. 流行性斑疹伤寒

流行性斑疹伤寒（Epidemic Typhus）又称虱传斑疹伤寒（Louse-borne Typhus），是通过人虱传播的急性传染病，患者是唯一的传染源。人群普遍易感，病后可获得持久的免疫力。多发生在寒冷地区的冬、春季，以及卫生条件不良的地区。近年来主要见于非洲，尤以埃塞俄比亚地区有较多病例报道。

流行性斑疹伤寒潜伏期5～23天。发病早期有高热、剧烈头痛，伴头晕、耳鸣及听力减退，面部及眼结膜高度充血等全身毒血症症状。皮疹为本病的重要特征。随着病情的加重，可出现烦躁不安、谵妄、嗜睡等，还可出现肝脾肿大，血压偏低，恶心，呕吐，休克等症状。

流行性斑疹伤寒主要依靠支持治疗，注意卧床休息、供给足够的热量、补液及做好护理预防并发症。剧烈头痛等神经系统症状明显时，可用止痛镇静剂，输液补充血容量。慎用退热剂，以防大汗虚脱。

改善卫生条件、个人卫生知识的普及、灭虱是预防本病的关键措施。

9. 莱姆病

莱姆病（螺旋体病）（Lyme Disease）是一种由携带螺旋体的硬蜱（图 2–1–3）叮咬引起的传染性疾病，硬蜱为传播媒介。鼠、鹿、浣熊、野兔、狐狸、鸟、狗、牛和马等，都可成为蜱的寄生宿主。患病和带菌动物是传染源，啮齿类动物如鼠是本病重要的传染源。世界五大洲近 20 多个国家，包括埃及、南非等均有发生。人群普遍易感，野外工作者、林业工人感染率较高。莱姆病的体征如图 2–1–4 所示。

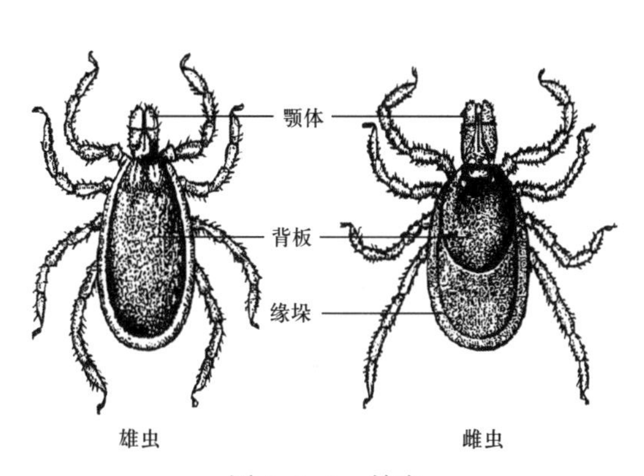

图 2–1–3 蜱虫

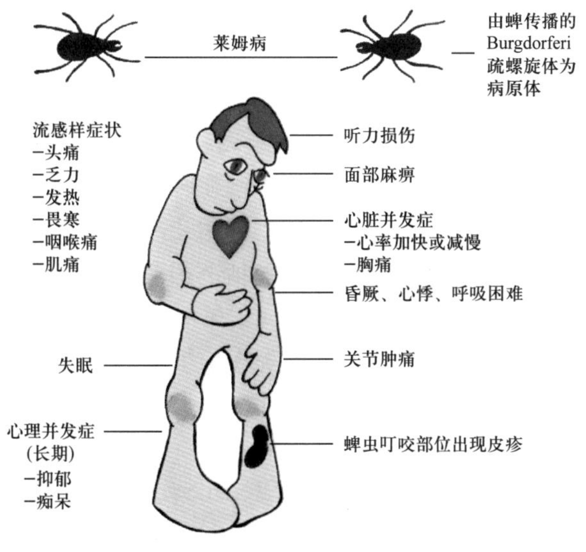

图 2–1–4 莱姆病的体征

莱姆病常以皮肤病为首发症状，初起为红色斑疹或丘疹，逐渐扩大成环状损害。一般出现在蜱叮咬数日或数周，常发生于躯干、大腿、腋下等处。可伴有发热、乏力、肌痛、恶心、呕吐、结膜炎、虹膜炎、淋巴结及肝脾大等。后出现神经、心脏和关节病变，多脏器损害。

本病轻者可自愈，慢性和重症可致残。在充分卧床休息、供给足够的热量、补液及做好护理预防并发症基础上，可用抗生素（阿莫西林、红霉素、阿奇霉素等）治疗。

莱姆病尚无可用疫苗，该病的预防重点在于个人防护，如穿长袖、长裤，使用驱虫剂等防蜱虫叮咬。若不慎被蜱虫叮咬，使用尖头镊子紧贴皮肤捏住蜱虫，稳定向上拉蜱虫，不要扭转或猛拉蜱虫，否则可能使蜱虫嘴部与身体脱离，残留在体内，移除蜱虫后，外用酒精、碘或肥皂水全面清洗被咬部位和双手，或者前往医院进行处理。

10. 鼠疫

鼠疫（Plague）是由鼠疫耶尔森菌（Yersinia Pestis）引起的人畜共患病。感染鼠疫的多种啮齿动物（鼠类、旱獭等）和患者是本病的主要传染源。鼠疫的主要传播途径有四种：啮齿动物传播、直接接触、消化道传播、呼吸道传播。人群普遍易感，而且感染性较强，病后获得持久的免疫力。大多发生在野外活动季节（4 至 9 月份）。

鼠疫的潜伏期 2～8 天。临床主要分为腺鼠疫、肺鼠疫和败血症鼠疫；

（1）腺鼠疫（Bubonic Plague）：腺型鼠疫是最常见的类型，通常由跳蚤叮咬引起。患者可突发寒战、高热及头痛等症状，特征是淋巴结肿大，因剧痛而不能活动，拒触碰。如及时治疗，病程度过 1 周可恢复。严重者可于第 3～5 日死于严重毒血症、休克、继发败血症或肺炎。病死率为 30%～70%。

（2）肺鼠疫（Pneumonic Plague）：肺型是由腺鼠疫血行播散引起的严重并发症，少数为原发性吸入性肺鼠疫。急性起病，除发热及程度不同的全身毒血症症状外，还有剧烈咳嗽、胸痛、咯血、呼吸急促、发绀。痰脓性带血。如抢救不及时，可出现意识障碍，死于休克及呼吸衰竭。病死率为 70%～100%。

（3）败血症鼠疫（Septicemic Plague）：是最凶险的一型鼠疫。病人急起高热、寒战、昏迷，可能出现皮肤和脏器出血，皮肤和其他组织尤其是手指、脚趾和鼻子可能会变黑并坏死，有“黑死病”之称。常在 2～3 日内死亡，病死率可高达 100%。早期足量应用有效抗菌药物是治疗鼠疫的关键，传统抗菌治疗包括链霉素、四环素和氯霉素，以及采取补液，降温等对症治疗。

预防鼠疫仍以改善环境，尤其是以灭蚤、灭鼠为主要手段。

11. 流行性出血热

肾综合征出血热（Hemorrhagic Fever with Renal Syndrome，HFRS），又称流行性出血热（Epidemic Hemorrhagic Fever，EHF），是由汉坦病毒引起的疾病。鼠类为主要的传染源。传播方式主要有接触传播、呼吸道传播、消化道传播、人人传播、虫媒传播等。20 世纪 90 年代以来，大多数人间病例发生在非洲。流行最广的 3 个国家是刚果民主共和国、马达加斯加和秘鲁。流行性出血热的传播方式如图 2-1-5 所示。

流行性出血热的潜伏期一般为 2～3 周。典型的临床表现有：以短期发热和“三痛”

（头痛、腰痛、眼眶痛）为主的感染中毒症状，以充血（“三红”，即眼球结膜及颜面部、颈部和上胸部皮肤出现显著的充血潮红）、渗出和出血为主的体征及肾脏损害的表现，随后可出现低血压休克、少尿、多尿等症状。

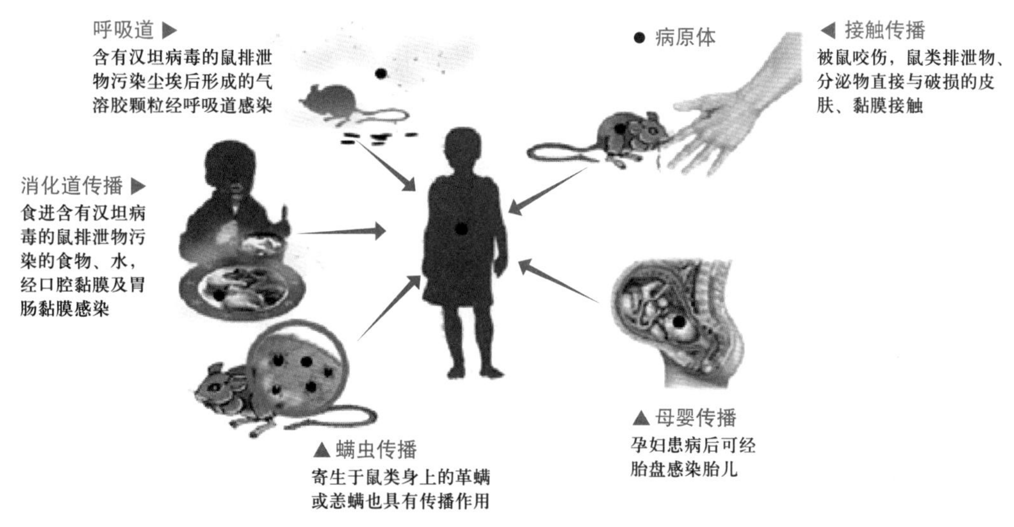

图 2-1-5 流行性出血热的传播方式

本病目前尚无特效疗法，主要进行综合性预防性治疗。抓好“三早一就”（早发现、早休息、早治疗和就近在有条件的地方治疗），把好三关（休克、少尿及出血），对减轻病情、缩短病程和改善预后具有重要意义。

应采取“环境治理、灭鼠防鼠、预防接种及个人防护”的综合性预防对策。

12. 锥虫病

锥虫病（Trypanosomiasis）是由于锥虫寄生血液和组织引起的疾病。可分为非洲锥虫病与美洲锥虫病两种。非洲锥虫病（Trypanosomiasis，Africa）又称非洲睡眠病或嗜睡性脑炎，是一种由布氏锥虫经舌蝇叮咬而传播的人兽共患寄生虫病。本病流行于非洲撒哈拉以南的农村地区。美洲锥虫病，又称恰加斯氏病，由克氏锥虫引起，通过接触其粪便或尿液传给人类，是一种流行于美洲的寄生虫病，多见于儿童。

非洲锥虫病的病原体主要有两种，罗得西亚布氏锥虫（T. b. Rhodesiense）和冈比亚布氏锥虫（T.b.Gambiense）。罗得西亚布氏锥虫主要流行于非洲东部和东南部，包括坦桑尼亚、乌干达、马拉维、赞比亚和津巴布韦。冈比亚布氏锥虫主要流行非洲中部和非洲西部的部分地区，包括刚果民主共和国、安哥拉、苏丹、中非、几内亚、刚果共和国、乍得、乌干达北部。舌蝇生活在农村、植被丰富的地区，在白天叮咬人。美洲锥虫病目前在美国、加拿大、许多欧洲国家及一些非洲、东地中海和西太平洋国家发现的感染越来越多。

非洲锥虫病初期感染者会出现一阵一阵发热、头痛、关节疼痛和瘙痒，后可能出现行为改变、意识模糊、感觉障碍和动作协调性差。如不进行治疗，昏睡病通常是致命的。美洲锥虫病可引起心脏、消化道及外周神经系统改变，病死率较高。在被臭虫叮咬的少部分人中首先可见的典型体征可以是皮损或一侧眼睑青紫肿胀，也可表现为发热、头痛、淋巴结肿大、脸色苍白、肌肉疼痛、呼吸困难、肿胀及腹部或胸部疼痛。

若出现相关症状疑似锥虫病的患者要及时前往医疗机构采取抗锥虫治疗。

进入舌蝇滋生地区时穿长袖上衣和长裤，睡眠时用蚊帐，使用驱虫剂等，可防御舌蝇的侵袭。还可采取清除灌木林，喷洒杀虫剂等措施消灭舌蝇。

13. 利什曼原虫病

利什曼病是由利什曼原虫引起的人畜共患病，利什曼病有三种主要形式：内脏利什曼病、皮肤利什曼病和皮肤黏膜利什曼病，病人和受感染动物是本病的传染源，主要通过白蛉（小沙蝇、罗蛉）传播。

皮肤利什曼病最常见，通常引起皮肤溃疡，溃疡通常是无痛的。在白蛉叮咬几个星期或数月内，在叮咬部位出现界限清楚的凸出红斑。病变在几个月后自愈，但也有可能会持续数年。

黏膜利什曼病，皮肤病变会自行愈合，但黏膜病变可能数月或数年都不会明显进展。典型患者有鼻塞、分泌物和疼痛。随着时间的推移，感染可进展，导致鼻子、上颚、口咽或面部的损害。

内脏利什曼病是最严重的形式，如不治疗，几乎总会致命。症状通常发生于感染利什曼原虫后数周至数月，也可急性发作。主要表现为不规则发热、肝脾肿大等，有渐进感染的患者多在数月至数年内死亡。

利什曼病是一种可以治愈的疾病，已有高效安全的抗利什曼药物，尤其可治疗内脏利什曼病。早期诊断和有效的及时治疗可降低该病的发病率，防止残疾和死亡。怀疑患有利什曼病的患者应立即就医。可通过喷洒杀虫剂、环境管理减少白蛉数量，使用药浸蚊帐和做好个人防护帮助减少或阻断疾病的传播。

二、虫媒传染病预防措施

虫媒传染病是指主要依靠病媒生物如蚊、虱、蚤、蜱、螨等进行传播的疾病，虫媒传染病的预防措施包括防虫灭虫等一般防护措施、接种疫苗和服用预防性的化学药物。

1. 一般防护措施

（1）避免前往疾病流行地区，旅行者应尽量不去已知的流行病高发的地区。CDC 旅行者健康网站（The CDC Travelers’Health Website）会提供最新疫区疾病的传播方式和暴发情况（www.cdc.gov /travel）。

（2）避免蚊虫活跃时间，出行白天是部分传染病（如登革热、基孔肯雅热）的传播媒介活动最频繁的时间，其他疾病（如疟疾）的传播媒介在黎明和黄昏或天黑之后最为活跃。在叮咬高峰时段，避免户外活动或采取预防措施（如使用驱虫剂）可降低叮咬风险。

（3）检查蜱虫和臭虫，在户外活动时和结束一天的活动后，检查自己的身体和衣服是否藏匿有蚊虫。住宿时检查住宿房间的床垫和各个可能藏匿臭虫的角落避免臭虫叮咬。把服装和个人物品放回行李箱之前要仔细检查、防止把藏在行李和衣物里的臭虫运到其他地方。

（4）适当的防护措施，外出尽量穿长袖衬衫、长裤和靴子、戴帽子，减少皮肤的暴露面积。驱虫剂或杀虫剂（如氯菊酯）可涂抹在衣服上和设备表面，增加防护效果。使用蚊帐可以减少蚊虫叮咬，降低感染风险，尽量保证蚊帐长度到达地面或把蚊帐下缘塞到床垫下。

（5）杀虫剂和空间驱虫剂，使用喷雾杀虫剂、电热蚊香片、盘状蚊香，可以杀死房间或某个区域的蚊子或将蚊子从某个封闭的空间驱赶出去。氯菊酯是一种高效的驱虫杀虫剂。经过氯菊酯处理的衣服可以驱赶和杀死虱子、恙螨和蚊子和其他节肢动物。氯菊酯禁止在皮肤上使用，只能在衣服、蚊帐或其他产品说明上的织物上使用。

使用驱虫剂的注意事项如下：

——按照产品说明书进行使用。

——禁止在切口、伤口或刺激皮肤上使用驱虫剂。

——不在眼睛或嘴上使用驱虫剂，耳朵周围应尽量少使用。

——用完驱虫剂后洗手，以免意外接触眼睛或吸入。

——回到室内后，用肥皂水清洗驱虫剂覆盖的皮肤或洗澡。

2. 疫苗或预防性的化学药物

一些蚊媒疾病如黄热病、日本脑炎和疟疾等可通过接种疫苗进行预防。疟疾还可通过化学药物进行预防，预防疟疾的化学药物的有效性受较多因素影响，可通过出发前咨询专业的医疗机构，了解预防药物的适应症和禁忌证，选择合适的预防药物。对于其他蚊媒传染病（例如登革热、基孔肯雅热、寨卡、西尼罗河脑炎）或蜱传播疾病（例如莱姆疏螺旋体病、蜱媒脑炎和回归热）没有类似的预防措施，主要依靠防蚊、灭蚊等一般防护措施进行预防。

第二节　肠道传播疾病

一、相关传染病介绍

1. 霍乱

霍乱（Cholera）是由霍乱弧菌引起的急性肠道传染病，发病急、传染性强且传播迅速。通过食用或饮用被霍乱弧菌污染的食物或水而感染。霍乱弧菌很容易附着在螃蟹、虾和其他贝壳类的壳上，如果生吃或未煮熟，就可能感染霍乱。霍乱患者和带菌者可成为传染源。人群普遍易感，病后可获得一定的免疫力，但再感染的可能性也存在。霍乱传播途径和临床症状如图 2-1-6 所示。

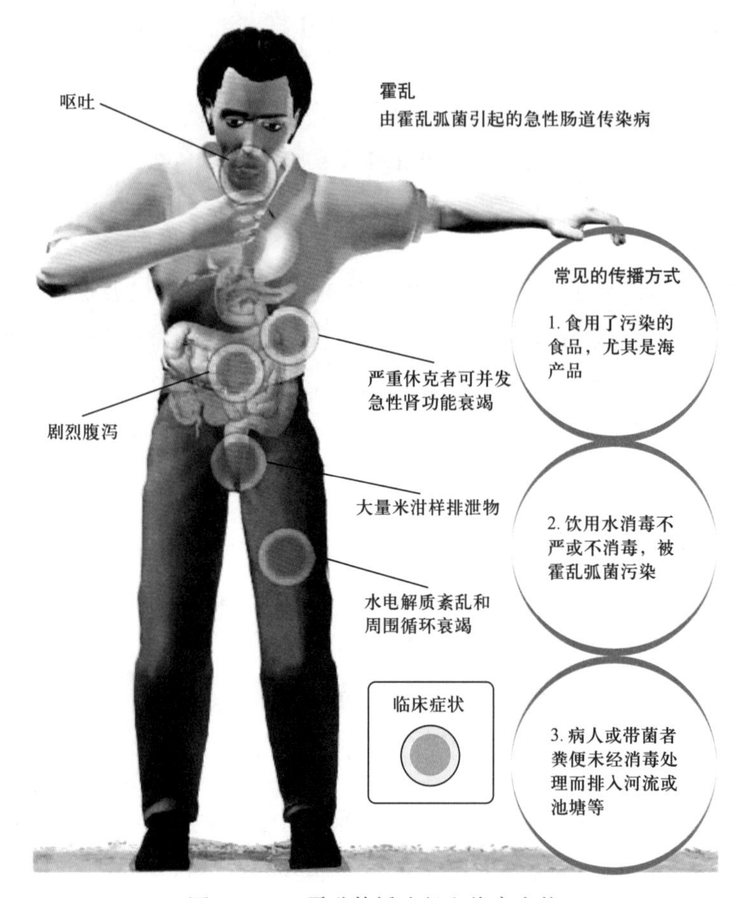

图 2-1-6　霍乱传播途径和临床症状

霍乱的潜伏期为数小时到 5 天。大部分霍乱感染者没有症状或症状轻微，少数患者可出现重症，主要表现为严重腹泻（每日大便数次甚至难以计数，量多，每天 2000～4000mL，严重者 8000mL 以上）、剧烈的呕吐、口渴、腿部抽筋、脱水表现（心跳加速、低血压等），如不及时治疗，可危及生命。

轻症患者可口服补液治疗，重症患者可使用抗生素、静脉输液补充电解质，儿童患者可补锌以辅助治疗。

预防霍乱主要是防止“病从口入”：饮用洁净卫生的水、不生食海鲜食物或彻底煮熟，同时也要注意个人卫生，保持良好的卫生习惯。还可通过口服霍乱疫苗预防霍乱。

2. 伤寒和副伤寒

1）伤寒

伤寒是由伤寒沙门菌感染人体所致，病人及带菌者是传染源。可通过饮用或食用污染水或食物，或经手、苍蝇及蟑螂等间接污染水和食物而传播。水源污染是传播本病的重要途径。伤寒遍布于世界各地，以热带及亚热带地区为多，主要发生在非洲、东南亚、中南美洲等发展中国家。在不重视饮食卫生的地区可引起流行。

起病多徐缓，患者表现为持续性高热、全身乏力、食欲减退、头痛及腰酸背痛。部分患者出现腹痛、腹泻或便秘现象。

伤寒感染者宜给予高热量、高营养、低渣或无渣饮食。高热病人以物理降温为主。氟喹诺酮类药物是目前治疗伤寒的首选。常用药物包括氧氟沙星、环丙沙星、左氧氟沙星、司帕沙星。

可通过养成良好卫生与饮食习惯，不饮生水、不吃不洁食物，隔离病人及带菌者等进行预防。

2）副伤寒

副伤寒由副伤寒沙门菌感染所致，病人及带菌者是传染源。通过饮用或食用污染的水和食物传播。

副伤寒的症状与轻型伤寒类似，病程较短，病死率较低，复发较常见，而肠出血、肠穿孔少见。而副伤寒的症状较特殊，除可表现为轻型伤寒外，还可表现为急性胃肠炎和败血症。

可通过抗菌治疗，防止复发。

3. 甲型肝炎（Hepatitis A）

甲型肝炎由感染甲型肝炎病毒（Hepatitis A Virus，HAV）引起，甲肝病毒只能感染人和几种高等灵长类动物（猕猴、人猿等）。患者和感染者是传染源。经粪口传播。水源或食物严重污染可引起暴发流行。全世界均有此病。卫生条件较差和饮用水安全控制不好的地区，甲型肝炎的发病最为普遍。甲型肝炎病后免疫力持久。秋冬季发病率高。甲肝传播途径如图 2–1–7 所示。

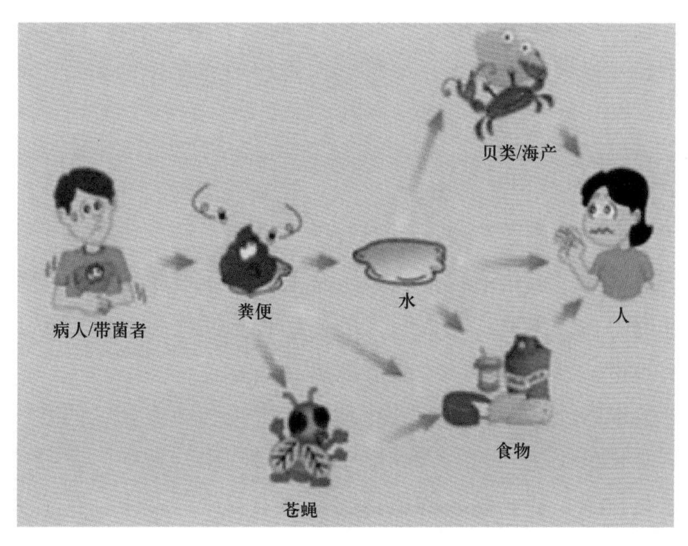

图 2–1–7　甲肝传播途径

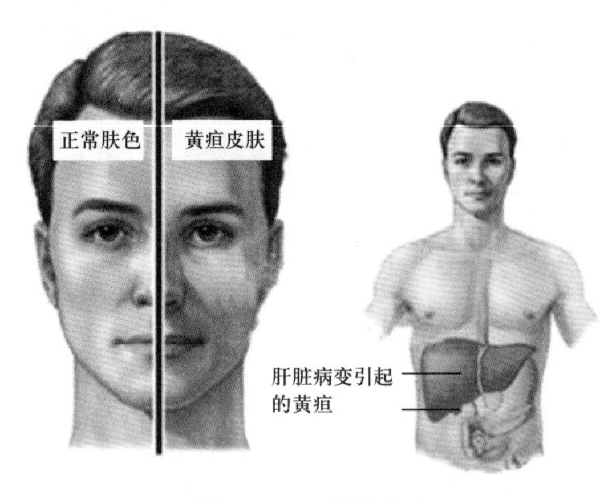

图 2-1-8　肝脏病变

前期出现发热、食欲减退、恶心、呕吐、厌油、腹胀等。黄疸期巩膜和皮肤出现黄疸，部分患者肝脏变大（图 2-1-8）。还有可能会出现头痛、关节痛、肌痛、腹泻等不典型伴随症状。

治疗以支持治疗为主，辅以适当药物，避免饮酒、疲劳和使用损肝药物。多卧床休息至症状明显减退，可逐步增加活动，以不感到疲劳为原则。急性黄疸性肝炎宜住院隔离治疗。

疫苗接种是根本预防措施。对甲肝没有免疫力的旅行者应该特别注意避免食用有污染可能的食物和水；食品要高温加热，一般情况下，加热 100℃一分钟就可使甲肝病毒失去活性；对一些自身易携带致病菌的食物如螺蛳、贝壳、螃蟹，尤其是能富集甲肝病毒的毛蚶等海、水产品，食用时一定要煮熟蒸透，杜绝生吃、半生吃及腌制后直接食用等不良饮食习惯。

4. 戊型肝炎（Hepatitis E）

戊型肝炎由戊型肝炎病毒引起，主要传染源为戊型肝炎患者和亚临床感染者。多经粪—口途径传播，主要通过被污染的饮用水传播，少数为食物型暴发或日常生活接触传播。具有明显季节性，多见于雨季或洪水之后。发病人群以青壮年为主，孕妇易感性较高，病情重且病死率高。

潜伏期 10～60 日，平均 40 日。戊型肝炎病人感染初期主要表现为食欲减退、乏力、发热黄疸，有时伴有呕吐腹泻，体征主要有肝脾肿大，肝区压痛，其表现与甲型肝炎相似。大多数病人黄疸于 2 周左右消退，病程 6～8 周，一般不发展为慢性。

治疗以适当休息、合理营养为主，选择性使用药物为辅。应忌酒、防止过劳及避免应用损肝药物。

5. 贾第鞭毛虫病（Giardiasis）

贾第鞭毛虫病，是由蓝氏贾第鞭毛虫引起的一种原虫病，主要由消化道传播。病人及带虫者是传染源。主要通过消化道传播，因进食了被蓝氏贾第鞭毛虫包囊污染的水或食物感染，包括游泳过程中吞食泳池水。人与人的密切接触性接触、使用污染水灌溉或清洗的食物、接触被污染的物品表面等都可传播贾第虫。

贾第虫在全球范围内流行，在从加勒比地区、中美和南美洲、西欧、北非、撒哈拉南部非洲、中东、南亚和东亚返回的因胃肠道感染就诊的旅行者中，贾第虫是最常见的感染病原体，在从东南亚和澳大利亚返回的患胃肠道感染的旅行者中，贾第虫也是常见的感染病原体。

症状一般在感染后1～2周出现，2～4周后缓解，症状包括腹泻（粪便常腥臭味、油脂较多），腹痛、腹胀、厌食、恶心和疲惫等。

治疗药物有替硝唑、甲硝唑和硝唑尼特，替代药物包括巴龙霉素。

注意饮食卫生和手卫生是预防贾第鞭毛虫病的主要措施。

6. 隐孢子虫病（Cryptosporidiosis）

隐孢子虫病是一种人兽共患寄生虫传染病。主要经粪—口途径传播，容易通过污染的饮用水或再生水如泳池水传播，也可通过进食污染的食物，接触感染者污染的物体表面感染人。

隐孢子虫在世界范围内流行，部分旅行者腹泻与隐孢子虫感染有关，尤其是到亚洲和南美洲，到印度的旅行者最为明显，感染概率与旅行时间长短有关。

一般在感染后2周内发病，通常5～7天。主要表现为水样泻，其他临床表现包括急性腹部痉挛，胃肠胀气、恶心、呕吐、体重减轻，发烧、劳累、关节疼痛、头痛等。免疫抑制患者感染后持续霍乱样腹泻，甚至死亡。

大部分免疫功能正常的患者可不经治疗自愈，1岁以上患者可使用硝唑尼特，但硝唑尼特对HIV感染者无效。在HIV患者接受抗病毒治疗，免疫功能重建后，临床治疗可出现较好效果。蛋白酶抑制剂可杀灭隐孢子虫。

隐孢子虫病主要通过注意饮食卫生进行预防。

7. 阿米巴肠病（Intestinal Amebiasis）

阿米巴肠病多经粪—口途径传播，可通过人与人直接接触感染，如更换尿布或性接触；也可通过进食粪便污染食物或水感染。该疾病呈世界分布，热带和亚热带地区为高发区。卫生条件差的地区常见，流动人口发病率较高。长期旅行者患病概率高于短期旅行者。孕妇、免疫缺陷者、使用激素治疗者、糖尿病患者可增加患病风险。

多在感染后数天至数周的时间缓慢发病，主要症状有腹部绞痛、黏液血便或血水样便、体重减轻，症状可持续数周。

对于症状典型的患者，在使用甲硝唑、替硝唑治疗后使用双碘喹啉、巴龙霉素。症状不典型者使用双碘喹啉和巴龙霉素，因为，这部分患者也具有传染性，且4%～10%的患者会转为慢性感染。

病从口入，所以饮水须煮沸，不吃生菜，防止饮食被污染，平时注意饭前便后洗手等个人卫生。

8. 志贺氏菌感染

志贺菌感染主要由志贺菌引起，传染源多为带菌者。主要通过粪—口途径传播，通过排出含有病原菌的粪便污染食物、水、生活用品，或通过手经口感染；亦可经过苍蝇及蟑螂媒介传播。该病主要集中发生在发展中国家，尤其是医疗条件差且水源不安全的地区。

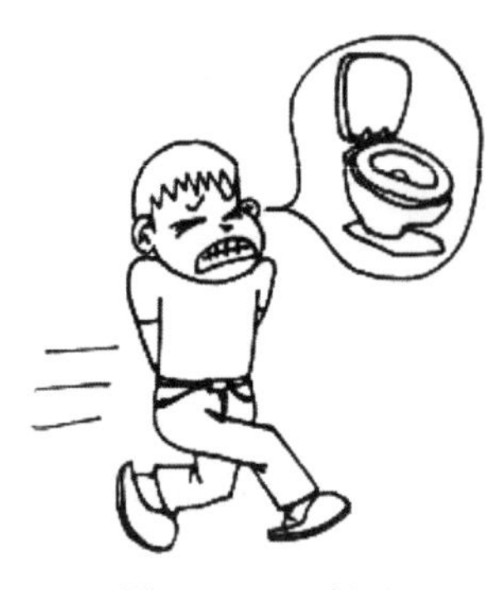
图 2-1-9 腹泻

潜伏期 1～3 日。主要表现为腹痛、腹泻（图 2-1-9）、脓血便等，可伴有发热及全身毒血症状，严重者可出现感染性休克，面色苍白、四肢冰冷、血压下降等，还可能出现烦躁不安、嗜睡、昏迷等中毒性脑病体征。还可出现关节炎、急性心肌炎。

轻型菌痢患者可不用抗菌药物，严重病例则需应用抗生素。常用药物喹诺酮类，复方新诺明、氨基糖苷类。

平时应注意饮食、饮水及个人和环境卫生。可通过口服疫苗进行预防。

9. 大肠埃希氏菌感染（Escherichia Coliinfection）

大肠埃希氏菌感染主要由大肠杆菌引起，主要传染源为病人和带菌者。多经粪—口途径传播，主要通过饮用污染水源、牛乳，进食污染食品而传播。也可通过人与人密切接触感染。本病世界各地广泛存在，人群普遍易感。大肠埃希菌主要通过尿路感染、腹腔感染、胆道感染、肺部感染及肠道感染等。

若患者出现腹泻，轻者可用口服补液盐（ORS）液，重者需要静脉补液。重症可用抗革兰氏阴性菌细菌药物，如氟喹诺酮类药物：诺氟沙星、环丙沙星，但部分药物无效。

旅行者在流行地区避免进食不洁的食物和水，不饮用未煮开的水，不吃生冷和连皮水果，不吃煎烤未熟的肉类，不吃未经巴氏灭菌的奶品，注意手部卫生，饭前便后要勤洗手。

10. 沙门氏菌感染（Nontyphoidal）

沙门氏菌（简称沙门菌）感染主要由除伤寒、副伤寒及鼠伤寒沙门菌以外的各种沙门菌（图 2-1-10）引起，传染源主要为患者和带菌者。多经口传播，进食被污染的食物或是水感染，直接或间接的接触也可造成感染。该病呈全球性分布，全年均可发病，每年 7～11 月为发病高峰。

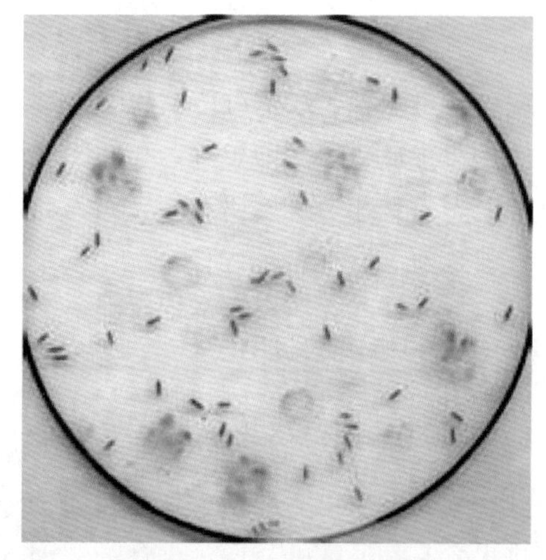
图 2-1-10 沙门氏菌

起病急骤，畏寒发热，出现胃肠道症状，恶心、呕吐、腹痛、腹泻，重者可出现脱水、电解质紊乱、致循环衰竭。亦可出现支气管炎、肝脓肿、脑膜炎等。

一般可选用氟喹诺酮类、氯霉素、氨苄青霉素、复方新诺明等进行抗菌治疗，对婴儿、免疫缺陷者及院内感染者，可用第三代头孢菌素或环丙氟哌酸治疗，疗程 2 周。

平时多注意饮食卫生，加强各种食品的卫生管理。

11. 副溶血弧菌感染

副溶血弧菌主要由副溶血性弧菌引起，主要传染源为海产品，如墨鱼、海鱼、海虾、海蟹、海蜇，以及含盐分较高的腌制食品，如咸菜、腌肉等。男女老幼均可患病，但以青壮年为多，病后免疫力不强，可重复感染。

主要的症状为腹痛，多为阵发性绞痛，并有腹泻、恶心、呕吐、畏寒发热，大便似水样。便中混有黏液或脓血，重症患者因脱水，使皮肤干燥及血压下降造成休克。少数病人可出现意识不清、抽筋、面色苍白或缺氧等现象，若抢救不及时，可导致死亡。

副溶血性弧菌对氯霉素敏感。呕吐、腹泻严重者要补充水和盐。发生中毒症状后要立即停止食用可疑中毒食品，并到医院医治。

加工海产品的案板上副溶血弧菌的检出率为 87.9%。因此，对加工海产品的器具必须严格清洗、消毒。海产品一定要烧熟煮透，加工过程中生熟用具要分开。烹调和调制海产品拼盘时可加适量食醋。食品烧熟至食用的放置时间不要超过 4 个小时。

12. 轮状病毒感染

轮状病毒感染主要由轮状病毒引起，传染源主要为被感染的人和动物。多经粪—口途径传播，接触弄脏的手、弄脏的表面及弄脏的物体传播，而且有可能经由呼吸路径传染。

主要症状包括水样腹泻、发热、腹痛、呕吐等，最终可出现脱水。

2006 年，两种对抗轮状病毒 A 种感染的疫苗已经证明对儿童是安全而且有效的：分别是由葛兰素史克制造的“罗特律”与由默克大药厂制造的“轮达停”。两种疫苗皆是用口服接种。

13. 诺如病毒胃肠炎（Norovirus Gastroenteritis）

诺如病毒胃肠炎（图 2–1–11）主要由诺如病毒引起，主要传染源为患者、隐性感染者和病毒携带者。传播途径以肠道传播为主，可通过污染的水源、食物、物品、空气等传播（图 2–1–12）。食物被污染常可引起流行。水产品如贝壳类，特别是牡蛎为食物型暴发流行的重要原因，可使大批人患病。病人的吐、泻物具有传染性，可形成气溶胶，故有经空气传播的可能。本病毒可感染任何年龄的人，但以成年人和大龄儿童为多见。诺如病毒感染性腹泻在全世界范围内均有流行，人群感染率在 50% 以上。全年均可发生感染，寒冷季节发病多。

潜伏期 24～48h（4～77h）。起病急，以腹泻、腹痛、恶心和呕吐为主要症状。

本病无特效治疗而以对症处理为主，注意纠正脱水和酸中毒等。本病多呈自限性过程，预后良好。

预防应加强食品卫生，保证饮水及食物的清洁，重视生、冷饮食和水产品贝壳类的消毒。熟食水产品大多可避免暴发流行。加强个人卫生，饭前便后要洗手、养成良好的卫生习惯。在发生流行时停止一切宴请聚餐，发生吐、泻时及时到医院肠道门诊就医。

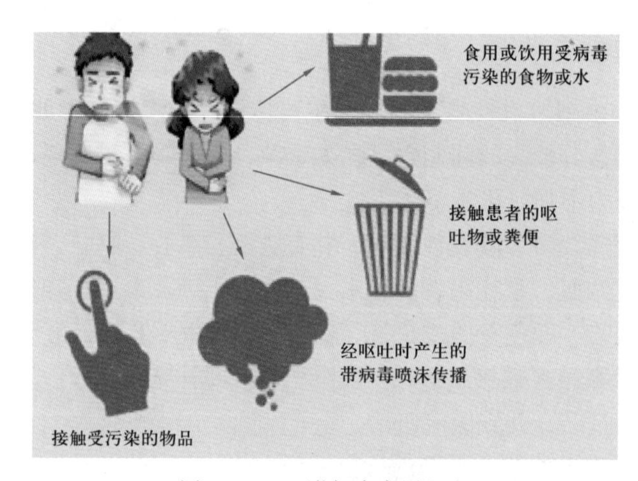

图 2-1-11　诺如病毒胃肠炎

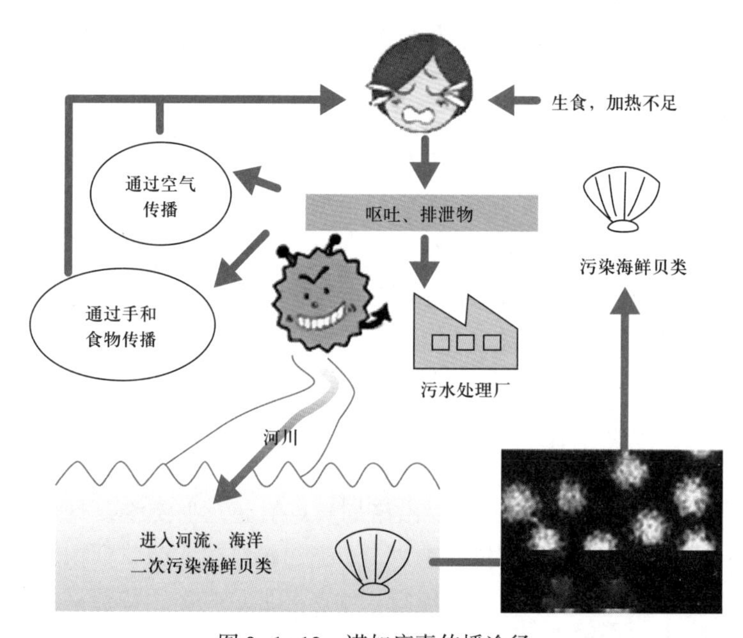

图 2-1-12　诺如病毒传播途径

14. 脊髓灰质炎（Poliomyelitis）

脊髓灰质炎主要由脊髓灰质炎病毒引起，主要传染源为各型患者及病毒携带者，病人在潜伏期末和瘫痪前期传染性最大。多经粪—口途径传播（图 2-1-13）。本病全年可见，而以夏秋季为多，可散发或流行。发病年龄 5 岁以下者占 90% 以上，以 1 岁以内婴儿最多，4 个月以下婴儿很少发病，成人少见。人群对本病普遍易感，感染后可获得对同型病毒持久的免疫力。目前野生脊灰病毒在阿富汗和巴基斯坦仍在流行。

轻者可无症状，重者则可引起严重瘫痪，甚至危及生命。

流行季节如易感者接触患者后发生多汗、烦躁、感觉过敏、咽痛、颈背肢体疼痛、强直，腱反射消失等现象，应疑本病，同时应结合实验室检查结果做出诊断。

目前尚无药物可控制瘫痪的发生和发展，主要是对症处理和支持治疗。治疗原则是减少骨骼畸形，预防及处理合并症。

接种疫苗是预防本病的主要手段。

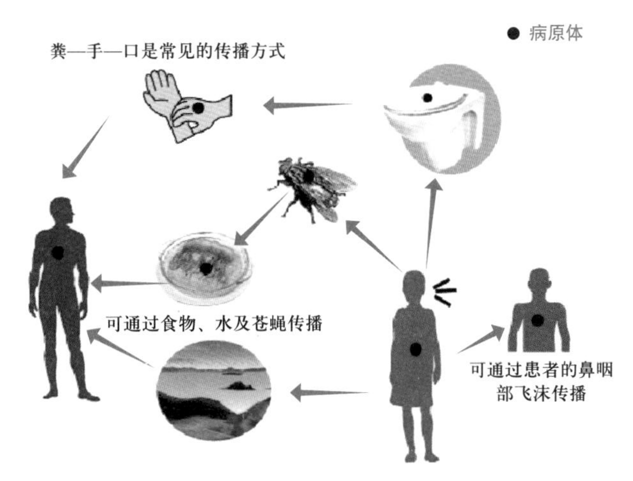

图 2-1-13　脊髓灰质炎传播途径

二、肠道传染病预防措施

受污染的食物和水可以使旅客患传染病，这些传染病包括大肠杆菌感染、志贺氏菌病或菌痢、贾第虫病、隐孢子虫病、诺如病毒感染、甲型肝炎和沙门氏杆菌感染（包括伤寒）。受污染的食物和水也可增加得霍乱的风险。

为避免感染，建议旅客小心选择食物。所有生食都有可能受到污染，生的或未煮熟的肉、鱼、贝类可携带各种肠道致病菌。在卫生和卫生设施不足或未知的地方，旅客应尽量避免吃沙拉、新鲜蔬菜、未经高温消毒的果汁和未经高温消毒的牛奶和奶酪和酸奶等奶制品。旅客应在进食前用肥皂水洗手，在使用浴室或换尿布后、照顾病人后、与学龄前儿童、动物或粪便直接接触后，如果没有肥皂或水，应使用含酒精的洗手液（酒精含量大于或等于 60%），一旦有肥皂和水立即用肥皂水洗手。用含酒精的洗手液不能很有效地杀灭隐孢子虫和诺如病毒，而且手很脏时也不管用。

年龄小于 6 个月的婴儿最安全的喂养方式是母乳喂养。如果给婴儿吃商业配方奶粉，冲奶粉时应该用温度大于或等于 70℃的热水，

在世界许多地方，特别是在水处理、卫生设备和卫生条件不完善的一些国家，自来水可能含有致病污染物，包括病毒、细菌和寄生虫等。因此，一些地方的自来水可能是不安全，不适宜直接饮用、准备食物、制作饮料、制作冰制品、烹饪和刷牙。

在自来水可能被污染的地区，只有未打开的、工厂密封的商业瓶装水或已经彻底消毒的水才可以用来直接饮用、准备食物和饮料、制冰、烹饪、清洁口腔。

用开水和滚烫的水制作的饮料（如茶和咖啡）一般都是安全的，可以饮用。

引起消化道、呼吸道、皮肤、耳、眼、神经系统疾病的病原体可以通过游泳、参加其他海水、淡水、处理不当的池水或互动喷泉（飞溅垫或喷雾公园）活动、在水处理不当的热浴缸和水疗中心活动等途径传播。当游泳、或参加其他涉水娱乐活动时，旅客应避免摄取任何水，如果有开放性割伤、擦伤或其他创伤，旅客也不应该参加游泳等娱乐活动，因为伤口可作为病原体的切入点。为了保护其他的游泳者，腹泻的儿童和成年人应禁止入内。

第三节　接触传播疾病

一、相关传染病介绍

1. 乙肝

乙型肝炎（Hepatitis B）是由乙型肝炎病毒（Hepatitis B Virus，HBV）引起的以肝脏病变为主的一种传染病。急、慢性乙型肝炎患者和病毒携带者为主要的传染源。乙肝主要通过血液及日常密切接触传播。蚊虫叮咬不能传播此病。乙肝广泛流行于世界各国，儿童及青壮年是易感人群。乙肝已成为严重威胁人类健康的世界性疾病。乙型病毒性肝炎无一定的流行期，一年四季均可发病，但多属散发。

乙肝的潜伏期 28～160 日。急性肝炎症状可持续数周，可出现皮肤和眼睛发黄（黄疸）、尿色深、感到非常疲倦、恶心、呕吐和腹痛等症状，严重急性肝炎会导致肝功能衰竭，进而导致死亡。慢性乙型肝炎患者早期症状较轻，可反复出现乏力、头晕、食欲减退等症状，随着病情加重，随后可能出现肝掌（图 2-1-14）、蜘蛛痣（图 2-1-15）、肝脾肿大等症状。病情严重可发展为肝硬化或肝细胞癌。

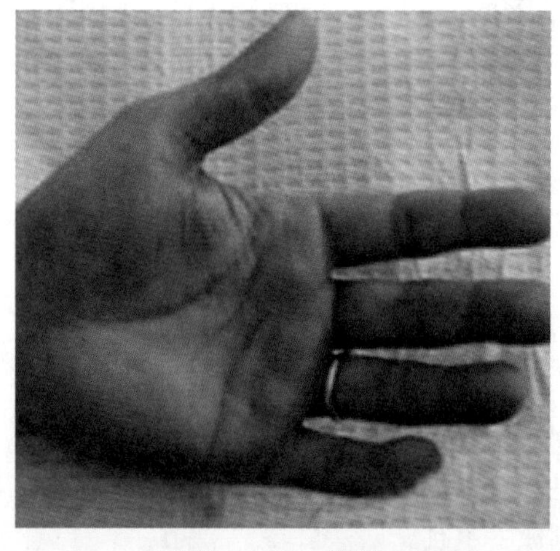

图 2-1-14　肝掌

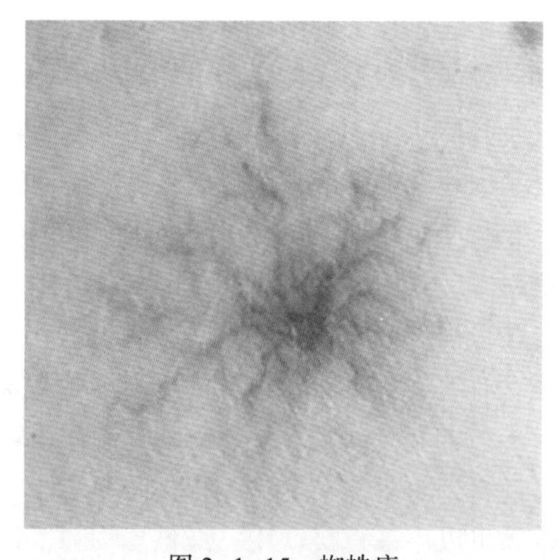

图 2-1-15　蜘蛛痣

乙肝的治疗以适当休息、合理营养为主，选择性使用药物为辅。应忌酒、防止过劳及避免应用损肝药物。目前乙肝携带者广泛存在，主要依靠乙肝疫苗预防，谨防与患者的血液和体液接触。“小三阳”（乙肝病毒携带者）是不存在传染性的。

2. 丙肝

丙型肝炎（Hepatitis C）是一种因感染丙型肝炎病毒（Hepatitis C Virus，HCV）而导致的以肝脏损害为主的传染病。急、慢性病患者和无症状病毒携带者为主要的传染源。丙肝主要经输血、针刺、吸毒等传播（图 2–1–16）。丙型肝炎呈全球性流行，对患者的健康和生命危害极大，已成为严重的社会和公共卫生问题。

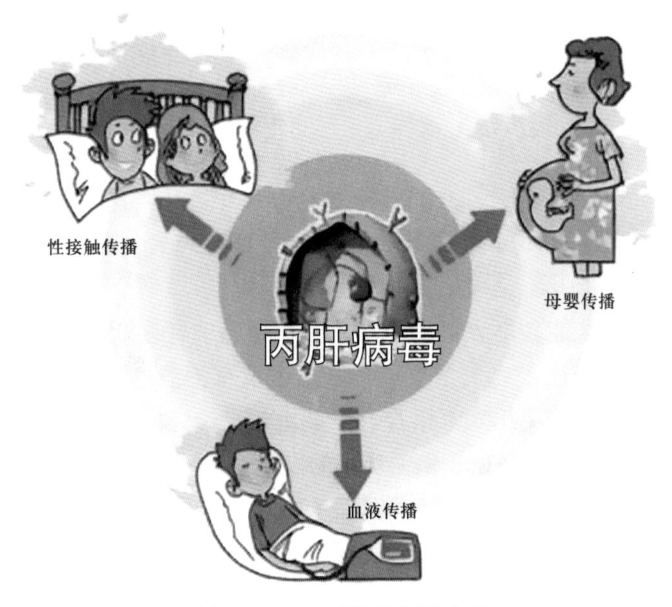

图 2–1–16　丙肝的传播途径

丙型肝炎的潜伏期为 2 周至 6 个月。其临床症状一般较轻，隐性感染及无症状慢性丙型肝炎多见。大部分急性丙型肝炎患者无症状；慢性丙型肝炎临床表现视病情轻重而定，可出现恶心，食欲下降，全身无力，尿黄眼黄等表现，严重可进展为肝硬化和肝癌（图 2–1–17）。

丙肝阳性的患者应有足够的休息、合理饮食，辅以适当药物，避免饮酒，过劳和损害肝脏药物。

3. 艾滋病

艾滋病（又称获得性免疫缺陷综合征）（Acquired Immune Deficiency Syndrome，AIDS）是由人类免疫缺陷病毒（Human Immunodeficiency Virus，HIV）引起的一种病死率极高的恶性传染病。HIV 感染者和艾滋病患者是本病唯一的传染源，本病主要通过性接触、血液、母婴传播传染。男性同性恋者、性混乱者、静脉或注射吸毒者是 HIV 感染的

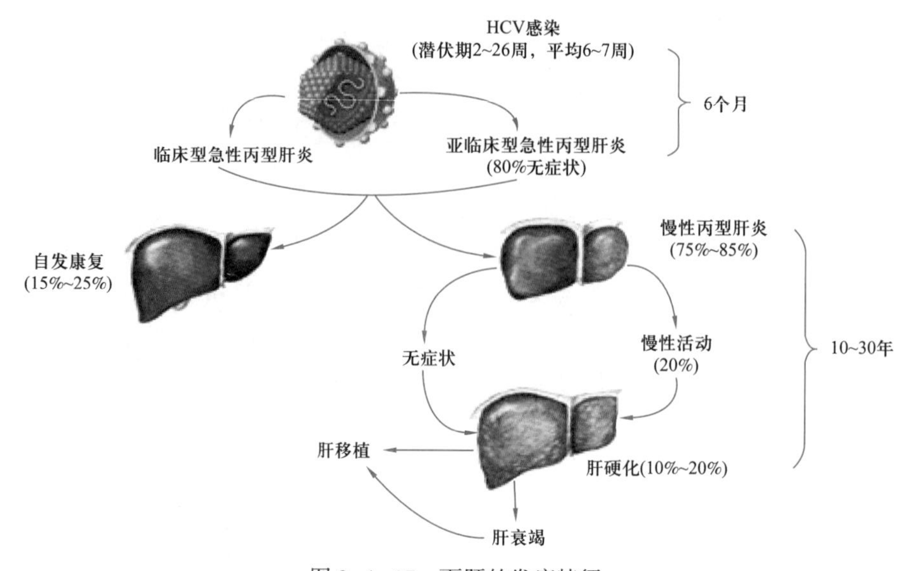

图 2-1-17　丙肝的发病特征

高危人群。全球至少已有 193 个国家和地区发现有 HIV 患者。其中撒哈拉以南的非洲国家是 HIV 流行最严重的地区。

HIV 病毒侵入人体，能破坏人体的免疫系统，令感染者逐渐丧失对各种疾病的抵抗能力，最后导致死亡。目前还没有疫苗可以预防，也没有治愈这种疾病的有效药物或方法，HIV 检测阳性患者应尽早接受抗病毒治疗。早期抗病毒治疗能缓解病情、减少机会性感染和肿瘤发生，又能预防或延缓 AIDS 相关疾病的发生。

切断传播途径是目前控制 AIDS 流行的最有效措施，主要包括积极了解 AIDS 的相关知识、坚持洁身自爱、不卖淫、嫖娼，避免婚前、婚外性行为，正确使用避孕套，不借用或共用牙刷、剃须刀、刮脸刀等个人用品，严禁毒品注射。

4. 梅毒

梅毒（Syphilis）是由梅毒螺旋体（Treponema Pallidum，TP）引起的慢性、系统性性传播疾病。梅毒呈世界流行，是人类特有的疾病，梅毒患者为传染源，性接触是主要的传播途径，在怀孕的任何阶段梅毒螺旋体均可由母体传染给胎儿。人群对梅毒螺旋体普遍易感，卖淫、嫖妇、同性恋、双性恋等性乱行为者及吸毒者是高危人群。

梅毒临床表现为一期梅毒、二期梅毒、三期梅毒和潜伏梅毒，以生殖器糜烂、外发皮疹、筋骨疼痛、皮肤溃烂、神情痴呆为主要表现。梅毒的症状一般不易被发现。如果不治疗，梅毒会持续多年。梅毒是可以治疗和治愈的。怀疑自己可能感染梅毒的人应向医疗机构咨询。

梅毒是一种可以预防的疾病。坚持和正确使用避孕套是预防梅毒和许多其他性传播感染的最佳方法。感染风险较高的人应至少每年检测一次。孕妇应在第一次产检时进行梅毒检测，如果检测结果呈阳性，应立即接受治疗。先天性梅毒只能通过诊断和使用青霉素对母亲进行治疗的方式来进行预防。经过诊断确定患有梅毒的人应通知其性伴侣，以预防新的感染。

5. 淋病

淋病（Gonorrhea）是淋病奈瑟菌（简称淋菌）引起的以泌尿生殖系统化脓性感染为主要表现的性传播疾病。淋病的患病率在脆弱人群中最高，如男男性行为者、性工作者、跨性别女性。

男性和女性感染者可能会出现不同的症状。症状通常在与感染者性接触后的1～14天内出现。男性的常见症状包括排尿时疼痛或灼烧感，白色、黄色或偏绿色的阴茎溢液，睾丸疼痛或肿胀。大多数女性淋病患者没有症状或症状不如男性明显。

感染淋病的孕妇所分娩的新生儿可能发生眼部感染，对新生儿使用眼部药物可以进行预防。淋病患者应尽快接受治疗，可用头孢菌素类抗生素治疗。淋病患者应持续治疗，直到治愈感染。

可以通过正确使用避孕套等预防淋病。

6. 生殖道衣原体感染

衣原体是一种常见的性传播感染，男女均可感染，患者为主要的传染源。衣原体感染在年轻人中较为常见。

许多衣原体感染者没有症状或仅有轻微症状。女性常见症状包括：阴道分泌物改变、非月经期或性交后出血、下腹疼痛或不适、排尿时有灼热感。男性常见症状包括：排尿时有灼热感、阴茎溢液、睾丸疼痛或不适。

使用抗生素（阿奇霉素或多西环素）进行治疗即可轻易治愈。但如果不治疗，衣原体可能引发严重问题，包括不孕症和异位妊娠，还可能导致孕妇早产。如果性伴侣不治疗，可能发生再次感染，且如果与感染者发生无保护性行为，也可能再次感染。

由于大多数病例没有症状，建议高危人群（如女性性工作者）进行定期检测，以防止出现感染传播和并发症。正确使用避孕套是预防衣原体感染的唯一途径。

7. 狂犬病

狂犬病（Rabies）是由狂犬病毒（Rabies Virus）引起的急性人兽共患传染病。带狂犬病的动物是本病的传染源，通常由患病动物通过唾液以咬伤或抓伤的方式传播给人 。

本病潜伏期可短至几日，也可长达十余年，一般在1～2个月。狂犬病最初症状是发热，伤口部位常有疼痛或有异常、原因不明的颤痛、刺痛或灼痛感。随着病毒的扩散，患者出现典型的狂犬病临床症状，极度惊恐、怕水、怕风、呼吸困难、排尿排便困难及多汗流涎等，随后抽筋发作逐渐减少，出现斜视、眼球运动失调、口不能闭、面部缺少表情等，而后迅速出现昏迷最终死于窒息或呼吸循环衰竭。

狂犬病是所有传染病中最凶险的病毒性疾病，人发病后病死率几乎为100%。目前尚无特效治疗，但通过监护治疗，仍有存活的希望，故应积极抢救。

一旦被疑似狂犬病动物咬伤、抓伤，伤口比较浅无明显出血，可用清水或肥皂水对伤口进行 15min 冲洗，并及时就诊；若伤口严重或有出血，应尽快使用身边干净的毛巾、布条进行止血（切勿用力挤压），及时就诊。全球 99% 以上病例为病犬传播，通过为犬只接种狂犬病疫苗，可以预防病毒在犬间传播，进而防止犬传人狂犬病的发生。

8. 埃博拉病毒病（埃博拉出血热）

埃博拉病毒病是由埃博拉病毒（Ebola Virus，EBV）感染引起人和灵长类动物的一种以发热和出血为主要特征的烈性传染病，果蝠被认为是埃博拉病毒的天然宿主，本病通过直接接触感染者或动物，或其体液及血液等传播，还可以通过注射器重复使用、性接触及母婴传播。埃博拉病毒病在非洲大规模流行，还外溢至美洲和欧洲等非洲大陆以外地区，成为世界关注的公共卫生问题。

埃博拉病毒病的潜伏期较难确定。感染早期，患者出现的症状包括缺氧、关节痛、头痛、不适、肌痛和皮疹等，并在 1 周内进展为严重的胃肠道症状，表现为恶心、呕吐和大容量腹泻。随后，大多数患者在暴露后 6～10 天出现发热、出血等症状，并逐渐加重。患者可能会出现持续发热和低血压。在发病后第 7～12 天，可以出现多器官功能损伤，包括急性肾损伤。

口服或进行适当的静脉补液，可以防止患者发展为低血容量性休克。

不安全的埋葬方法是埃博拉病毒在非洲地区传播的一个主要原因。旅行者应注意卫生防护，充分了解该疾病的相关知识，尽量远离流行地区，如有发现相应症状应尽快前往当地医院诊断，隔离治疗。

9. 马尔堡出血热

马尔堡出血热（Marburg Hemorrhagic Fever，MHF）是由马尔堡病毒引起的严重的急性病毒性传染病，病死率可高达 88%。接触传播是本病最主要的传播途径，病人或感染动物的血液及其体液、呕吐物、分泌物、排泄物（如尿、粪便）等均具有高度的传染性，与患者有密切接触的人员感染风险高。目前，马尔堡出血热主要分布在刚果、安哥拉、乌干达等地，南非、肯尼亚、津巴布韦、苏丹也曾报告病例，几内亚、赤道几内亚、坦桑尼亚近年相继暴发疫情。

本病潜伏期一般为 3～9 天，长的可超过 2 周。感染初期，病人突然发热、头痛、全身疲乏不适、肌肉酸痛。感染后第 3 天开始可有恶心、呕吐、腹痛、腹泻等消化道症状。发病后第 4 天开始有程度不等的出血，表现为口鼻出血、尿血、阴道出血和消化道出血，严重者可发生失血性休克。严重出血是本病最主要的死因。发病后第 5～7 天开始出现红色丘疹，从面部和臀部扩散到四肢和躯干。患者多于发病后第 6～9 天死亡。

目前尚无特效治疗药物，主要依靠对症、支持治疗，包括卧床休息，就地隔离治疗，给患者高热量、适量维生素流食或半流食，补充足够的液体和电解质。

目前尚无有效的疫苗。疫情期间，肉类及动物产品应彻底煮熟后才能食用。

二、接触传染病预防措施

1. 性传播疾病防护措施

性传播疾病主要通过性接触传播，可通过以下方式进行预防：

（1）禁欲、固定性伴侣或与无传染病的伴侣一夫一妻。

（2）有性行为的人就有感染性传播疾病的风险，正确并坚持使用男性乳胶避孕套可以降低感染艾滋病和其他性传播疾病的风险。正确并坚持使用男性乳胶避孕套还可以减少HPV感染的风险，降低生殖器疱疹、梅毒和软下疳的发病率。

（3）暴露前接种疫苗是预防一些性传播疾病最有效的方法。如对于女童和妇女来说，HPV疫苗都可以预防宫颈癌和生殖器疣。建议旅行者应考虑候接种甲型肝炎和乙型肝炎疫苗。

2. 一般接触传播疾病

接触传播是指直接接接触病原体或接触了被污染的物品所造成的传播。一般接触防护措施包括：

（1）日常注意个人卫生。养成洗手的好习惯（手部清洁消毒时间点：进食前后、进家门前、手部被分泌物污染后、如厕前后、接触公共场所物体后），手部避免揉搓眼睛、接触脸部、接触伤口等部位。

（2）食物充分煮熟后食用，不进食未去皮的水果或者不干净的水。

（3）避免接触非人灵长类动物和蝙蝠，包括这些动物的体液或利用这些动物制作的生肉。

（4）避免直接接触患者（如埃博拉、马尔堡出血热患者）及触摸曾与感染患者体液接触的物品。

第四节　环境播散传染病

一、相关传染病介绍

1. 钩端螺旋体病

钩端螺旋体病主要由钩端螺旋体引起，主要传染源为鼠类和猪，主要传播途径为间接接触。其流行几乎遍及全世界，在东南亚地区尤为严重。我国大多数省、自治区、直辖市都有本病的存在和流行。

潜伏期2～20天。因感染者免疫水平和受染菌株的不同，可直接影响其临床表现。主要症状有发热、头痛、全身乏力、眼结膜充血、腓肠肌疼痛及淋巴结肿大。患者有不同程度的发热，发热多急性起病，伴畏寒或寒战，体温达到 39℃左右。还会出现恶心呕吐、咳嗽咽喉痛、发热头痛的症状，扁桃体也会变得肿大。

一般治疗强调早期卧床休息，给予易消化饮食，保持体液与电解质的平衡，如体温过高，应反复进行物理降温至 38℃左右。由于钩体对青霉素高度敏感，首选抗生素进行抗菌治疗，如有黄疸、肾衰等症状则进行对症治疗。

钩端螺旋体病的预防措施应包括动物宿主的消灭和管理，疫水的管理、消毒和个人防护等方面。

2. 血吸虫病

血吸虫病主要由血吸虫（包括肠血吸虫、日本血吸虫、埃及血吸虫）引起，患者的粪便为主要传染源。主要为水源性传播，当人们接触了被患者污染粪便的疫水后，即可发生感染。据估计世界上 85% 的病例发生于非洲，在非洲当地居民中，血吸虫的感染率可超过 50%。所有年龄人群易感。血吸虫的分布非常集中，与中间宿主螺类的分布、卫生状况差密切相关。大多数感染血吸虫的旅行者在非洲撒哈拉以南地区感染。

急性期表现为发热、腹痛、腹泻等，部分患者有咳嗽、气喘等症状。慢性期多数无症状，少数表现为乏力、食欲不振等。晚期血吸虫病可形成严重病变，如肝脾肿大等（图 2-1-18）。

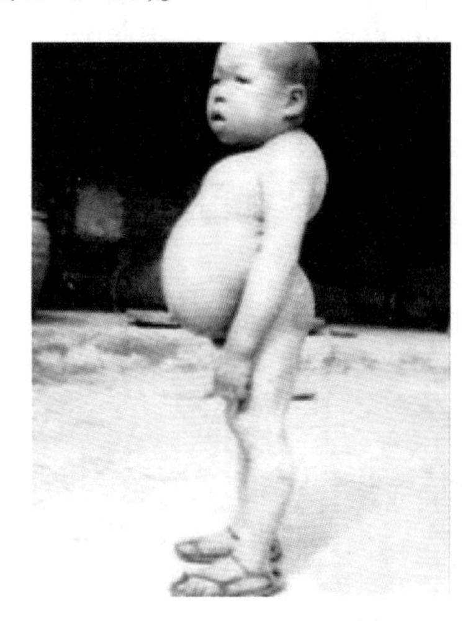

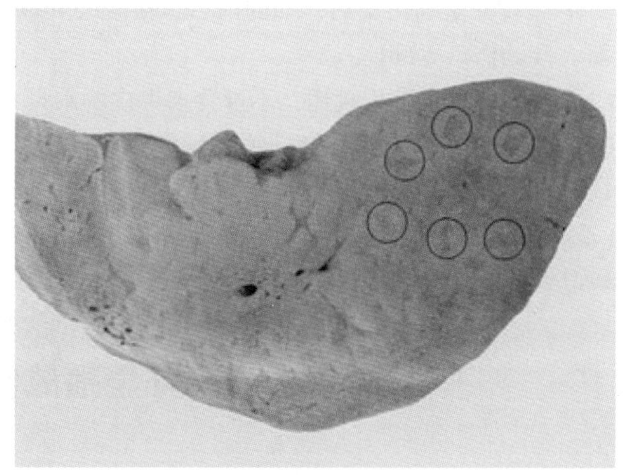

图 2-1-18　慢性血吸虫病表现和肝纤维化

吡喹酮用于治疗血吸虫病，吡喹酮对于成虫最为有效。

没有用于预防的疫苗，也没有可用于防止感染的药物。预防手段主要是避免在流行国家或地区的淡水水体中趟水、游泳及其他接触。

3. 破伤风

破伤风主要由破伤风梭菌引起，主要传染源为带有破伤风梭菌的人和动物。主要通过外伤，包括各种大小的刺杀、弹伤、动物咬伤及烧伤等感染。其次为不洁的人工流产和老法接生。医源性损伤如手术、创伤性检查及治疗也可能导致感染。破伤风梭菌在自然界分布极广，存在于家畜如牛、马和羊等的肠道中，随粪便排出，污染土壤。施用畜粪、人粪作肥料均有利于细菌播散。人群普遍易感，患该病后无持久免疫力，故可再次感染。该疾病呈世界分布，发展中国家新生儿破伤风病死率高达 50%。

典型症状为苦笑面容（即不自主的笑容状态）、牙关紧闭、角弓反张、抽搐，可因窒息或呼吸衰竭而死亡。早期症状为流口水、出汗和易激动。

出现伤口时应及时就医、及时接种破伤风疫苗。常用青霉素钾或钠盐进行抗生素治疗。常用安定、氯丙嗪、苯巴比妥钠进行解痉镇静。缺氧、发绀时立即吸氧。

4. 炭疽

炭疽主要由炭疽芽孢杆菌（图 2–1–19）引起，主要传染源为患病的牛、马、羊、骆驼等食草动物，猪、狗、狼等为次要传染源。接触感染是本病流行的主要途径。人类因接触病畜或其排泄物而感染，也因接触畜产品如羊毛、皮革及兽骨等发病，炭疽病人的分泌物和排泄物也具传染性。皮肤直接接触引起体表感染最为常见，有炭疽芽孢的皮毛加工厂可造成吸入性炭疽暴发感染，进食染菌肉类和奶类可引起肠炭疽。被吸过病畜血液的牛虻、硬壳虫叮咬的人，也可致病（图 2–1–20）。炭疽散布于世界各地，在南美洲、亚洲和非洲等牧区成地方流行性。我国西部地区发病较严重。近年来由于世界各国的皮毛加工等集中于城镇，炭疽也暴发于城市，成为重要职业病之一。全年均有发病，7 至 9 月份为高峰。吸入型多见于冬春季。

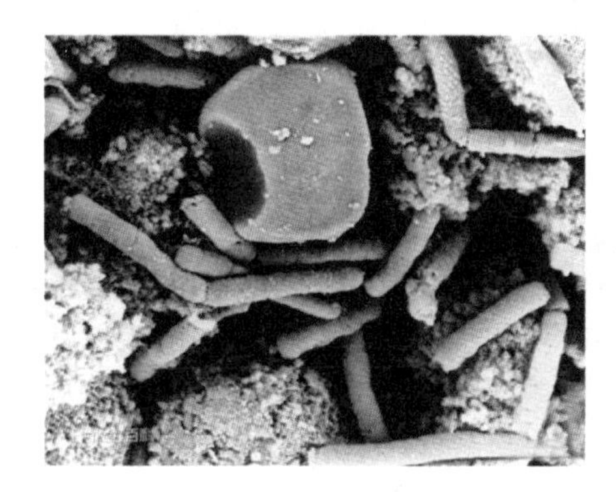
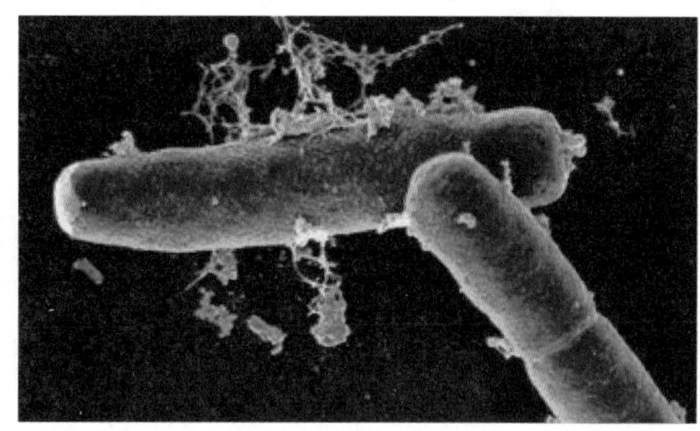

图 2–1–19　炭疽芽孢杆菌

主要表现为皮肤坏死、溃疡、焦痂和周围组织广泛水肿及毒血症症状，皮下及浆膜下结缔组织出血性浸润（图 2–1–21）；血液凝固不良，呈煤焦油样，偶可引致肺、肠和脑膜的急性感染，并可伴发败血症。

抗菌治疗首选青霉素 G。重症患者除抗生素治疗外，并用抗炭疽血清。

严格消毒或焚毁病人及病畜的用具、分泌物和排泄物。对病人的衣服、用具、废敷料、分泌物、排泄物等分别采取煮沸、漂白粉、环氧乙烷、过氧乙酸、高压蒸气等消毒灭菌措施。从事畜产品加工须加强防护设施，工作时要穿工作服、戴口罩和手套。对从事畜牧业、畜产品收购、加工、屠宰业等工作人员和疫区人群，每年接种炭疽杆菌减毒活菌苗1次。防止疫区蚊虫叮咬。

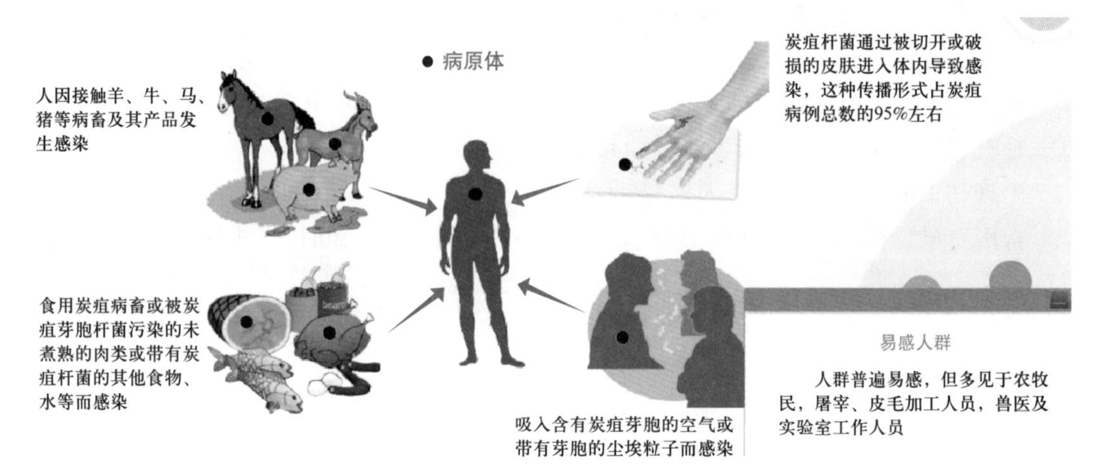

图 2-1-20　炭疽传播途径及易感人群

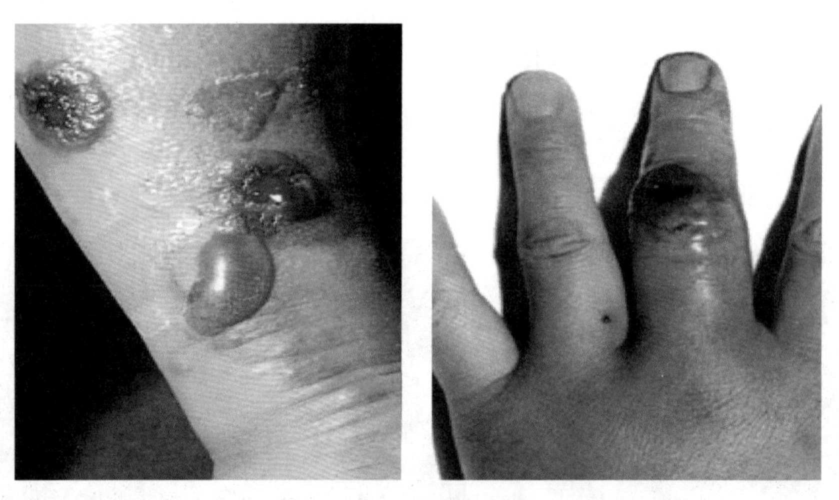

图 2-1-21　炭疽主要表现

5. 类鼻疽病（Melioidosis）

类鼻疽病主要由类鼻疽杆菌（图 2-1-22）引起，主要传染源为热带地区的土壤和死水中的常住菌，特别多见于稻田中。人接触含菌的水和土壤，经破损的皮肤而感染。偶有经食入、鼻孔滴入或吸入病菌及吸血昆虫叮咬致病。病人与病畜之间并不直接传播。类鼻疽呈地方流行性，隐性感染可能相当普遍，一些东南亚国家居民调查表明，15%～30% 为血清抗体阳性。人群普遍易感。新近进入疫区，糖尿病、酒精中毒、脾切除、艾滋病病毒感染等为易感因素。

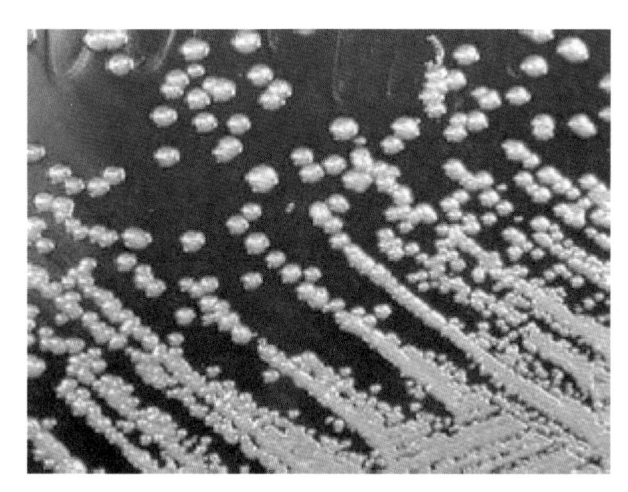
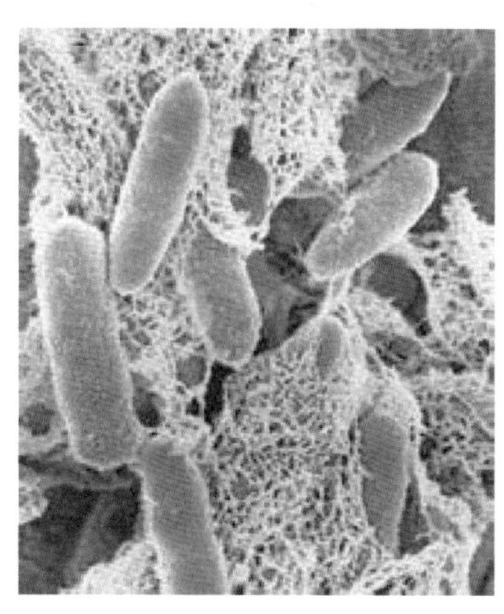

图 2-1-22　类鼻疽杆菌

本病潜伏期数日至 20 年以上。出现咳嗽、咳痰、气促、腹痛、腹泻、胸痛、盗汗、关节疼痛、咯血等症状，严重者可以出现肺脓肿、脓胸、肺部炎症等并发症。

本病尚无特效治疗方案，如不经治疗，急性败血型类鼻疽的病死率为 65%～90%，抗菌治疗最好根据药敏试验，大剂量、长疗程联合治疗。

避免接触疫区的水和土壤，尤其在暴雨、洪水过后。接触患者及病畜时应戴面罩、橡胶手套等进行个人防护，接触后应作皮肤消毒。患者及病畜的排泄物和脓性渗出物用漂白粉彻底消毒。对可疑受染者应进行医学观察 2 周。从疫源地进口的动物应予以严格检疫。

6. 土源性寄生虫

土源性寄生虫病主要由土源性寄生虫（包括蛔虫、鞭虫、钩虫、蛲虫等）引起，主要传染源为寄生虫感染者。传播涉及多种途径，包括土壤中的直接传播、通过水源和农事活动的人为传播，以及其他各种可能的间接和直接接触方式。目前全世界 218 个国家和地区中，153 个有蛔虫病流行，估计全球有 12.8 亿人感染蛔虫，约占世界人口的 22%。

蛔虫病重度感染时，幼虫可进入体循环，侵入多个器官，引起异位损害。夺取营养、影响吸收、变态反应、并发症及异位寄生，导致肠梗阻，以及胆道、胰管、阑尾等蛔虫症，严重时可以致命。鞭虫病轻度感染可出现食欲不振、恶心、呕吐、腹痛、腹泻或便秘，以及消瘦、乏力等症状。严重感染者发生严重腹泻或者痢疾综合征。极重度感染者可引起慢性痢疾，伴有腹痛。钩虫病钩蚴可引起钩蚴性皮炎，钩虫幼虫移行至肺泡后，病人可出现咽痒、咳嗽、伴有畏寒、发热、哮喘样发作等全身症状。蛲虫病的主要症状为雌虫爬出产卵引起肛门周围及会阴部奇痒和炎症，影响睡眠。患儿常有烦躁不安、夜惊、失眠、夜间磨牙、遗尿、食欲减退、消瘦等表现。

治疗主要药物如下。

（1）蛔虫病：噻嘧啶、阿苯达唑、甲苯达唑、伊维菌素、复方阿苯达唑。

（2）蛲虫病：扑蛲灵、甲苯达唑、双奈羟酸噻嘧啶、阿苯达唑、驱蛲净顿服。

（3）鞭虫病：阿苯达唑、伊维菌素、复方阿苯达唑。

（4）钩虫病：三苯双脒、阿苯达唑、噻嘧啶。

预防采用驱虫治疗为主的综合措施，重点人群（学龄前儿童、中小学生、菜农、果农等）重点防治。注意环境卫生、手卫生、饮水卫生，做好粪便管理。

二、环境播散传染病预防措施

（1）加强卫生习惯：勤洗手、咳嗽和打喷嚏时用纸巾捂住口鼻，避免触摸眼、鼻、口等部位。

（2）做好饮食安全：食物要煮熟、生熟分开，避免食用生肉、生蛋等高风险食品。

（3）保持室内空气流通：开窗通风，避免长时间处于密闭空间。

（4）减少拥挤场所：尽量避免前往人群密集的地方，特别是传染病高发期。

（5）佩戴口罩：在公共场所、乘坐公共交通工具等人多的地方佩戴口罩。

（6）注射疫苗：按照我国的免疫规划，及时接种各类疫苗，增强免疫力。

第五节　疫苗及药物预防

一、黄热病疫苗

接种疫苗是预防黄热病的有效措施，需要前往黄热病流行地区的人员应在出发前接种疫苗进行主动免疫，同时做好防蚊等其他防护措施。

黄热病疫苗非常有效（接近 100%）。单剂疫苗足以获得持续、终生保护性免疫力，不需要加强剂量。除了黄热病疫苗接种禁忌症的人群，所有年龄大于 9 个月以上的未接种疫苗的旅行者应接种疫苗。当旅行无法避免或推迟时，建议前往流行地区的孕妇或哺乳期妇女接种疫苗。

疫苗类型：减毒活疫苗。

接种次数：一剂 0.5mL。

加强针：单剂黄热病疫苗可提供对该疾病的终生免疫力，因此无需加强针。自 2016 年 7 月起，黄热病疫苗接种证书在接种疫苗的人（旅行者）的一生中有效。

禁忌症：小于 6 个月的婴儿，对鸡蛋或任何疫苗成分严重过敏或对先前剂量的疫苗过敏史；胸腺瘤或胸腺切除术史，由于药物、疾病或有症状的 HIV 感染引起的免疫缺陷。

不良反应：低热或肌痛；极少数情况下，神经系统（例如脑炎）或类似于野生型黄热病的多器官衰竭。

出发前：国际疫苗接种证书在接种疫苗后 10 天生效。

要求和推荐：建议所有前往地方病和流行性疾病地区的旅行者接种黄热病疫苗。

二、霍乱疫苗

霍乱疫苗可以降低霍乱的发病率，减轻症状和降低死亡率。

疫苗类型：重组 B 亚单位 / 菌体霍乱疫苗。

接种剂数：霍乱疫苗口服用。初次免疫者须服三次，分别于 0 天、7 天、28 天口服，每次一粒。接受过本品免疫的人员，可视疫情于流行季节前加强一次，方法、剂量同上。可参照包装盒上“第二及第三次服用日期指示”服用，谨防漏服。

加强剂：接受过疫苗免疫的人员，可视疫情于流行季节前加强一次，方法、剂量同上，谨防漏服。

禁忌症：发热、严重高血压，心、肝、肾脏病、艾滋病及活动性结核。孕妇及 2 岁以下婴幼儿。对本制剂过敏或服后发现不良反应者，停止服用。

推荐接种对象：建议在 2 岁或 2 岁以上的儿童、青少年和有接触或传播危险的成人中使用。

三、流脑疫苗

流脑是由脑膜炎双球菌感染引起的化脓性脑膜炎，是冬、春季常见的急性传染病，主要通过呼吸道飞沫传播。患儿主要表现为发热、剧烈头痛、呕吐，嗜睡、昏迷、惊厥、角弓反张，少数患儿出现关节痛，起病数小时后皮肤和黏膜可见大片淤血点、淤血斑，淤血严重者可造成局部皮肤坏死。预防这种严重疾病的最佳方法就是接种疫苗。

疫苗类型：目前用于预防脑膜炎球菌感染的疫苗有多糖疫苗和结合疫苗 2 种。多糖疫苗有 A 群、A+C 群、A+C+Y+W135 群 3 个品种。结合疫苗有 A+C 群结合疫苗。

接种剂量：

（1）A 群流脑多糖疫苗：第一针接种时间为出生后 6～18 月，第 2 针与第 1 针接种间隔时间不得少于 3 个月。3 岁时接种第 3 针，与第 2 针接种间隔时间不得少于 1 年。

（2）A+C 群流脑多糖疫苗：接种对象为 2 岁以上的人群。

① 2 岁以上者已接种过 1 针 A 群流脑多糖疫苗，接种 A+C 群流脑多糖疫苗与接种 A 群流脑多糖疫苗的时间间隔不得少于 3 个月。

② 2 岁以上者已接种 2 次或 2 次以上 A 群流脑多糖疫苗，接种 A+C 群流脑多糖疫苗与接种 A 群流脑多糖疫苗最后 1 针的时间间隔不得少于 1 年。

③ 按以上原则接种 A+C 群流脑多糖疫苗，三年内避免重复接种。

禁忌症：处于急性传染病发作期或是发热的患儿，患有急慢性疾病，癫痫、癔症、神经系统疾病及对疫苗任何成分过敏者，不宜接种。

不良反应：可出现注射部位红肿，疼痛及一过性的发热反应。

出发前：最好在旅行前 10 天到 14 天进行接种，以确保在出发时已产生免疫力。

四、甲肝疫苗

甲肝疫苗都是安全且具有高度免疫原性的，并为儿童和成人提供持久的，甚至是终生的甲型肝炎保护。接种疫苗的最低年龄为 1 岁。

疫苗类型：目前全世界使用两种甲型肝炎疫苗，即甲醛灭活疫苗和减毒活疫苗。甲醛灭活疫苗常建议接种两剂，特别是对于免疫功能低下的人。甲型肝炎 / 伤寒联合疫苗可作为单剂接种；减毒活疫苗，单次皮下注射。在大多数情况下，减毒活疫苗可以实现对甲型肝炎的长期保护。

禁忌症：妊娠期妇女及对疫苗任何成分过敏者。

出发前：灭活疫苗和减毒活疫苗在首次接种后 2～4 周内获得保护。由于甲型肝炎的潜伏期较长（平均 2～4 周），疫苗可以一直使用到出发当天，并且仍然可以保护旅行者。

推荐接种对象：对于前往中度或高度流行的国家或地区大于 1 岁人群，应考虑接种甲型肝炎疫苗。应强烈鼓励那些患有严重疾病的高风险人群，例如免疫抑制患者和慢性肝病患者，无论他们去哪里旅行，都应接种疫苗。此外，甲型肝炎风险增加的人群，包括男男性行为者、需要终生接受血液制品治疗的人及注射吸毒者，都应接种疫苗。对于可能暴露于甲型肝炎和乙型肝炎病原体的旅行者，应考虑接种同时预防甲型肝炎和乙型肝炎的联合疫苗炎。

五、乙肝疫苗

乙型肝炎疫苗（Hepatitis B Vaccine），简称乙肝疫苗。乙型肝炎是由乙型肝炎病毒（HBV）引起的，乙型肝炎病毒感染肝脏并可能导致慢性肝病，包括肝硬化和肝细胞癌 。乙肝疫苗是控制和预防乙型肝炎的最佳工具。主要用于婴幼儿和乙型肝炎易感人群。

疫苗类型：重组乙型肝炎疫苗。

接种剂量：新生儿、儿童、成年人接种乙肝疫苗，按 0、1、6 月免疫接种 3 针剂，肌内注射。

不良反应：乙肝疫苗应用已近 20 年，尚未见到有严重的不良反应，极个别人接种后可能会出现中、低度发热，或注射局部有轻微胀痛等，一般在 24h 内即自行消失。

禁忌症：对发热、患有严重急、慢性疾病和有严重过敏史者暂时都不要接种乙肝疫苗。

推荐接种对象：普遍建议接种乙型肝炎疫苗。未接种疫苗的旅行者应根据国家建议接种疫苗。

六、戊肝疫苗

当感染戊型肝炎病毒的风险特别高时，例如在疫情暴发期间和发病率高的孕妇等特殊风险人群，可以考虑接种戊型肝炎疫苗。

疫苗类型：基于基因型 1 衣壳蛋白的重组疫苗，可交叉保护人类相关的所有四种基因型戊型肝炎病毒（HEV）。该疫苗已在中国开发并获得许可。

接种剂数：3次（在0、1和6个月时肌肉注射）。

禁忌症：对疫苗成分严重过敏者。

推荐接种对象：在戊型肝炎暴发期间前往各地区的旅行者、卫生保健和人道主义救援人员，在对风险和益处进行个人评估和权衡后。

特别注意：到目前为止，关于其在儿童、孕妇或免疫缺陷患者中的安全性的可用数据有限。

七、流感疫苗

世界卫生组织确定的流感疫苗接种的主要目标群体是孕妇、卫生保健工作者、6～59个月大的儿童、老年人和高危人群。在流感季节，旅行之前，旅行者应根据国家建议接种疫苗。旅行者应注意，目的地流感季节性可能与本国不同。

疫苗类型：甲型和乙型灭活疫苗和减毒活疫苗。

接种剂量：6～35月龄婴幼儿推荐接种两剂次，间隔大于四周。大于3周岁的儿童及成年人推荐每年接种1剂次。

禁忌症：对疫苗成分过敏者，部分流感疫苗鸡蛋过敏者禁止接种，鸡蛋过敏者接种前请告知接种点的医生。

推荐接种对象：6个月以上流感易感人群均推荐接种。

特别注意：由于北半球和南半球流行的流感毒株可能有很大差异，在一个半球可获得的疫苗可能只能对另一个半球的流感病毒感染提供部分保护。旅行者应根据当地国家卫生当局的建议接种疫苗。

八、麻腮风疫苗

儿童和青少年是麻疹、流行性腮腺炎、风疹这类疾病的高发人群。麻腮风联合疫苗适用于年龄在12个月或以上的个体，能够同时对麻疹、腮腺炎和风疹产生免疫。12月龄或以上首次接种疫苗的婴儿，应在4～6岁或11～12岁时再次接种。再次接种可使首次接种未产生免疫应答的儿童产生血清阳转。

疫苗类型：麻腮风联合减毒活疫苗。

用法用量：0.5mL，皮下注射到手臂外上部。

不良反应：注射部位出现短时间的烧痛或刺痛。偶见发烧，出疹通常很少，接种后5～12天也可能出现全身性皮疹，儿童可出现惊厥或癫痫、头痛、头晕、感觉异常、多发性神经炎、急性感染性多神经炎，运动失调。

禁忌：妊娠妇女、对本疫苗任何成分和/或鸡蛋（活麻疹疫苗和腮腺炎疫苗是通过鸡胚细胞培养而产生的）过敏者、发热性疾患患者、活动性、未治疗的结核病患者、接受免疫抑制治疗的病人、恶性肿瘤患者、免疫缺陷患者（如艾滋病病人）等。

九、伤寒疫苗

疫苗类型：新一代伤寒结合疫苗（TCV），目前建议将 TCV 作为 6 个月以上的婴儿和儿童以及 45 岁及以下成人的单次肌肉注射剂量；口服 Ty21a 疫苗基于伤寒沙门氏菌减毒活菌株，它以肠溶胶囊形式提供，供 6 岁及以上的人群使用。Ty21a 主要用于保护旅行者；可注射非结合的 Vi 荚膜多糖（ViPS）疫苗以单剂量肌肉注射或皮下注射给 2 岁及以上的人。为保持保护力，建议每 3 年重新接种疫苗一次。

禁忌症：对任何疫苗成分严重过敏。

推荐人群：前往伤寒流行地区的旅行者，尤其是在流行地区停留大于 1 个月的人和伤寒沙门氏菌抗生素耐药菌株流行的地区。对于从非流行地区到流行地区的既往接种过疫苗的旅行者，建议在 1～7 年后接种疫苗加强剂。

出发前：初次接种 ViPS 和 Ty21a 疫苗后在 7 天和 10 天产生免疫力，因此，初次疫苗接种应至少在出发前 1 周完成，免疫力在加强剂量的 ViPS 和 Ty21a 后的几天内恢复。

特别注意事项：Ty21a 不应用于正在服用抗生素的人。Ty21a 可以与氯喹一起服用，但不应在甲氟喹给药后 8～24h 服用。

十、乙脑疫苗

接种乙脑疫苗是保护易感人群的重要措施。

疫苗类型：目前中国使用的乙脑疫苗包括乙型脑炎减毒活疫苗和乙型脑炎灭活疫苗。

接种针剂：减毒活疫苗，儿童满 8 月龄、2 周岁各接种 1 剂；灭活疫苗，儿童满 8 月龄接种 2 剂，2 剂间隔 7～10 天，2 岁、6 岁时各接种 1 剂。乙脑疫苗纳入免疫规划后出生且未接种乙脑疫苗的适龄儿童，如果使用灭活疫苗进行补种，应补齐 4 剂，第 1 剂与第 2 剂接种间隔为 7～10 天，第 2 剂与第 3 剂接种间隔为 1～12 个月，第 3 剂与第 4 剂接种间隔大于或等于 3 年。

推荐人群：8 月龄以上健康儿童、非流行地区的健康人群、前往乙脑流行区的旅行者。

不良反应：偶有轻微的局部或全身反应。

禁忌症和注意事项：对乙脑疫苗或任何制剂成分过敏者，孕妇或免疫功能低下者。

十一、脊髓灰质炎疫苗

肌内（或皮下）注射的 OPV 和 IPV 都被广泛使用，在国际上。口服脊髓灰质炎疫苗被认为是非常安全的，因此，它可以安全地用于孕妇和艾滋病毒感染者。

疫苗类型：口服活性脊髓灰质炎减毒疫苗（OPV）和肌肉注射（或皮下注射）灭活脊髓灰质炎疫苗（IPV）。

剂量数量：主要疫苗接种方案包括三剂口服脊髓灰质炎疫苗（OPV）和一剂脊髓灰质炎灭活疫苗（IPV）。在高风险国家，存在输入性脊髓灰质炎并可能传播的情况下，世界卫生组织还建议在出生时进行一次口服脊髓灰质炎疫苗接种（“零剂”）。如果存在低风险的输入性情况，并且有较高的免疫覆盖率，则可以使用先接种 IPV 后接种 OPV 的常规免疫程序。只有在免疫覆盖率大于 90% 且野生型脊髓灰质炎输入风险较低的国家才推荐仅使用 IPV 进行常规免疫。世界卫生组织不再推荐仅使用 OPV 进行免疫计划。

禁忌症：对疫苗成分有严重过敏反应。

不良反应：OPV 仅与罕见的疫苗相关性麻痹性脊髓灰质炎和疫苗衍生脊髓灰质炎的出现有关。OPV 可以安全地给孕妇和艾滋病感染者接种。

出发前：前往脊髓灰质炎流行的国家旅行者，应按照其国家免疫计划完成脊髓灰质炎接种。未完成的脊髓灰质炎接种应该补完。从脊髓灰质炎流行国家出发的旅行者在离开前至少 4 周（并且在 12 个月内）应该接受一剂口服或注射型脊髓灰质炎疫苗。

特别注意事项：建议所有旅行者携带疫苗接种记录（患者保留记录），以防需要出示脊髓灰质炎疫苗接种证明进入某些国家。旅行者最好使用世界卫生组织网站提供的国际预防接种证书。部分无脊髓灰质炎的国家签发入境签证之前，可能会要求旅行者提供近期脊髓灰质炎疫苗接种证明。

十二、疟疾疫苗

世界卫生组织（World Health Organization，WHO）推荐了一种新疫苗 R21/Matrix−M，R21 疫苗是世卫组织继 RTS，S/AS01 疫苗之后推荐的第二种疟疾疫苗。这两种疫苗都被证明在预防儿童疟疾方面是安全有效的。然而 RTS，S 的供应是有限的。2023 年 10 月，世界卫生组织建议使用第二种安全有效的疟疾疫苗 R21/Matrix−M。

十三、登革热疫苗

登革热疫苗 CYD−TDV 对于曾经感染过登革热病毒的人（血清阳性个体）来说是有效和安全的，但对于在接种后首次自然感染登革热的人来说，会增加严重登革热的风险。如果推迟了一剂次数，不需要重新开始接种过程，并且应尽快接种下一剂。

疫苗类型：目前唯一可用的登革热疫苗是 CYD−TDV（登革热灭活减毒重组四价）疫苗，该疫苗在约 20 个登革热流行国家获得许可，并且大多数国家适用年龄范围为 9 至 45 岁。这种疫苗对于曾经感染过登革热的人（血清阳性个体）和接种时血清阴性的人有不同的效果表现。

剂量：每隔 6 个月注射 3 次 0.5mL。

禁忌症：（1）对登革热疫苗的任何成分有严重过敏反应史，或在之前服用过登革热疫苗或含有相同成分的疫苗后。（2）先天或获得性免疫缺陷。（3）伴有免疫功能受损的艾滋病毒感染者。CYD−TDV 不推荐用于孕妇或哺乳期妇女。

出发前：已经有登革热记录或血清检测呈阳性的旅行者可以在前往登革热传播率高的环境之前考虑接种疫苗。

推荐接种对象：生活在登革热高感染率地区 9 岁及以上的儿童。

第二章 旅行中的健康防护

第一节 时差综合征

大多数出国人员都经历过时差综合征，主要症状包括失眠、多梦、注意力不集中、急躁易怒、精神萎靡、四肢乏力等。这些症状不仅影响个人的日常生活和工作效率，还可能加重已有的健康问题，如冠心病、高血压和胃病。此外，长期的时差综合征还可能导致记忆减退、心悸胸闷、胃肠功能失调等更严重的健康问题。

时差综合征是因为体内的循环激素分泌与身体行为暂时失调，经过几天休息调节，生物钟（生理节律）恢复正常后，症状就会消退。通常来说，每通过一个时区，身体需要一天的时间来调整适应。有一点值得提醒：少于三天的短暂停留，生物钟是不可能调整的。

了解如何预防和缓解时差综合征至关重要。首先，保持良好的睡眠习惯是基本的预防措施。尽量在新的时间区域内尽早调整睡眠模式，以适应新的生物钟。其次，合理安排饮食和活动也是必要的。避免在飞行或旅行中大量摄入咖啡因和酒精，这些物质可能会进一步扰乱生物钟。此外，适当的光照也能帮助调整生物钟。研究表明，高照度的光可以抑制人体夜间松果体的分泌，从而有助于调整昼夜节律。目前该理论认为旅行者向东旅行时增加上午的阳光照射（无论是否有云）是有益的；而向西旅行则是下午的阳光照射有益。他们用特殊的高强度光照（大于10000lx）来帮助达到目的。最近的研究发现：一天任何时候的室外光照射都有助于恢复生理节律，而与旅行的目的地和到达时间无关。

如果时差综合征的症状严重影响了工作和生活质量，可以考虑使用一些药物治疗（如褪黑素），或者短时作用型的缓和安眠剂（如三唑仑），这类药物可以帮助缓解因时差所致的一过性睡眠觉醒障碍。然而，使用任何药物都应在医生的指导下进行，以避免潜在的副作用。

第二节 晕动病

晕动病，也称为运动病，是一种常见的生理反应，通常发生在乘坐交通工具，如汽车、飞机或船只时。这种病症是由于人体对运动状态的错误感知所引起的。以0.2Hz的频率垂声振动的行为（叫推举比较恰当）极有可能造成运动病，当频率升高的时候运动病的情况会很快消失。这样解释了为什么晕动病在乘船时候更容易发生，而风帆冲浪时却不会发生。晕动病的主要症状包括头晕、恶心、呕吐、上腹部不适、面色苍白和出冷汗等。

一、风险因素

——乘船＞飞行＞坐汽车＞坐火车。

——女性＞男性。

——没有经验的旅行者＞有经验的旅行者。

——年轻人＞年长者。

——乘客＞乘务员。

——乘客＞司机。

二、预防 / 治疗运动病

不要空腹旅行，因为可能会加重症状。觉得自己恶心的时候保持头部固定。不要看书，有便携收音机、iPod 或者飞机上有耳机的时候听听音乐。要控制运动病的话，保持头部姿势固定很重要，因为内耳有能监控、调节运动和身体姿态的平衡“陀螺仪”。

增加通风、减少进食并避免饮酒也是减少运动病的技巧。喜欢自然疗法的人也可以吃点姜。

身体姿态船上尽量停留在船中部。仰卧，把头搁在枕头上。头部固定，眼睛闭合。如果在甲板上，向前望着地平线。一个小技巧就是：想象自己和船一起在跳舞。在飞机上，要么把头靠在前面的椅子上，要么把头靠在自己的椅子上保持固定姿势，目视正前方。坐车的时候，坐在前排，眼睛望着地平线，而不是侧窗。

药物治疗主要包括抗乙酰胆碱药物如阿托品和东莨菪碱，以及抗组胺类药物，如苯海拉明。这些药物可以有效减轻晕动病的症状，但可能伴有副作用，如阿托品常见的不良反应是口干、视力模糊、嗜睡；东莨菪碱可能导致瞳孔扩大和心率加快。抗组胺剂最常见的不良反应是嗜睡，这对开车的人比较麻烦。在选择药物时，建议咨询医生，以确保安全和效果。同时，非药物治疗方法，如行为干预和心理治疗也是值得考虑的选项。

第三节　旅行者血栓

长期旅行或者保持坐姿有可能在腿部形成血栓，称为深静脉血栓（Deep Vein Thronbosis，DVT）。血栓可能掉落并移动到肺部，导致致命的肺栓塞，世界卫生组织认为深静脉血栓与长途飞行确实是有关联的，但是影响小，大部分集中在那些有血栓的高危人群。

一、症状和诊断

典型症状是腿部肿胀、疼痛，也有肿胀但不疼痛的。如果 DVT 导致肺栓塞（PE），通常会发生呼吸急促、胸口疼痛，但有时起始症状是晕厥。D-二聚体检测（血栓碎片检测）可被用来筛查 DVT，不过如果有明显症状表明有 DVT 或者 PE 的危险，就应该对腿部进行超声波检查，或者行胸部 CT，即使 D- 二聚体检测并没有升高。

二、危险 / 预防

在 2004 年，美国胸内科医师学会（ACCP）对飞行行程超过 6h 的长途旅行者提出建议，该建议适用于所有旅行者和那些处于不断增加的风险中的人群。

对所有坐着超过 6h 的旅行者来说，基本的预防措施有：

——腰部和下肢衣着不要太紧。

——充足饮水以保持水分。

——锻炼和拉伸小腿肌肉。

——经常在过道上来回走动。

患病危险增加的旅行者，要注意以下危险因素：

——既往有 DVT 或静脉炎病史。

——静脉曲张。

——最近曾进行外科手术，尤其是膝部、髋部或者腹部手术。

——肥胖。

——老年人。

——怀孕—特别是妊娠晚期及产后第一个月。

——最近腿部骨折。

——最近患有重病，如癌症或充血性心衰竭。

如果有以上一个或多个危险因素，请向医生咨询。

第四节　旅行者腹泻

旅行者腹泻是许多出国人员在出差或旅行期间，特别是到不发达热带、亚热带国家最常遇到的健康问题。其主要原因包括水土不服、细菌感染、病毒感染或食物中毒等。主要病原体包括肠毒性大肠杆菌、肠聚集性大肠杆菌和诺罗病毒等。病程和严重程度取决于致病微生物。值得注意的是，旅行者腹泻虽然通常是自限性的，但它可能会对工作和生活造成干扰。

（1）预防措施包括避免在高风险地区饮用未经处理的水和食用可能被污染的食物，同时采取一些药物预防措施，如非吸收型利福明（Rifaximin）。

（2）腹泻的危险信号包括血性腹泻、高烧、持续呕吐、严重腹痛、衰竭和脱水。如果抗生素治疗 48h 后仍然不见好转或者出现脱水现象，请向有资质的医疗机构求助。

（3）汤或肉汤、咸饼干和足够的饮水有助于保持水分，提供营养、即使是腹泻，也要尽可能保持正常的饮食习惯。

（4）对于轻度腹泻，补充水分和电解质是首要任务，以防止脱水。推荐使用口服补液盐来补充足够的液体。

（5）如果是大量、暴发性腹泻，立即服用抗生素和洛哌丁胺。根据需要开始口服补液治疗。联合使用抗生素和洛哌丁胺1～3天应该可以治愈。

（6）药物治疗方面，抗生素的使用需谨慎，因为大多数旅行者腹泻并非由细菌引起。

（7）大约10%的腹泻是由寄生虫病如阿米巴和贾第鞭毛虫引起、治疗用甲硝唑（Flagyl）或替硝（Fasigyn）。

（8）如果确诊为细菌感染，可以在医师指导下使用喹诺酮类药物，如诺氟沙星或环丙沙星，但不应对孕妇或儿童用，尤其是那些症状非常严重的人。阿奇霉素是最好的替代药，尤其对孕妇和婴幼儿。

（9）此外，止泻药如洛哌丁胺也可以用于缓解症状，但不适用于18岁以下儿童和发热血便患者。

（10）肠蠕动抑制剂如地芬诺酯和洛哌丁胺能够降低肠蠕动的频率，帮助缓解腹泻症状。然而，这些药物不推荐用于婴幼儿和发热血便患者，因为它们会延缓致病菌排出。

（11）包含镁、铝或钙的抗酸剂，硫糖铝，补铁药片，或者含铁或锌的多种维生素，还有Pepto-Bismol，都可能干扰喹诺酮类抗生素的吸收，因此不要和这些药混用，或者在服用喹诺2h内不应该服用这些药。

第五节　特殊人群健康防护

孕期妇女可能会出现恶心、晨吐、食欲不佳、倦怠无力、嗜睡、精神不振等消化系统症状、缺钙引起的小腿抽筋、水肿、腰酸背痛、贫血、仰卧位低血压、心慌、气短等症状，外派出国时应当做好合理的规划，选择合适的地点、时间和方式。

（1）选好时机，孕妇外派出国建议选在怀孕的12～28周之内，因为这段时间妊娠反应已过，孕肚未显，腿脚肿胀尚未出现，是孕妇旅行的最佳时期。妊娠晚期不宜长途旅行，以免车船颠簸刺激母体与胎儿的，旅途疲劳引起早产导致途中分娩。

（2）准备充分，孕妇外派出发前要去医院进行复查，将整个行程向医生说明，听从医生的建议；准备宽松、舒适、柔软的衣裤与鞋袜，带一只适合自己的枕头旅行时使用；至少有一人陪同确保途中的周全照应与安全。

（3）孕妇长距离旅行选择飞机、火车、轮船这些既平稳舒适又安全的交通工具，乘坐汽车是下策，旅途颠簸跳跃容易引起流产。

（4）预防疾病，孕妇患有感冒、发热、腹泻、脱水可能会引起流产，因此外出长途旅行一定要根据气候变化情况及时增减衣物，防止着凉感冒。

特别注意：习惯性流产或有多次流产史的孕妇。这类准妈妈怀孕时，坐胎不如其他女性稳固，应以保胎为首要任务，避免劳累、避免长途颠簸。有孕期并发症，胎儿情况异常，本身患有一些疾病（哮喘、心脏衰竭、遗传性高血压）的孕妇不建议出行，以免在路途上发生意外。

第六节 口腔问题

海外项目出国人员常见的口腔问题主要包括龋齿、龈炎和牙周炎。根据一项对 1183 名出国人员进行的调查分析，这些疾病的患病率较高，且口腔卫生状况越差，患病率越高，但治疗率普遍较低。

这些问题与个人的口腔卫生习惯、职业环境及对口腔健康重要性的认识程度密切相关。因此，对于海外项目出国人员而言，提高对口腔健康重要性的认识，定期进行口腔检查和医疗风险评估，以及改善口腔卫生习惯，是减少口腔问题的关键。

口腔问题均可通过养成良好的口腔卫生习惯进行预防：

（1）早晚刷牙、养成饭后漱口的好习惯。

（2）少吃酸性刺激食物，临睡前不吃零食。

（3）少吃含糖分高的食物，如糖、巧克力、饼干等。

（4）不可吃太多的过于坚硬的食物，以免牙齿磨损。

（5）常参加体育锻炼，定期检查口腔，一般 12 岁以上的人应每年查一次。

（6）平时的饮食应多摄入富含钙、无机盐等营养食物，尽可能食用高纤维粗糙食物。

第三章　目的地特定健康风险应对

第一节　动物咬伤

（1）狗咬伤：被咬伤后，应尽快用肥皂水清洗伤口10～30min，并及时就医进行狂犬病疫苗和精制抗狂犬病血清注射。

（2）毒蛇咬伤：全世界有650种毒蛇，蛇毒是最为强烈的神经毒素、心脏毒素、出血毒素。被毒蛇咬伤后应尽可能记住蛇的外貌，供医师判断应该使用哪种抗毒血清；及时在伤口的上部结扎，每隔12～20min放松1～2min；切勿惊慌、奔跑，以免心跳加快加速毒液的吸收和扩散。

提示：一定要尽快想办法找医师救治。

（3）蜂蜇伤：被蜂蜇伤后，应保持镇静，如伤口内有毒刺应立即拔出，伤口可用3%的氨水，肥皂水、盐水或糖水等洗敷，如有中毒症状应去医院治疗。

（4）蝎蜇伤：在伤口的上端2～3cm处用布带扎紧，每15min放松1～2min，用冰敷，防止毒液弥散，并立即想办法就医。

（5）蜘蛛蜇伤：黑寡妇蜘蛛、狼蛛毒液中含有神经毒性蛋白，可造成运动神经中枢麻痹，被叮咬后需马上想办法就近就医。

（6）蝙蝠咬伤：蝙蝠咬伤要关注狂犬病病毒感染的可能性，应尽早就医。

（7）松毛虫蜇伤：如果接触到虫的毒毛，立即用肥皂水冲洗，尽可能拔除毒毛。

（8）蜱虫蜇伤：发现停留在皮肤上的蜱时，切勿自行用力撕拉，应及时去医院取出，以防撕伤组织或口器折断而产生的皮肤继发性损害。可用氯仿、乙醚、煤油、松节油或旱烟涂在蜱头部，待蜱自然从皮肤上落下。对伤口进行消毒处理，如口器断入皮内应行手术取出。

第二节　在阳光直射下工作

入夏以后，一天当中10时至14时紫外线辐射最为强烈。随着太阳光线的增强，在户外劳动或长途野外旅行的人，容易因日光照射而出现日光性皮炎。日光性皮炎又称日晒伤。皮肤被灼伤所致的日光性皮炎，其严重程度与光线强度、照射时间长短、范围大小及个体素质等因素有很大关系。一般皮肤损伤发生于强烈光线直接照射的暴露部位，日晒数小时后出现，初为界线清楚的弥漫性红斑，可伴有水肿，严重时出现水疱或大疱，形似烫伤，患处有明显烧灼感或刺痛，可并发热、头痛、恶心、呕吐、心悸等全身症状。

要预防中暑和皮肤晒伤，建议如下：

（1）打遮阳伞，戴遮阳帽，尽量减少皮肤和头部的暴露。

（2）避免长时间暴晒，避免过度劳累。

（3）穿宽松浅色棉布衣物。

（4）不宜赤脚，穿凉鞋也可能晒伤足部。

（5）戴太阳镜，保护眼睛。

（6）涂抹防晒霜。

（7）也可预先涂上防光剂，如 5% 对氨基甲酸酒精、锌氧糊剂或 10% 萨罗软膏等。

（8）适当参加户外锻炼，使皮肤产生黑色素，以增强对日光的适应性。

第三节　在高温高热环境下的注意事项

在高温天气进行作业的人员容易导致中暑。从事冶金工业（炼钢、炼铁、轧钢、炼焦等）、机械制造业（铸造、锻造、热处理等）、玻璃与耐火工业（窑工、炉工等）、造纸、制糖、砖瓦工业、发电厂、火车和轮船的锅炉间及潜水舱等工作的人员，均是较易中暑的人群。

中暑类型包括：

（1）热射病：其临床特点为突然发病，体温升高可达 40℃以上，开始时大量出汗，以后出现“无汗”，可伴有皮肤干热及意识障碍、嗜睡、昏迷等中枢神经系统症状。死亡率甚高。

（2）热痉挛：由于大量出汗，体内钠、钾过量丢失所致。主要表现为明显的肌肉抽筋，伴有收缩痛。抽筋以四肢肌肉及腹肌等经常活动的肌肉为多见。抽筋常呈对称性，时而发作，时而缓解。神志清醒，体温多正常。

（3）热衰竭：在高温、高湿环境下，皮肤血流增加，致脑部暂时供血减少而晕厥。一般起病迅速，先有头昏、头痛、心悸、出汗、恶心、呕吐、皮肤湿冷、面色苍白、血压短暂下降，继而晕厥，体温不高或稍高。通常休息片刻即可清醒，一般不引起循环衰竭。

治疗主要采取对症治疗，体温升高者应迅速降低体温。

（1）轻度中暑状态或大量出汗以后，应使病人迅速离开高温作业环境，到通风良好的阴凉处安静休息，进食含盐食物或饮料可以帮助补充电解质，必要时给予葡萄糖生理盐水静脉滴注。

（2）重症中暑：热射病者迅速采取降低体温、维持循环呼吸功能的措施，必要时应纠正水、电解质平衡紊乱；热痉挛者应及时口服含盐清凉饮料，必要时给予葡萄糖生理盐水静脉滴注；表现为热衰竭的病人应使病人平卧，移至阴凉通风处，口服含盐清凉饮料，对症处理。

对中暑病人及时进行对症处理，一般可很快恢复。不必调离原作业。若因体弱不宜从事高温作业，或有其他就业禁忌证者，应调换工种。

可采取下列措施进行预防：

（1）在高温作业时要加强个体防护。高温作业人员应穿耐热、坚固、导热系数小、透气功能好的浅色工作服，根据防护需要，穿戴手套、鞋套、护腿、眼镜、面罩、工作帽等。

（2）不觉得口渴也需定时饮水。适当增加食物或饮料中的食盐（除非有个体禁忌），以弥补在汗液中的损失，可以预防轻度中暑。须足量饮水以维持正常尿量。

（3）炎热环境可以导致皮肤刺痒（痱子）、足癣（脚气）等皮肤真菌感染也常在炎热潮湿环境下加剧。每天用肥皂洗澡、穿着宽松棉织服装、并在敏感部位使用爽身粉，可以阻止感染的发展和传播（扩散）。

（4）暴露于炎热、干燥、粉尘环境可致呼吸道和眼部的激惹和感染。应避免使用隐形眼镜以防眼部疾患。

（5）人体在夏季受气温影响极易积蕴湿热，而湿热过盛又是诱发皮肤发生疮痈肿毒的病因，若大量饮白酒，更会助热生湿，等于火上浇油。

（6）饮食清淡，坚持吃水果和蔬菜。注意空气湿度，感到过热时需适当休息，有条件应选择空调环境。

第四节　在高寒地区的注意事项

一般将中心体温 35℃或以下称为体温过低。在寒冷环境中，体温过低发生之前，可出现四肢或面部的局部冻伤。

环境温度过低、风速大、湿度大是冻伤的主要致病因素；作业时机体活动过度或活动不足、疲劳、疾病、未冷适应、体弱、饮酒等因素可促进冻伤的发生。

中心体温降至 35℃时，机体寒战可达到最大程度，若体温继续下降，则寒战停止，且逐渐出现如血压、脉搏、瞳孔对光反应消失，甚至出现肺水肿、心室纤颤甚至死亡。局部冻伤时，如组织发生冻结，皮肤表面可呈苍白或紫红色，失去弹性，甚至呈蜡块状。冻结组织融化后，可表现为发红、肿胀、水疱形成，严重者可伴随组织坏死。

局部冻伤根据其严重程度可分为 4 度。轻度冻伤（Ⅰ度和Ⅱ度）注意患处保暖，一般可于 1～3 周内自愈；重度冻伤（Ⅲ度和Ⅳ度）如得不到及时而正确的治疗，则易发生组织坏死，且并发症多，致残率高。重度冻伤发生时，应尽早使病人脱离低温环境，采取保暖措施，但应注意避免冻伤部位发生融化后再冻。

（1）手指、脚趾最易冻伤，应穿戴质量好的袜子和手套。

（2）应戴帽为头部、双耳保暖。夜间如在户外睡眠更需保暖。

（3）冷风疾吹裸露四肢，将导致体温散失，穿着不宜过短。

（4）穿着多层衣物可间隔空气利于保暖，也方便穿脱。

（5）外层防风衣应选择既可防水又能蒸发汗液的织物。

（6）足量进食，确保身体需要的能量。

（7）多喝温暖的液体，但切记：酒只能活血，不能保暖。

第五节　预防高原反应

（1）了解工作场地的海拔高度。
（2）上山时预防高原反应的关键是缓慢爬升。
（3）在高地工作后下山休息。
（4）体力活动应循序渐进。
（5）出现严重的高原反应需想办法立即下山。

第六节　中毒急救的一般原则

一、中毒的定义

某些物质在一定条件下，以一定的剂量进入人体后，与体内的组织、体液相互作用，从而造成人体伤害，称之为中毒。中毒是各种毒物毒性作用的综合表现，凡是能引起中毒的物质，统称之为毒物。

二、中毒途径

日常生活中最常见的中毒途径有以下几种：

1. 口服中毒

这种途径最为普遍。直接口服或因沾染食物、手指等进入消化道，均属口服中毒。

2. 吸入中毒

这种途径主要是有害气体通过呼吸道进入人体，可使进入肺泡的毒物迅速被吸收而进入血液循环。

3. 接触中毒

该中毒途径主要是经皮肤、黏膜处吸收毒物。多与呼吸道中毒的途径同时发生。

三、急救原则

1. 尽可能地去除毒物

无论是何种途径的中毒，当发现中毒后，都应尽可能地去除毒物，并使毒物不再进入人体。

2. 挽救生命

严重的急性中毒，有时会很快引起呼吸、心跳骤停，对此，必要时应作心肺复苏以挽救生命。

3. 急送医院

现场做一些紧急必要的处理后，应及时送往医院。

4. 收集样本

对可疑毒物及病人早期的分泌物、呕吐物、尿液等尽可能搜集，以到达医院后供医师了解、检测，帮助诊断。

第七节　食物与水安全

一、保持清洁

经常洗手，每次拿食品和吃食品前都要洗手。泥土和水中及动物和人身上常常可找到许多危险的微生物，而且手上也会携带并转移到食品上。在食品市场触摸生的食物，特别是生肉时要知道这一点，拿过这类食品后要洗手。这类市场经常有活的动物，可能传播包括禽流感在内的一系列疾病。因此，要避免触摸或亲密接触这些动物。

二、生熟分开

若经常光顾街上食品摊或旅馆和餐馆的自助餐，要确保将熟食与可能污染它的生食物分开。除了可以削皮或去壳的水果和蔬菜外，避免食用任何未经烹调的食物。含有生蛋或半熟蛋的菜肴，如家庭自制蛋黄酱、某些调味汁和奶油冻等甜点可能有危险。生的食物会含有危险的微生物，可能通过直接接触污染熟食，从而将致病细菌再度传给安全的熟食。

三、做熟

一般说来，要确保将食物彻底做熟，并保持滚热。具体说，要避免生的海产品，仍然发红或仍有粉红色汁水的禽肉，以及半熟的肉末 / 碎肉夹饼，因为它们各个部分都含有有害的细菌。适当烹调可杀死危险的微生物，这是保证食品安全的最有效途径之一。然而，至关重要的是，食品的各个部位都要彻底做熟，即各部位的温度均要达到 70℃。

四、保持食物的安全温度

在室温下存放数小时的熟食是导致食源性疾病的另一个重要危险因素。在市场、餐馆（如自助餐）和街头摊贩处，如果食品不是热的或冷藏的 / 放在冰上，则要避免选取。如果以室温储存食品，微生物可迅速繁殖。将食物冷藏或置于冰上（温度在 5℃ 以下），或者使食物保持滚烫（60℃ 以上），可以减缓或遏制微生物滋生。

五、选择安全的水和食品

冰淇淋、饮用水、冰块和生牛奶如果由有污染的成分制成，则可能很容易受到危险的微生物或化学物质的污染。若有怀疑，就避开它们。所有水果和蔬菜，若生食要削皮。外表受损的不要吃，因为受损和霉变食物中会形成有毒化学物质。绿叶蔬菜（如绿生菜）可能含有难以去除的危险微生物。如果对这类蔬菜的卫生状况有怀疑，则不要食用。如可能，瓶装水是较安全的饮用水，但总要检查密封装置，确保它没有遭到损坏。如果对饮用水的安全有怀疑，则将它煮沸。这样可以杀死其中的所有危险微生物。如果不能煮沸，则应当考虑微孔过滤和使用碘片等消毒剂。瓶装或以其他方式包装的饮料通常可以安全饮用。

第四章　驻外工作期间健康风险防控和常见慢性病管理

高血压、心脑血管类疾病导致突然猝死风险极大。如沙特阿拉伯属热带沙漠气候，全年高温，干燥少雨，高血压病人不宜长期在这种气候下工作。亚健康人群是健康管理的重点，尤其是近年来代谢疾病高发，此类亚健康人群在得不到及时干预的情况下，后期出现各类心脑血管疾病的情况频发。因此将血压、血脂、血糖、BMI、心电和肝功这6项关键指标作为切入点，指标异常的出国人员纳入基础疾病管理人群。

由于在中东、非洲等地区海外工作条件相对艰苦，医疗卫生条件落后，出国人员就医困难，尤其在应对突发或重大疾病方面困难重重。为保证外派期间的健康，顺利完成在境外的工作生活，人员出国前应了解海外常见疾病的危险因素、应对特殊状况、重视健康监测、主动进行基础疾病干预，了解自身健康状况和健康改善等方面的知识。对减少心血管类疾病等疾病发病率，减少和控制出国人员健康风险具有重要意义。

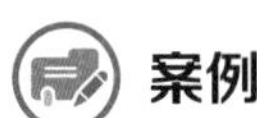
案例

42岁男性，驻拉美某项目出国人员，既往有高血压、糖尿病病史。2019年、2021年、2022年均未达到出国体检标准，2023年体检时，血压、血糖指标达到控制达标。2024年驻外期间，因胃疼一月住院，当地医院检查发现心脏重度三支病变。经过专家会诊，诊断为广泛前壁梗死伴严重心功能不全，病情危重。公司紧急联系救援机构，协调航空医疗转运，经过6天前后方共同努力，将患者转回国内三甲医院行搭桥手术。目前，患者已康复出院。

53岁男性，驻非洲某项目出国人员。2024年驻外工作期间，突然出现晕倒，紧急送至当地医院行急诊支架手术。初步诊断为广泛前壁心梗，伴严重心衰、肺水肿。术后恢复效果不好，病情极其危重，在呼吸机支持下接受治疗。患者感染和心衰很重，随时有生命危险，不具备转运条件，最终经过抢救无效，患者不幸去世。既往3年体检报告血脂略有超标，无高血压、糖尿病。

这两个案例均涉及到心脏疾病的严重并发症，包括心肌梗死和心功能不全。在处理这些情况时，及时有效的医疗干预是至关重要的。特别是在出国人员中，由于距离国内医疗资源较远，一旦发生心脏事件，可能需要更迅速和专业的医疗响应。此外，这些案例也凸显了定期体检的重要性，以便早期发现潜在的健康问题，从而采取适当的预防措施。

第一节　出国人员常见疾病的危险性

一、神经系统疾病的危险性

神经系统疾病的症状和体征可表现为意识障碍、感知觉障碍、运动障碍、肌张力异常（增高或减低）、头痛、头晕、眩晕、肌萎缩以及排尿、排便、性功能障碍等。

脑梗塞、脑出血的发病率逐年上升，发作可使患者神志不清、反应迟钝，严重的导致偏瘫、中风等；脑梗塞致残率高、死亡率高，危害非常大。血栓和栓塞是脑梗塞发病的基础，因而理想的方法是使缺血性脑组织在出现坏死之前恢复正常的血流，减轻缺血程度，减少神经细胞及其功能的损害。所以如出现一侧肢体无力或者麻木、口角歪斜、言语不利、视物模糊等症状，请第一时间就医，为缺血脑组织得到再灌注赢得宝贵时间。

二、循环系统疾病（即心脏疾病）的危险性

（1）心脏病有突发性、猝死性；心脏病发作的时候，病人会出现胸口疼痛，目前已经成为危害人类健康的一大杀手。

（2）发作有可能是渐进性的。在发作前几周一般先出现心绞痛，但也可能在毫无预兆下猝然发作，其发作时的疼痛轻重不一，有的常被误认为胃疼，有的是胸部紧缩感，甚至还有的是一种极其痛苦的撕裂性疼痛。

（3）心脏病发作时其他可能症状有眩晕、气促、出汗、寒战、恶心及昏厥。在少数的一些情况下，其症状极少，甚至几乎没有症状。这种情况叫作无症状梗塞，只有依靠某些检查才能诊断出来。

（4）致死率非常高。因心脏疾病而死亡的人，比罹患其他疾病而死亡的人要多。由此可见，心脏病的危害确实很大，所以千万不要忽视心脏病的治疗。

三、高血压的危险性

高血压是指以体循环动脉血压（收缩压和 / 或舒张压）增高为主要特征（收缩压大于140mmHg，舒张压大于90mmHg），可伴有心、脑、肾等器官的功能或器质性损害的临床综合征。高血压是最常见的慢性病，也是心脑血管病最主要的危险因素。

患了高血压，没有感觉并不代表没有损害。高血压病初期，一些身体的症状不易被发现，如全身细小动脉痉挛，随着病情的发展，细小动脉渐渐发生硬化。中等及大动脉出现内膜脂质沉积，形成粥样硬化斑块和血栓。这种变化，多发于冠状动脉、脑动脉、肾动脉，它会慢慢破坏患者的心、脑、肾器官，堪称健康“隐形杀手”。

高血压病的并发症有脑血管意外、高血压性心脏病、心力衰竭、肾功能衰竭、主动脉

夹层、动脉瘤，主动脉夹层等常表现为起病突然，迅速发生剧烈胸痛，向背或腹部放射。动脉瘤可破裂入心包或胸膜腔，从而导致迅速死亡。

四、重度肥胖的危险性

超重和肥胖是一种严重的慢性疾病。它会引起糖尿病、心脏病、某些癌症、睡眠呼吸暂停综合征，以及骨关节炎等。极重度肥胖患者还会伴有寿命缩短的危险。

（1）导致血脂异常：肥胖者，特别是腹型肥胖者比普通人更容易表现为高胆固醇血症、高甘油三酯血症、高血压；低密度脂蛋白和极低密度脂蛋白异常升高，而高密度脂蛋白反而降低。

（2）增加脑血管病变：肥胖者容易患高血压、血脂紊乱及糖尿病；而有高血压、血脂紊乱和糖尿病的肥胖者，容易发生大脑动脉粥样硬化，容易发生破裂引起危险的脑出血危及生命。

（3）增加患高血压的概率：肥胖与高血压密切相关。一个中度肥胖的人发生高血压的机会是体重正常者的5倍多。

（4）增加心脏负荷：肥胖者由于血液中储存了过多的脂肪，所以血液总量也相应地增加了很多，心脏就会相应地增加收缩的力量，当心脏不堪重负时容易出现心功能衰竭。

（5）增加糖尿病风险：肥胖是发生糖尿病的重要危险因素之一，发生肥胖的时间越长患糖尿病的概率就越大。

（6）导致脂肪肝：肝脏是合成甘油三酯的场所，然而肝内并没有多少多余空间来储存它，在肥胖者体内甘油三酯合成与转运之间的平衡发生了失调，大量的甘油三酯堆积在肝脏内，结果形成了脂肪肝。

（7）易患癌症：肥胖妇女更容易患子宫内膜癌和绝经后乳腺癌，肥胖男性易患前列腺。只要是肥胖者，无论男女，都更容易患结肠癌及直肠癌。

（8）引起骨关节疾病：肥胖引起的骨性关节炎主要影响膝关节，还可影响髋关节及手指关节等。

五、有梅尼埃病或其他眩晕症而未得到有效控制者的危险性

眩晕症是对空间定位障碍产生的运动性或位置性错觉，可分为真性眩晕症和假性晕症。眩晕的患者发作时会因姿势控制不稳导致摔倒，进而导致不必要的骨折、颅骨外等；另外，眩晕比较重的患者，会有恶心呕吐的症状，呕吐次数多，量大会引发电解质紊乱，导致其他脏器的损害。

六、重度睡眠呼吸暂停、支气管哮喘反复发作、肺气肿的危险性

重度睡眠呼吸暂停：睡觉时会喉咙阻塞，以致吸不到空气。由于呼吸暂停引起反复发

作的夜间低氧和高碳酸血症，可导致高血压、冠心病、糖尿病和脑血管疾病等并发症，甚至出现夜间猝死。是一种有潜在致死性风险的睡眠呼吸疾病。

支气管哮喘：会导致很多并发症，病情严重的支气管哮喘患者可反复出现咳痰、气喘、呼吸困难；同时可能引起猝死、呼吸衰竭、呼吸骤停，以及水电解质和酸碱失衡，还可能引起下呼吸道和肺部感染、脏器功能不全和衰竭。

肺气肿：容易并发自发性气胸、呼吸衰竭、慢性肺源性心脏病、胃溃疡、睡眠呼吸障碍等疾病。

七、高尿酸血症的危险性

高尿酸血症是因体内尿酸生成过多和（或）排泄过少所致，其可产生很多相关性的危害：

（1）高尿酸血症与痛风：高尿酸血症是痛风的发病基础，但不足以导致痛风，只有尿酸盐在机体组织中沉积下来造成损害才出现痛风；但是急性痛风关节炎发作时血尿酸水平不一定都高（沉积于关节→痛风性关节炎→关节变形）。

（2）高尿酸与高血压：高血尿酸是高血压发病的独立危险因素，高尿酸血症与原发性高血压有因果关系（刺激血管壁→动脉粥样硬化→加重冠心病、高血压）。

（3）高尿酸与冠心病：血尿酸大于357μmol是冠心病的独立危险因素；血尿酸大于416.5μmol是脑卒中的独立危险因素（刺激血管壁→动脉粥样硬化→加重冠心病、高血压）。

（4）高尿酸与糖尿病：长期高尿酸血症可破坏胰腺B细胞功能而诱发糖尿病；且有研究证实，长期高尿酸血症与糖耐量异常和糖尿病发病具有因果关系（损伤胰腺B细胞→诱发或加重糖尿病）。

（5）高尿酸与高甘油三酯血症：甘油三酯是未来高尿酸血症的独立预测因素。

（6）高尿酸与代谢综合征：代谢综合征的病理生理基础是高胰岛素血症和胰岛素抵抗。胰岛素抵抗使糖酵解过程及游离脂肪酸代谢过程中血尿酸生成增加，同时通过增加肾脏对尿酸的重吸收直接导致高尿酸血症。

（7）高尿酸与肾脏损害：尿酸与肾脏疾病关系密切。除尿酸结晶沉积导致肾小动脉和慢性间质炎症使肾损害加重以外，尿酸可直接使肾小球入球小动脉发生微血管病变，导致慢性肾脏疾病（沉积于肾脏→痛风性肾病、尿酸结石→尿毒症）。

八、高血脂的危害

（1）大量研究资料表明，高脂血症是脑卒中、冠心病、心肌梗死、猝死的危险因素。此外，高血脂往也是促进高血压、糖耐量异常、糖尿病的一个重要危险因素。高脂血症还可导致脂肪肝、肝硬化、胆石症、胰腺炎、眼底出血、失明、周围血管疾病。所以必须高度重视高血脂的危害，积极预防和调理。

（2）高脂血症是引起人类动脉粥样硬化性疾病的主要危险因素，像常见的动脉粥样硬化疾病有：冠心病（包括心肌梗死、心绞痛及猝死）、脑梗死及周围血管血栓性栓塞性疾病。

九、血糖增高和低血糖的危险性

1. 血糖增高

（1）短时间、一次性的空腹血糖升高对人体无严重损害，比如应急状态下或情绪激动。高度紧张时，可出现短暂的高血糖；一次进食大量的糖类，也可出现短暂高血糖；随后，血糖水平逐渐恢复正常。

（2）长期的血糖增高会使全身各个组织器官发生病变，导致急慢性并发症的发生。如电解质紊乱、营养缺乏、抵抗力下降、肾功能受损、神经病变、炎性病变、心脑血管疾病、糖尿病足等。

2. 低血糖症

（1）急性低血糖：会出现如激动不安、饥饿、软弱、出汗、心动过速、收缩压升高、舒张压降低、震颤，一过性黑朦，意识障碍，甚至昏迷。

（2）亚急性及缓慢血糖下降者呈脑病症状，形式多种多样，但同一患者每次发作往往出现类似的症状，多数患者表现为头痛、头晕、焦虑、激怒、嗜睡、注意力涣散、定向障碍、震颤、癫痫大发作或小发作、人格改变（哭、吵、骂）、奇异行为、共济失调等，最后木僵昏迷。长期严重低血糖可致永久性脑损害。

十、重度贫血、出血性疾病的危险性

（1）重度贫血时，即使平静状态也可能有气短甚至端坐呼吸。长期贫血，心脏超负荷工作且供氧不足，会导致贫血性心脏病，此时不仅有心率变化，还可有心律失常和心功能不全。

（2）出血性疾病会导致循环血容量下降，造成多脏器缺血而衰竭，急性出血性疾病可导致休克，甚至死亡。

十一、肾病综合征、中重度慢性肾病的危险性

容易并发感染、血栓及栓塞并发症、急性肾衰、蛋白质及脂肪代谢紊乱等病症。

十二、心动过缓

心动过缓的危害主要看心跳缓慢到了什么程度。心跳每分钟小于 60 次，就叫心动过缓。如果患者窦性心动过缓，白天在 50 次 /min 以下，夜间在 45 次 /min 以下，或同时伴

有头晕、眼前发黑等症状，危险就较大。因为心跳慢到一定的程度，会出现脑供血不足，患者可能会出现一过性的晕厥、突发的摔倒（可能导致脑出血或者是颅底骨折），甚至突发心脏骤停。

第二节　健康危险因素改善常识

一、高血压

（1）提高出国人员高血压知晓率、治疗率、控制率。

高血压危险程度分级见表 2-4-1。

表 2-4-1　高血压危险程度分级表

其他危险因素、无症状的器官损害或疾病	血压，mmHg			
	正常高值 收缩压 130～139 或舒张压 85～89	1 级高血压 收缩压 140～159 或舒张压 90～99	2 级高血压 收缩压 160～179 或舒张压 100～109	3 级高血压 收缩压≥180 或舒张压≥110
无其他危险因素		低危	中危	高危
1～2 个危险因素	低危	中危	中～高危	高危
≥3 个危险因素	低～中危	中～高危	高危	高危
器官损害、慢性肾脏病 3 期或糖尿病	中～高危	高危	高危	高～极高危
有症状的心血管疾病、≥4 期慢性肾脏病或糖尿病伴靶器官损害 / 危险因素	极高危	极高危	极高危	极高危

危险因素：年龄（45 岁以上）、吸烟、酗酒、血脂升高、血糖升高、肥胖、心脏疾病、过度摄盐、缺乏运动、缺乏蔬菜、心理因素等。

器官损害：如心脏（心室肥厚、左室高电压）、血管（硬化、斑块）、腔梗、眼底、肾脏（夜尿、尿微蛋白）。

高血压危害（图 2-4-1）：血压高并不可怕，可怕的是高血压的靶器官损害。部分高血压患者没有任何症状，并不代表没有损害。部分高血压病人可能会出现头晕、头痛 、眼花、失眠等。

高血压病初期，一些身体的症状不易被发现，如全身细小动脉痉挛，随着病情的发展，细小动脉渐渐发生硬化。中等及大动脉出现内膜脂质沉积，形成粥样硬化斑块和血栓。这种变化，多发于冠状动脉、脑动脉、肾动脉，它会慢慢破坏患者的心、脑、肾器官，堪称健康“隐形杀手”。

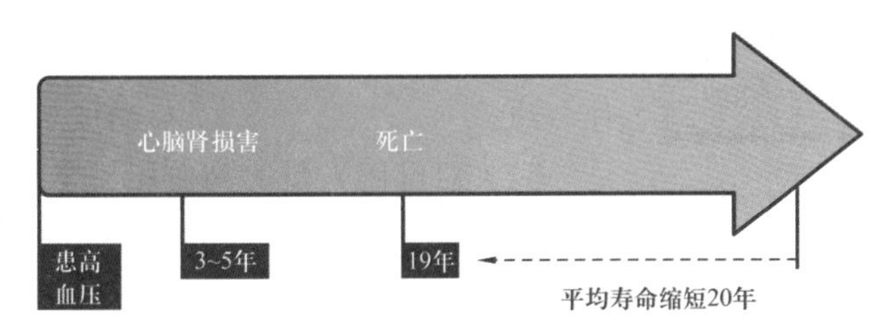

图 2-4-1 高血压危害

高血压病的并发症有脑血管意外、高血压性心脏病、心力衰竭、肾功能衰竭、主动脉夹层、动脉瘤，主动脉夹层等，起病常突然，迅速发生剧烈胸痛，向背或腹部放射。动脉瘤可破裂入心包或胸膜腔而迅速死亡。

（2）普及“高血压是导致脑卒中、心梗等疾病的重要原因”“限盐、限酒、减轻体重有利于高血压的控制”。

高血压是一种可防可控的疾病，对血压在 130～139/85～89mmHg 的正常高值阶段合并超重、长期高盐饮食、过量饮酒者应定期健康体检，定期随访和测量血压，积极治疗高血压（药物治疗与生活方式干预并举），消除引起高血压升高的每一个不良生活方式是治疗的根本。事实也证明通过改善生活方式就能够起到良好的降低血压的效果。

① 减重：建议体质指数（BMI）应控制在 $24kg/m^2$ 以下。

② 合理膳食：少盐（每日不多于 6g）、少油脂、适量优质蛋白质、适当补钾和钙、多吃蔬菜和水果、限制或不饮酒、戒烟。

③ 增加运动量：运动强度须因人而异，按科学锻炼的要求，常用运动强度指标：心率 = 运动时最大心率为 180（或 170）- 平时心率；如要求精确则采用最大心率的 60%～85% 作为运动适宜心率，需在医师指导下进行。运动频度每周 3～5 次，每次持续 30～60min，可根据运动者身体状况和所选择的运动种类及气候条件等而定。

④ 减轻精神压力，保持平衡心理。

（3）治疗：

强调自我管理，自我监测。药物治疗无好坏，适合自己最关键。用药原则是从小剂量开始，最好选用长效降压药，每日给药一次。采用两种或两种以上合理的联合治疗方案。

高血压治疗的血压目标小于 140/90mmHg（图 2-4-2）；强调自我管理，自测血压。

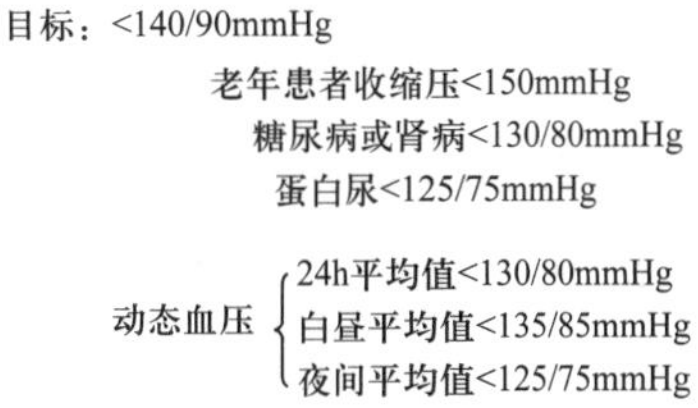

目标：<140/90mmHg
老年患者收缩压<150mmHg
糖尿病或肾病<130/80mmHg
蛋白尿<125/75mmHg

动态血压
- 24h平均值<130/80mmHg
- 白昼平均值<135/85mmHg
- 夜间平均值<125/75mmHg

图 2-4-2 控制高血压、保护靶器官一势在必行

治疗误区如下：

——不服药：采用保健品、降压器械、或单纯服用中药。

——服药不规律：不难受不服药、血压降下来就停药。

——降压不达标：服药后血压仍然大于或等于 140/90mmHg。

——不重视生活方式的改变：仍然吸烟、酗酒。

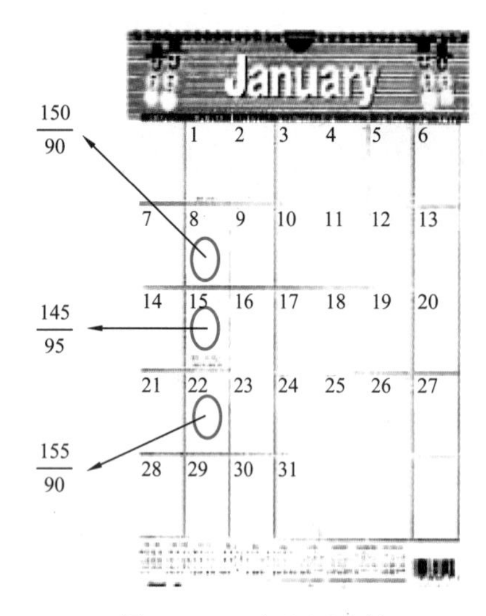

图 2-4-3　高血压诊断

——不符合个体化原则：看别人吃什么药自己就吃什么药。

（4）对健康人员、高血压易患人员进行健康教育，预防高血压的发生；对高血压人员进行防治教育，改善降压治疗依从性。

① 高血压是最常见的慢性病，也是心脑血管病最主要的危险因素。非同日、3 次静息血压均大于或等于 140/90mmHg 即可诊断为高血压（图 2-4-3），测量血压需注意“三同一原则”，同一时间、同一状态、同一侧上肢。

② 正常人的血压随内外环境变化在一定范围内波动（图 2-4-4）。血压昼夜波动：白天高于夜间约 10%。

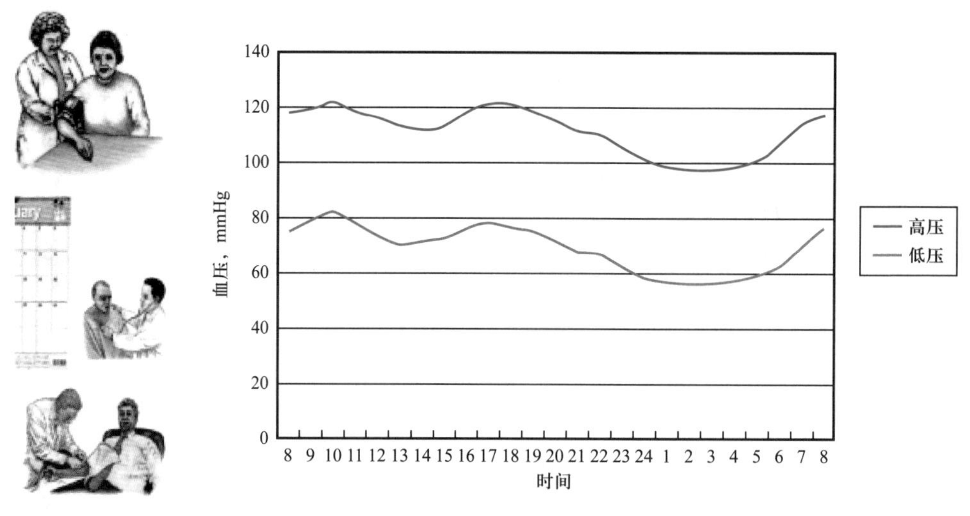

图 2-4-4　正常血压者全天血压波动图

③ 动态血压监测可以判断高血压的严重程度，指导降压治疗和评价疗效，诊断发作性高血压，诊断白大褂高血压。

④ 高血压是一种可防可控的疾病，事实也证明通过改善生活方式就能够起到良好的降低血压的效果。

（5）体检中注意事项：高血压药物服用注意，查血需要空腹，但是对慢性病病人服药应区别对待，如高血压病人每天清晨服药是保持血压稳定所必需的，贸然停药或推迟服药会引起血压骤升，发生危险，所以高血压病人应照常服完降压药后再接受体检。

二、糖尿病

糖尿病是冠心病的等危症，糖尿病患者衰老速度是健康人群的 5 倍，预期寿命较非糖尿病人群减少 10 年，关注糖尿病并发症，定期监测血糖。糖尿病：空腹血糖 7.0 mmol/L 或餐后血糖 11.1mmol/L。

（1）糖尿病的危害：

大血管病变指的是脑血管、心血管和外周血管的一些情况。微血管病变指的是糖尿病视网膜病变，以及肾脏病变。另外还会出现与大血管和微血管都有关的神经病变和糖尿病足的一些情况。

立刻就医情况：如自测血糖连续两次出现了无法解释的低血糖，需要就医；如果血糖连续两天高于控制的目标值，就需要尽快联系医疗人员；如果血糖大于 13mmol/L，而且伴有高血糖的症状，比如说口干、小便次数多等，也要到医院检查。

（2）改善：

① 控制饮食：低糖饮食、摄入食物热量要适当、平衡膳食、食物要多样化、多饮水、少或不喝酒、坚持少食多餐、定时定量进餐（进餐要注意与注射胰岛素、服用口服降糖药物的时间配合好）。

② 运动：应循序渐进，运动量由小到大，尽可能在饭后 1～2h 参加运动，避免过度劳累。

③ 规律用药：血糖控制目标空腹血糖 6.1～7.8mmol/L，餐后 2h 血糖 7.8～10mmol/L，糖化血红蛋白 HbA1c 小于 7%。

（3）糖尿病人员体检注意：

① 糖友在接受检查前，应向您的医生充分了解检查的有关事宜，调整好睡眠饮食起居及心态，避免疲劳、受凉、情绪波动，检查结束后注意对穿刺点或创面的保护，保持敷料清洁干燥，遵医嘱时间去除敷料，并防止局部感染。

② 良好的血糖控制是检查能顺利进行的基本保障，检查前后均应密切监测血糖，以配合医生及时调整治疗方案，保证血糖的稳定。

③ 对于合并高血压心脏病的患者，还应保证血压、心功能的稳定。

④ 要很好的保护皮肤，治疗局部真菌感染等保持皮肤清洁滋润，避免过于干燥、搔抓、挤压、冷冻及烫伤等。

⑤ 一般避免在糖尿病急性并发症，如酮症酸中毒、高渗状态、心肺功能不稳定阶段进行常规检查。

三、高脂血症

（1）概述：高脂血症是指血脂水平过高，可直接引起一些严重危害人体健康的疾病，如动脉粥样硬化、冠心病、胰腺炎等。高脂血症的临床表现主要是脂质在真皮内沉积所引起的黄色瘤和脂质在血管内皮沉积所引起的动脉硬化（图 2-4-5）。

（2）血脂异常对身体的损害是隐匿性、渐进性和全身性的，主要危害是导致动脉硬化，进而引发众多相关疾病，其中最常见的是脑卒中和冠心病。

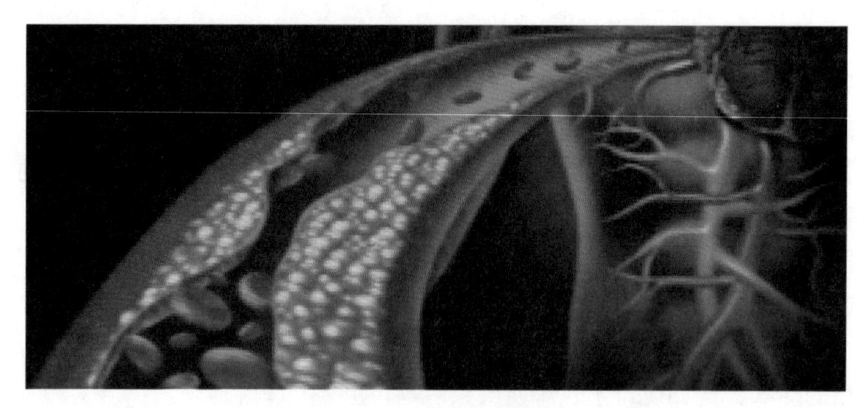

图 2-4-5　高脂血症

（3）低密度脂蛋白胆固醇长期升高后，会产生更多的“血管垃圾”，也就是血管斑块；进而导致心血管狭窄，引起缺血，引起心脑血管疾病；斑块破裂还会形成血栓，引发心肌梗死或脑梗死。

低密度脂蛋白胆固醇有 3 个标准，不同人群标准不同，只有降到自己相应的安全区域或理想水平，才能把心脑血管疾病的风险降到最低。

——需要降到 1.8mmol/L 以下：明确缺血性心脑血管疾病的患者、高血压 + 糖尿病的患者、糖尿病患者 + 低密度脂蛋白胆固醇超过了 3.4mmol/L。

——需要降到 2.6mmol/L 以下：糖尿病的患者、低密度脂蛋白胆固醇＞ 4.9mmol/L 的患者、慢性肾病三期或四期、高血压的人 + 低密度脂蛋白胆固醇＞ 2.6mmol/L。

——需要降到 3.4mmol/L 以下，除了上述情况外的所有人。

（4）预防与治疗：

① 调整膳食结构。少吃动物脂肪及内脏、甜食等，多吃蔬菜、水果及鱼类，控制烹调用油，每天 25～30g。多食木耳、茄子、山楂、番茄、洋葱、等有利于降低血脂的食品。

② 戒烟，控酒，加强体育锻炼，减轻体重，控制影响血脂的其他疾病，如糖尿病等。

③ 40 岁以上或者合并高血压、糖尿病、冠心病等人群，定期化验血脂。

（5）生活改善：

① 控制饮食：血浆脂质主要来源于食物，通过控制饮食，可使血浆脂质水平明显降低。通常，肉食、蛋及乳制品等食物（特别是蛋黄和动物内脏）中的胆固醇和饱和脂肪酸含量较多，应限量摄入。食用油应以植物油为主，每人每天用量以 25～30g 为宜。

② 减重：许多流行病学资料显示，肥胖人群的平均血浆胆固醇和甘油三酯水平显著高于同龄的非肥胖者。一般来说，中心型肥胖（即腹型肥胖）者更容易发生高脂血症。肥胖者的体重减轻后，血脂紊乱可恢复正常。

③ 运动锻炼：体育运动可减轻体重、降低血浆甘油三酯和胆固醇水平，升高 HDL-胆固醇水平。进行运动锻炼时应注意以下事项：运动形式以中速步行、慢跑、游泳、跳绳、做健身操、骑自行车等有氧活动为宜。每次运动开始之前，应先进行 5～10min 的预

备活动，使心率逐渐上升，心率控制在“平时心率 +20 次”以内，然后维持约 30min。

运动结束时最好再进行 5～10min 的放松活动。每周活动 3～6 次。运动时应注意安全保护。

④ 戒烟：吸烟可升高血浆胆固醇和甘油三酯水平，降低 HDL- 胆固醇水平。研究显示，停止吸烟 1 年，血浆 HDL- 胆固醇可明显上升。

（6）体检注意事项：

体检出现血脂偏高（或者同时出现乳糜血），分以下几种情况：

如果之前血脂一直正常，此次初次出现血脂偏高，那需要回顾体检前膳食是否高油脂、高胆固醇，如果是，那么原因一般是因为膳食油脂导致的血脂偏高，接下来需要低脂饮食并在 2 周内到就近医院复查血脂。

如果连续几年的体检血脂都偏高或有乳糜血的情况，就考虑是平时饮食结构不合理，需要调整饮食结构，低油脂、低胆固醇、高膳食纤维、增加蔬菜水果量、戒烟、减重，这需要长期坚持，但对改善血管硬化程度极有好处。对于乳糜血严重的情况，还可以考虑尽快进行血浆置换。

四、脑卒中

（1）我国卒中现状：

患病数高：目前我国脑卒中患者至少 700 万例，短暂性脑缺血发作（Transient Ischemic Attack，TIA）人群高达 2400 万。

病死率高：城市居民脑血管病死亡率为 125.56/10 万，农村病死率为 150.17/10 万，占死亡原因第 1 位和第 3 位。

增长速度快：以每年 8.7% 的速度增长。

复发率高，危害大：我国缺血性卒中的年复发率高达 17.7%，缺血性卒中患者中 1/3 为复发性卒中，复发卒中患者较无复发患者死亡风险增加近 15.7 倍。

发病年轻化：卒中发病率趋向年轻化，并且在相同的人口年龄标准化下首次卒中发病率也显著增加。

卒中分类 TOAST 分型显示：房颤是导致缺血性卒中的重要病因（图 2-4-6）。

（2）急性缺血性脑卒中的处理（图 2-4-7）应强调：早期诊断、早期治疗、早期康复、早期预防再发。

（3）院前脑卒中的识别：

迅速识别疑似患者并尽快送到医院，尽快对适合溶栓的患者进行溶栓治疗。若患者突然出现以下任一症状时应考虑脑卒中可能：

① 一侧肢体（伴或不伴面部）无力或麻木。

② 一侧面部麻木或口角歪斜。

③ 说话不清或理解语言困难。

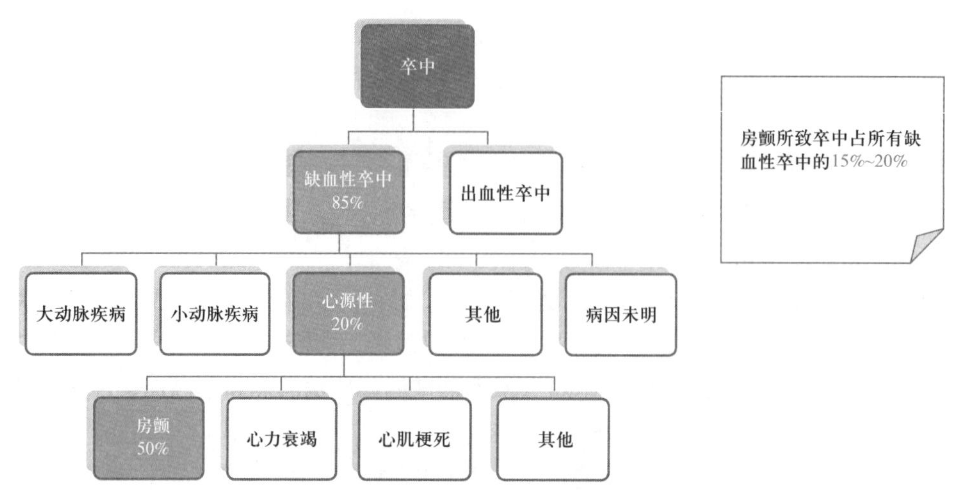

图 2-4-6　房颤是导致缺血性卒中的重要原因

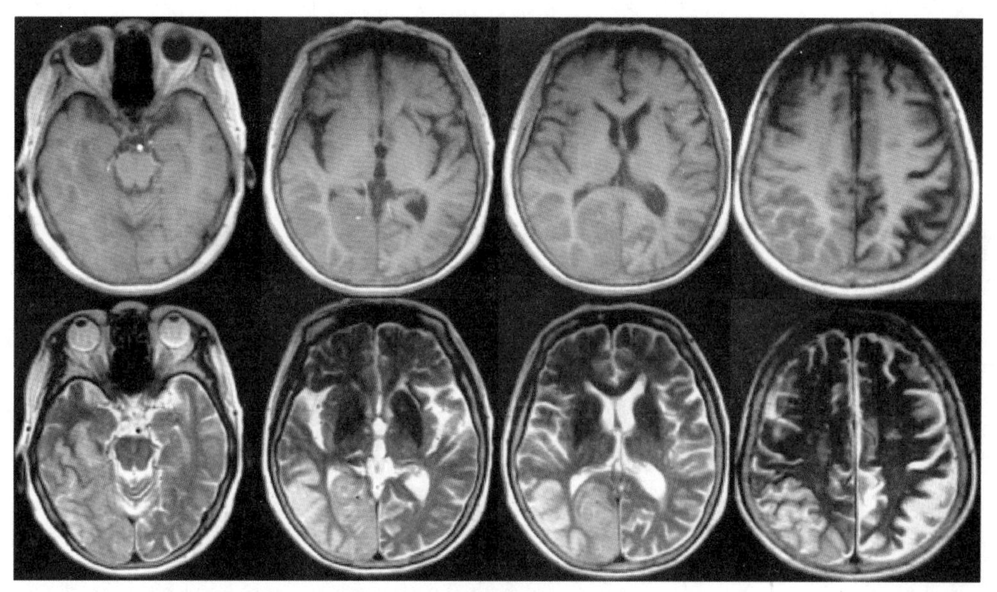

图 2-4-7　急性缺血性脑卒中

④ 双眼向一侧凝视。

⑤ 一侧或双眼视力丧失或模糊。

⑥ 眩晕伴呕吐。

⑦ 既往少见的严重头痛、呕吐。

⑧ 意识障碍或抽搐。

五、冠心病

（1）冠状动脉发生粥样硬化，主要是指粥样硬化的斑块堆积在冠状动脉内膜上，使冠脉管腔狭窄甚至闭塞，导致心肌血流量减少、供氧不足，心脏不能正常工作（图 2-4-8）。冠心病的死亡率在世界排第二位，差不多每 10.5s 就有 1 人被心血管疾病夺去生命。冠心病分为五种类型：无症状心肌缺血（隐匿性冠心病）、心绞痛、心肌梗死、缺血性心力衰竭（缺血性心脏病）和猝死。

（2）预防治疗：

药物治疗：如果狭窄不严重，医生会根据病情开具相关药物进行治疗。

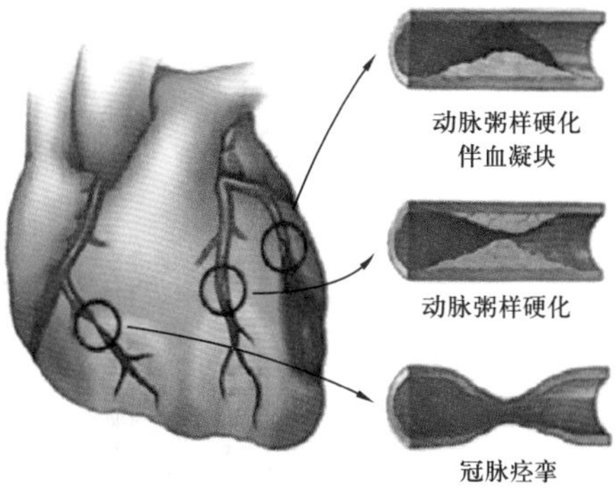

图 2-4-8　冠心病

治疗目标：严格控制 LDL-C 不仅可预防和延缓动脉粥样硬化性心血管疾病，还能降低心肌梗死发生率、冠心病等死亡率。成人 LDL-C 的治疗目标值分别为小于 1.8mmol/L（合并动脉粥样硬化性心血管病）和小于 2.6mmol/L（不合并动脉粥样硬化性心血管病）。儿童 LDL-C 的治疗目标值为小于 3.5mmol/L。若难以达到上述治疗目标值，建议至少将血清 LDL-C 水平较基线水平相对降低 50%。

冠状动脉发生粥样硬化，主要是指粥样硬化的斑块堆积在冠状动脉内膜上，使冠脉管腔狭窄甚至闭塞，导致心肌血流量减少、供氧不足，心脏不能正常工作。

内科介入治疗—支架：在手腕上或者大腿上开一个小口，从血管插入一根非常细的导管，在冠状动脉造影的帮助下置入支架，使血管腔扩大，改善心脏血流。

外科手术治疗—搭桥：从身体其他部位取一根没堵的血管或者是用血管替代品，重新连接狭窄或堵了的部分，让血流畅通，改善心肌缺血的情况。整个手术需要开胸。

不管是哪种程度的冠心病，定期复查都非常重要。

（3）管理目标控制胆固醇并定期监测，早期预防动脉粥样硬化。特别关注冠状动脉和主动脉等大动脉情况；每年检查心脏超声及大动脉彩超；每 5 年进行 1 次 CT 冠状动脉造影检查。

六、其他出国人员常见疾病

1. 睡眠呼吸暂停综合征

概述：阻塞性睡眠呼吸暂停低通气综合征（图 2-4-9）是一种病因不明的睡眠呼吸疾病，主要表现有夜间睡眠打鼾伴呼吸暂停和白天嗜睡。危害如下：（1）引起或加重高血压。（2）冠心病、夜间心绞痛及心肌梗死。（3）夜间发生严重。（4）2 型糖尿病及胰岛素抵抗。（5）脑血栓、脑出血。（6）痴呆症。（7）胃食管反流。（8）重大交通事故。

原因：其直接发病机制是上气道的狭窄和阻塞，引起上气道狭窄和阻塞的原因包括鼻中隔偏曲、扁桃体肥大、软腭过长、下颌弓狭窄、下颌后缩畸形、颞下颌关节强直，此外，肥胖、上气道组织黏液性水肿，以及口咽或下咽部肿瘤等也均可引起阻塞性睡眠呼吸暂停低通气综合征。（关于 OSAHS 的病因和发病机制，需进一步研究）

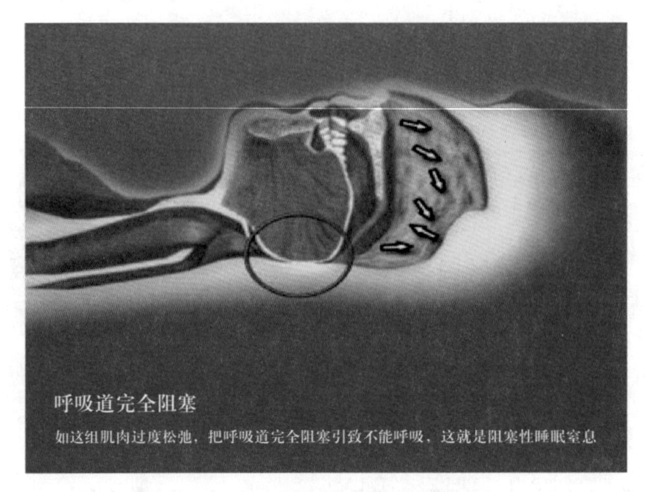

图 2-4-9　睡眠呼吸暂停综合征

检查：包括 X 线头影测量、多导睡眠监测、鼻咽纤维镜检查。应了解上呼吸道阻塞情况及颅颌面发育是否异常，如下颌形态和位置，咬合情况及口咽部、鼻咽部的情况等。

治疗：经鼻持续气道正压呼吸、口腔矫治器、扁桃体、腺样体切除术、鼻腔手术、舌成形术、腭垂或腭或咽成形术、正颌外科。

2. 视网膜脱离

背景：主要好发人群在 30 岁以上的人群，主要的病因和年龄、近视度数及外伤等因素有非常密切的关系。发生视网膜脱离后，主要症状是视力急剧下降、眼前有固定黑影、固定方位的视野缺损等（图 2-4-10）。

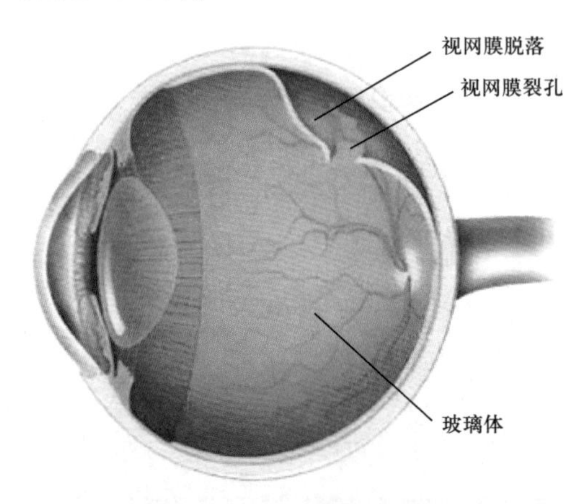

图 2-4-10　视网膜脱离

早期筛查：如眼前出现闪光感或火花闪动，应立即到医院散瞳检查眼底（包括对侧眼），及时治疗。有病史、手术史、高度近视的人群，要定期进行眼部检查。

预防措施：避免重体力劳动及剧烈运动，如跳水、踢足球、跳高及赛跑等。避免过度用眼，防止近视的发展。看电视、手机要适当，注意劳逸结合。应尽量避免眼外伤和头部震荡伤，即使视网膜复位，也应定期检查，避免复发。

3. 急性胰腺炎

（1）急性胰腺炎（Acute Pancreatitis，AP）是比较常见的一种急腹症（图 2-4-11），病死率高达 30%～60%。其中 80% 以上的病人病情较轻，即急性水肿性胰腺炎，可经非手术治愈。10% 左右的病人属于重症胰腺炎，常须手术治疗。

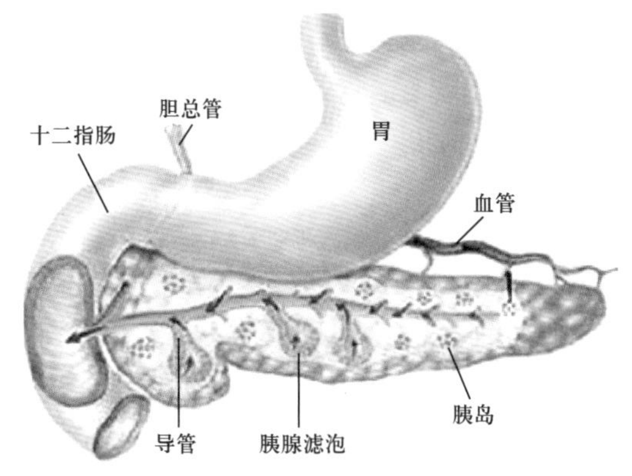

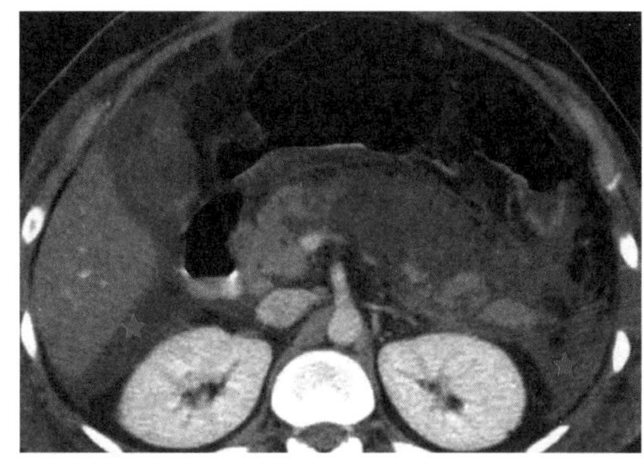

图 2-4-11　急性胰腺炎

（2）病因、预防：

① 梗阻因素：由于胆道蛔虫、结石嵌顿、十二指肠乳头缩窄等导致胆汁逆流胰管，造成胰腺腺泡破裂，胰酶进入胰腺间质而发生胰腺炎。

② 酒精因素：长期饮酒者容易发生胰腺炎，在此基础上，当某次大量饮酒和暴食的情况下，促进胰酶的大量分泌，致使胰腺管内压力骤然上升，引起胰腺泡破裂，胰酶进入腺泡之间的间质而促发急性胰腺炎。酒精与高蛋白高脂肪食物同时摄入，不仅胰酶分泌增加，同时又可引起高脂蛋白血症。这时胰脂肪酶分解甘油三酯释出游离脂肪酸而损害胰腺。

③ 代谢性疾病：可与高钙血症、高脂血症等病症有关。脂肪栓塞胰腺血管造成局部缺血，毛细血管扩张，损害血管壁。

4. 动脉瘤

人群中动脉瘤的患病率约为 2%～7%。大部分颅内动脉瘤比较稳定，并不会发生破裂，但是一旦破裂出血的致死率极高，会直接导致 10%～15% 的患者直接猝死。首次出血病死率 35%，再次出血的病死率高达 60%～80%，幸存者多伴有残疾。

及早、准确地判断颅内动脉瘤是否是稳定状态，尤其是无症状未破裂的动脉瘤是否具有破裂风险对于指导出国人员健康风险评估和判断是否积极进行手术干预尤为重要。

颅内动脉瘤生长、破裂不仅和性别、年龄、身体综合状况有关，还应考虑动脉瘤的大小、形态、位置、血流速度、血管壁剪切应力及瘤壁厚度。

5. 颈动脉狭窄或颅内血管狭窄

概述：头颈动脉狭窄是动脉粥样硬化等各种原因引起头颈动脉管腔缩小，从而引起脑部供血不足，可出现突发一侧肢体无力或瘫痪、感觉障碍、失语、偏盲或一过性黑矇等临床表现，是脑缺血发作和脑梗死的首位病因。

治疗方法如下：

（1）内科治疗：一旦发现应尽快到神经科就诊。治疗：① 改变不良生活方式，减肥、降脂等。② 早期进行抗凝治疗（如使用药物华法林）、抗聚治疗（如使用药物阿司匹林）。③ 控制高血压。④ 治疗血液成分异常，如高血糖和高血脂等。

（2）外科治疗：① 颈动脉内膜切除术。② 颅内—颅外动脉旁路术。③ 大网膜颅内移植术。④ 放入支架治疗。

6. 窦性心动过缓

（1）概述：窦性心律小于 60 次 /min 称为窦性心动过缓。

（2）原因：

① 可见于健康的成人，尤其是运动员、老年人和睡眠时。

② 可见于颅内压增高、血钾过高、甲状腺机能减退、低温及使用洋地黄、β 受体阻滞剂、利血平、胍乙啶、甲基多巴等药物。

③ 在器质性心脏病中，窦性心动过缓多见。

（3）临床表现：心率缓慢会导致心、脑、肾等脏器供血不足。轻者乏力、头晕、记忆力差、反应迟钝等，严重者可有黑蒙、晕厥、阿—斯综合征发作。部分严重患者除可引起心悸外，还可加重原有心脏病症状，引起心力衰竭或心绞痛。心排血量过低严重影响肾脏灌注，还可致少尿等。

（4）检查项目及诊断：主要是心电图和动态心电图。

（5）治疗方法如下：

① 心率大于或等于 50 次 /min，无症状者，无需治疗。

② 如心率小于 50 次 /min，需要复查 24h 动态心电图。对于有症状者可用提高心率药物（如阿托品、麻黄素或异丙肾上腺素），或可考虑安装起搏器。

③ 显著窦性心动过缓伴窦性停搏且出现晕厥者应安装人工心脏起搏器。

④ 原发病治疗。

第三节　健康监测的必要性

出国工作期间，健康监测是确保个人身体健康的重要措施。根据专家共识，心脑血管疾病的预防和治疗需要从日常监测和合理用药入手。特别是对于有基础疾病的出国人员，更应重视血压、血糖、血脂、体重等指标的监测，以便及时发现并干预潜在的健康问题，进一步降低心脑血管疾病发生风险，确保驻外期间身体健康。

（1）日常健康状况的自我评估：请注意任何不适的症状，如持续疲劳、头痛、恶心等，这些可能是身体出现问题的信号。建议记录这些症状，并与医疗专业人员讨论，以便进行进一步检查和诊断。

（2）持续健康监测：驻外期间现场健康监测的内容包括但不限于问诊、体重、血压、心率、血糖、血脂、心电图。

（3）根据场景和适用人群的不同，健康监测分为入场监测、日常监测、重点人员监测和就诊及应急监测四类（图 2-4-12）。

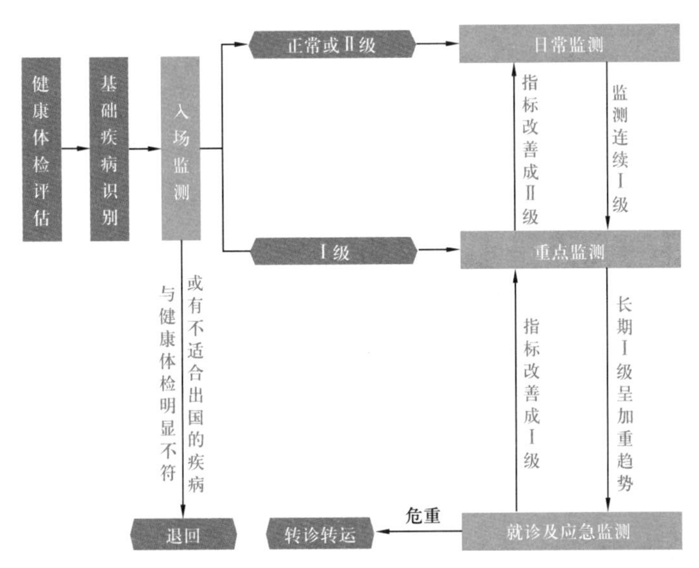

图 2-4-12　四种健康监测类型及流程

① 入场监测：出国人员到达境外项目后 2 周内，要开展 1 次入场监测。如指标正常，开展日常监测；如指标异常则划入 I 级，重点监测。

② 日常监测：每 3 月至少监测 1 次，推荐监测指标包括血压、血糖、血脂、BMI、心电、肝功。监测对象是年度体检评估达标的人员，以及患有基础病但是指标控制良好的人员。

③ 重点人员监测：血压、心率异常的人员，每 2 周至少监测 1 次；心电图、血糖异常的人员，每月至少监测 1 次。

④ 就诊及应急监测：对突发疾病就诊和监测指标出现加重趋势的人员进行个体化就诊及应急监测。对于有特定疾病的人员，可以使用可穿戴设备，如智能手表进行实时监测。制订健康监测计划（包括监测指标、频率和方法）。

（4）生活方式调整：改善生活方式是预防心脑血管疾病的关键。建议合理饮食、适量运动、避免熬夜和长期抽烟酗酒等不良习惯。

（5）及时报告和就医：如果出现任何不适症状，请及时报告并寻求医疗帮助。用工单位也会负责建立健康监测制度，每日对出国人员健康状况进行登记，身体不适时应及时报告并就医。

一、普及上臂式自动（电子）血压计方法和能力

正确测量血压：由于血压有波动性，且情绪激动、体力活动时会引起一时性的血压升高，因此应在安静环境、静息状态下测量血压。

定时：每日选择固定的时间段测量，一般高血压患者每天测量三次（早晨起床后，下午的14：00～16：00，晚上休息前1h）。

定点：在相对固定的安静环境下测量（家中、办公室等）。

定姿势：每次测量血压时选择同一个正确的姿势测量，应坐于有靠背的座椅上，裸露右上臂，上臂及血压计与心脏在同一水平。

血压连续一周稳定在140/90mmHg以下，至少每2周监测一次血压。

半年内血压达标，至少2周检测一次，并纳入观察监控人群名单。

另外在出现身体不适感时随时测量，并详细记录测量结果，每次到医院就诊时能向医师提供详细的血压值。合并高血糖、高血脂、心脏病、肾脏疾病或其他疾病的，应增加测量频率。做到随时准确健康监测，做到“早发现，早诊断，早治疗”原则。

坚持定期监测血压：

（1）在140/90mmHg～160/100mmHg的，至少一周检测1次，监测内容包括血压和自觉症状等。

（2）在160/100mmHg～180/110mmHg的，每天监测静息状态下血压及自觉症状，如是否头晕、是否心慌、是否心悸、是否乏力等。

（3）大于或等于180/110mmHg的，应即刻联系医务室医生并就医。

（4）血压连续一周稳定在140/90mmHg以下，每两周至少监测1次。

二、血糖监测

（1）静脉血糖，是诊断糖尿病或糖尿病前期的金标准，但是静脉血糖检测较烦琐。

（2）指血：确诊后一般只需要测定指血的血糖即可成为监测血糖的标准，可在家中用家用血糖仪进行自我血糖监测，它的好处在于能够快速反映身体内的实际血糖水平，更好地了解病情，及时调整治疗。

（3）在测血糖的时候不能光测“手指血糖”，还要测“糖化血红蛋白”，其是反映最近三个月来的平均血糖水平，这更有利于医生判断病情（“手指血糖”和“糖化血红蛋白”就好比一个班级的两个成绩，“手指血糖”反映了一次考试的成绩，而“糖化血红蛋白”反映的是三个月来这个班级的平均成绩）。

（4）必要时可以佩戴24h动态血糖检测仪。

三、血脂监测

入场监测血脂明显高于出国体检指标的，建议饮食调整2周后复查血脂，如指标有下

降，继续坚持从生活方式调整，如指标没有下降，请及时报告并寻求医疗帮助，进行药物调整，但同时也必须进行饮食及生活方式的改善。待血脂指标稳定后可每3个月定期复查1次血脂。

特别提示一

跨越时区时如何调整胰岛素注射及进餐时间

随时监视血糖水平对于飞行中身体安全很重要。即使在家不经常检测的人，在旅行的时候也应该至少每4～6h检测一次。患者在飞行时应该随时饮用不含咖啡因和酒精的饮料补充水分。

糖尿病管理通常应该按照24h医疗方案进行。不论是向北或向南旅行，24h方案都不用调整。但是跨越时区向东或向西旅行则应该根据旅行方向调整时间。

通常来说，患者穿越少于5个时区时胰岛素剂量无须改变。向东旅行者会发现一天的时间变短，一般来说，特别在短途飞行的时候，要减少胰岛素用量，因为飞行中胰岛素服用间隔变短会导致低血糖症。相反，向西旅行者会发现一天的时间变长，要增加胰岛素用量。然而，不能简单套用“向西增加胰岛素，向东减少胰岛素”。出发时间的不同和飞行时间的延长需要采取更复杂的解决方案。

没有使用胰岛素泵且又没有更好办法的患者，就需要在旅行前改用“Basalbolus”法（基本追加法），而胰岛素泵是适应所有跨越时区旅行的理想系统。用甘精胰岛素（Lantus）替换基本胰岛素，并在餐前服用赖脯胰岛素（Humalog）或者速效胰岛素制剂（Novolog），也许是最便利、有效的方案。

总的来说，在旅行时患者不要调整自己的手表，以便保持自己的时间节拍。这样患者很容易判断自己胰岛素注射、进餐的时间。

特别提示二

跨越五个或更多时区向东旅行的建议

从西向东的飞行以洛杉矶到伦敦的航班举例说明。见表2–4–2，航班于晚上8：45离开洛杉矶，此时伦敦时间为早上4：45。航班抵达为洛杉矶时间早上7：15，此时伦敦时间为下午3：15。整个航程为10.5h。

表2–4–2　从洛杉矶到伦敦向东飞行的起止时间差

	洛杉矶时间	伦敦时间
起飞	8：45P.M.	4：45A.M.
到达	7：15A.M.	3：15P.M.

场景1假设登机的患者正常时按每天两次的方案服用胰岛素（基本和速效胰岛素）：早餐前服用中性鱼精蛋白锌胰岛素16个单位，加上普通胰岛素10个单位，晚餐前服用中

性鱼精蛋白锌胰岛素10个单位，加上普通胰岛素10个单位。假设飞行中提供两次进餐和一次点心（起飞后晚餐，途中点心，着陆前早餐），建议患者遵循以下方案：

出发前，服用平常夜间剂量：中性鱼精蛋白锌胰岛素10个单位，加普通胰岛素10个单位。飞行中注意保持手表与洛杉矶时间同步，11～12h后，服用平常早上剂量一半的中性鱼精蛋白锌胰岛素8个单位和全剂量的普通胰岛素10个单位，然后吃正餐（早餐）。因为飞行时间长，患者的正常饮食习惯被打乱（如晚餐和晚间点心），需要增加速效的胰岛素。到达伦敦的当晚，用晚餐前（伦敦时间），服用剩余早上剂量一半的中性鱼精蛋白锌胰岛素8个单位和全剂量的普通胰岛素10个单位。

这样服用中性鱼精蛋白锌胰岛素的总剂量没有改变，而是分作两次助患者适应时区改变。到伦敦的第二天早上，患者就可以按当地时间恢复出发前的服药方案。

场景2假设登机的患者按平常每天1次的方案服用甘精胰岛素（睡觉前24个单位），加上饭前服用超速效胰岛素（每餐前服用10个单位的赖脯人胰岛素或者阿司帕坦）。一个替代的办法是和平常一样，比如说洛杉矶时间晚上10：00（这时候应该在飞行中）服用平常剂量的甘精胰岛素。24h以后（还是洛杉矶时间晚上10：00，这时候应该是到达伦敦以后的早上6：00），患者服用平常剂量一半的甘精胰岛素（12个单位）。伦敦时间睡觉前服用剩余剂量一半的甘精胰岛素（12个单位），这样还是服用同样24h剂量的甘精胰岛素。餐前服用的超速效胰岛素保持不变，或者根据饭量、就餐次数增加而增加。出发前的在睡前服用24个单位甘精胰岛素的服药方案在第3个晚上（到达伦敦的第2天晚上）恢复。

如果只是短期停留，特别是服用甘精胰岛素的患者，可以继续按洛杉矶的时间表服药，不过要注意有一些不方便的地方。比如，服用甘精胰岛素的睡觉时间通常是晚上10：00，伦敦时间则是早上6：00。

特别提示三

跨越五个或更多时区向西旅行的建议

从东向西的飞行以新泽西州到火奴鲁鲁的航班举例说明。见表2-4-3，航班于早上11：40离开新泽西州，此时火奴鲁鲁时间为早上6：40。航班抵达火奴鲁鲁为新泽西州时间晚上10：40，此时火奴鲁鲁时间为下午5：40。整个航程为11个小时。

表2-4-3　从新泽西州到夏威夷向西飞行的起止时间差

	新泽西州时间	夏威夷时间
起飞	11：40A.M.	7：10A.M.
到达	10：40P.M.	5：40P.M.

场景1假设登机的还是上面那位患者，按平常每天两次的方案服用胰岛素（基本和速效胰岛素）：早餐前服用中性鱼精蛋白锌胰岛素16个单位加上普通胰岛素10个单位，晚

餐前服用中性鱼精蛋白锌胰岛素 10 个单位加上普通胰岛素 10 个单位。

建议患者遵循以下方案：

出发前，服用平常早上剂量：中性鱼精蛋白锌胰岛素 16 个单位，加上普通胰岛素 10 个单位。飞行中注意保持手表与新泽西州时间同步，平常晚上服药时间（早上服药时间 10h 以后），服用平常晚上剂量一半的中性鱼精蛋白锌胰岛素 5 个单位和全剂量的普通胰岛素 10 个单位，然后吃晚餐或者点心。火奴鲁鲁时间的当晚用餐前，服用剩余一半的中性鱼精蛋白锌胰岛素 5 个单位，和全剂量的普通胰岛素 10 个单位。当地时间第二天早上恢复正常服药规律。

场景 2 假设登机的患者按平常每天 1 次的方案服用甘精胰岛素（睡觉前 24 个单位），加上饭前服用超速效胰岛素（每餐前服用 10 个单位的赖脯人胰岛素）。替代的办法就是和平常一样，出发前一晚上服用平常剂量（24 个单位）的甘精胰岛素。24h 以后（这时候应该是刚刚降落在火奴鲁），患者服用平常剂量一半的甘精胰岛素（12 个单位）。火奴鲁鲁时间当天晚上睡觉前服用剩余一半剂量的甘精胰岛素（12 个单位），这样还是服用同样 24h 剂量的甘精胰岛素。餐前服用的超速效胰岛素保持不变，或者根据饭量、就餐次数增加而增加赖脯人胰岛素的服用，具体情况要根据摄入的碳水化合物的多少和血糖水平而定。

特别提示四

对胰岛素泵使用者的建议

使用胰岛素泵的患者可以继续平常的基本追加法，一旦到达目的地，患者可以调节泵的时间设定。在第一天让血糖保持在稍微高一些的水平，而不必冒低血糖症的风险。

使用胰岛素泵的患者应携带长效胰岛素（超慢作用的或者甘精胰岛素）及普通胰岛素或者速效胰岛素类似物（赖脯胰岛素或者阿司帕坦），携带注射器和备用电池以防止泵或者电池失效。在这种情况下要求患者每天接受一剂甘精胰岛素注射，剂量相当于基本法 24h 的用量。如果患者使用超慢作用的胰岛素，总剂量也相当于基本法 24h 的总用量，分成早和晚上各一次。餐前服用的短效、速效胰岛素和平时一样。

特别提示五

对口服制剂治疗糖尿病患者的建议

糖尿病患者口服用药的时间要求不如胰岛素那样严格。例如，患者如果是每天两次服用二甲双胍（格华止），一种噻唑烷二酮类或磺酰脲类制剂，建议减少一次，6～8h 内会出现轻微的高血糖，但如果两次服药剂量靠得很近，很可能会有低血糖症的危险。患者如果服用碳水化合物吸收抑制剂［如阿卡波糖（Precose）］或者非磺酰脲类的一种新型促分泌素如瑞格列奈（Prandin）或者那格列奈（Starlix），可以继续按平常的方案餐前服药。

第五章 精神心理疾病

第一节 出国人员常见心理问题介绍

一、适应障碍

适应障碍（Adjustment Disorder）是出国人员常遭遇的一种心理问题，它是指在明显的生活改变或环境变化时产生的、短期的和轻度的烦恼状态和情绪失调，常有一定程度的行为变化，但并不出现精神病性症状。典型的生活事件包括居丧、离婚、失业、变换岗位、迁居、转学、患重病、经济危机、退休等。发病常在应激性生活事件发生后的1～3个月内，出现各种各样的临床表现，包括抑郁、焦虑、烦恼，感到对目前处境不能应付，无从计划，难以继续。症状严重程度达不到焦虑症、抑郁症的诊断标准，持续时间通常不超过6个月。

适应障碍发病往往与生活事件的严重程度、个体心理素质、心理应对方式等有关。出国前做好充足的物资及心理准备，安排好家庭事务，对驻外工作的性质与内容有一定的了解及技术准备，对可能的困难有合理预期，提前准备好应对策略，积极预防适应障碍的发生，帮助自己平稳度过适应阶段。

如果出现可疑适应障碍表现，也不必惊慌，随着时间推移，症状常能自行缓解，但也有部分转化为其他更严重的精神障碍。适应障碍治疗的根本目的是帮助患者提高处理应激境遇的能力，早日恢复到病前功能水平，防止病程恶化或慢性化。心理治疗为主，药物治疗只用在情绪异常较为明显的个体，作用是加快症状的缓解，为心理治疗提供合适的环境。

二、焦虑障碍

我们常说的焦虑障碍（Anxiety Disorder），其实包括惊恐障碍（Panic Disorder）、广泛性焦虑障碍（Generalized Anxiety Disorder）、恐怖性焦虑障碍（Phobic Anxiety Disorder）。

惊恐障碍表现为，个体在并不特别恐怖的情境中，突然出现紧张、害怕、恐惧，伴有严重的自主神经功能紊乱症状，如心慌、心悸、呼吸困难、过度换气、出汗、四肢麻木等。起病急，终止快，通常一次发作只持续20～30min，会反复、突然、无预兆地发作。由于强烈的恐惧，患者常立即要求紧急帮助，如到急诊就医或拨打120。在发现间歇期，个体存在预期焦虑，常感心有余悸、惴惴不安，担心再次发作。约有60%的患者由于担心发病时得不到帮助，会主动回避一些活动，例如独自出门。

广泛性焦虑障碍的患者对一些一般的日常生活事件或想法，持续地感到担忧和焦虑，自己往往能够认识到这些担忧是过度和不恰当的，但不能控制。常与失眠、肌肉疼痛、紧张、头疼同时出现，症状往往持续6个月或更久。引起焦虑的事情过去了，患者的焦虑却不消失，甚至越来越重。

恐怖性焦虑障碍又不一样，患者的焦虑害怕有明确的客观对象，或指向特定情境。例如，广场恐怖症是恐惧各种难以逃离或难以获得帮助的情境（如公交车、地铁、无人的广场）；社交恐怖则是在社交场景中感到焦虑恐惧；特定恐怖障碍，焦虑的对象会更加明确，例如“恐高”“怕蛇”。

焦虑障碍在我国成人精神障碍中，患病率最高，终生患病率为7.6%，也就是大概13个人里就有一个焦虑障碍患者，女性患病率明显高于男性。对于焦虑障碍的治疗，药物治疗和心理治疗同等重要。有一部分功能损害不明显的个体，可通过自我调整达到症状缓解，若焦虑障碍已经严重影响日常生活与工作，务必积极接受专业治疗。

三、躯体形式障碍

躯体形式障碍（Somatoform Disorder）表现为多种多样、反复出现、变化多端的躯体不适症状，可以涉及身体的任何系统或任意部位，最常见的是胃肠道感觉，如打嗝、反酸、恶心等，以及异常皮肤感觉，如刺痛、麻木、发冷发热等。患者不是这里难受，就是那里难受，反正就是不舒服。躯体症状对个体造成明显痛苦，严重干扰其正常生活、工作，很多患者投入过多时间和精力去关注身体健康，反复检查，却查不出问题，或现有躯体疾病难以解释患者的严重痛苦。

躯体形式障碍的病因，可能是生理因素、人格基础、心理社会因素综合作用的结果。心理治疗是最重要的治疗手段，焦虑抑郁情绪明显的患者，需要合并药物治疗。患者努力克服反复就医检查的冲动，正视自己的心理冲突，为所当为、充实生活，将对身体与疾病的关注转移到工作、娱乐、照顾家庭、发展爱好等建设性方面，方能减轻躯体症状。

四、抑郁障碍

抑郁障碍（Depressive Disorder）作为一种疾病，与我们通常讲的难过、悲伤、愤怒、沮丧等“抑郁”情绪并不相同。每个人在遇到刺激、挑战、挫折、困难时都可能出现各种各样的负性情绪，我们常以“抑郁”“emo”来描述这些负面情绪。但这些情绪是“一过性”的，也不至于对日常生活、工作、人际关系等造成明显影响，通常“事情”过去了，情绪也就好起来了。

抑郁障碍则并非“一过性”的不良情绪，也并非应激源消除就能完全缓解。它的核心症状包括：心境低落、兴趣和愉快感丧失、精力降低（劳累感增加和活动减少）。其他常见症状包括：注意力难以集中、记忆力下降、思维反应变慢、自我评价降低、自责自罪、认为前途无望、睡眠障碍、食欲下降、自伤自杀观念或行为等。上述症状条目以不同的排列组合方式出现，构成抑郁综合征。抑郁综合征若持续存在，占据大部分时间，病程超过2周，给患者生活造成明显影响，则可能已达到抑郁症的诊断标准。

根据病情严重程度、发病诱因和患者治疗偏好，药物治疗、心理治疗、物理治疗、运动疗法等都是可选治疗资源。一般来说，轻中度的抑郁症有希望通过自我调整、心理治疗、运动疗法等达到缓解，而重度抑郁症患者则必须使用药物治疗，以改善脑内神经递质的功能。个体化治疗方案，一定要请专业医生根据多方面评估分析来制定。

五、双相情感障碍

双相情感障碍（Bipolar Disorder）也被称为“躁郁症”，患者情绪像坐过山车，在“世界之巅”与“人生低谷”之间穿梭起伏，疲惫不堪，甚至生活、工作、人际交往一塌糊涂。这是一种既有躁狂或轻躁狂发作，又有抑郁发作的心境障碍。

抑郁发作的特点上文已讲述。躁狂发作时患者处于心境的另一极端，情绪高涨或易激惹、精力旺盛、脑子转得快、语速快、讲话滔滔不绝、自我评价过高（夸大）、注意力难以集中、睡眠需求减少、罔顾后果的冲动和冒险行为增多（如过度饮酒、挥金如土、赌博、不良性行为等）。与抑郁不同，躁狂症状持续达1周，即可诊断。轻躁狂较躁狂程度轻，持续时间短，对个体社会功能影响小，有很多患者甚至觉得轻躁狂期是一段状态很好的时间，即便如此，轻躁狂也是一种极其不稳定的状态，放任不管病情会变得更严重。还需注意，躁狂发作严重时易出现幻觉、妄想等精神病性症状，患者可表现为兴奋冲动、言行紊乱，与精神分裂症鉴别存在困难。

双相情感障碍的治疗，最重要的是药物干预，重中之重是心境稳定剂（包括传统抗抽搐剂、锂盐、新型抗精神病药等）。由于疾病的慢性、复发性特点，且发作期对个体功能影响巨大，通常用药期长达数年、数十年，患者需跟专业医生保持长期密切合作。

六、强迫症

强迫症（Obsessive-compulsive Disorder，OCD）患病率不低，100个人中就有2～3人患病，但只有1/3的患者会寻求医学帮助。患者内心非常纠结和痛苦，很多患者会努力隐藏症状，让周围人都看不出来。其核心表现是重复和纠缠，患者花费大量时间和精力反复做一件事情，达成的效果与付出远远不成比例；或一个想法、念头在脑子里不断出现，明知过分或毫无必要，然而挥之不去。

强迫症常用治疗方法包括药物治疗和心理治疗，最好两者联合，不同阶段有所侧重。一线治疗药物为选择性五羟色胺再摄取抑制剂（SSRIs类），疗程长、起效慢，初步起效需要4～6周，药物治疗至少维持1～2年，作用是调节脑内神经递质，减轻症状、缓解痛苦。心理治疗帮助患者认识强迫，学习与症状共处，采取建设性行为，有效面对生活。

七、酒精依赖

酒精依赖（Alcohol Dependence）是生物学因素和环境因素相互作用下出现的一种

慢性、复杂性大脑疾病，发病机制与遗传因素、个性、生长环境、家庭因素、社会压力等很多因素相关，与意志力薄弱无关。欧美国家患病率约4%，我国普通人群患病率为1.3%～3%。“何以解忧，唯有杜康”还是“举杯浇愁，愁更愁”取决于你是普通饮酒者还是酒依赖患者。

诊断酒精依赖需要满足如下症状中至少3条：（1）对饮酒存在强烈渴求或冲动感。（2）对饮酒的开始、结束及剂量难以控制。（3）停饮或减少饮酒量时出现生理戒断反应（手抖、心慌、恶心、血压不稳等）。（4）饮酒量越来越大，才能获得满足。（5）由于饮酒而逐渐忽视其他快乐或兴趣。（6）固执地饮酒而不顾其明显的危害性后果，如过度饮酒对肝和大脑的损害，对工作能力、家庭关系与认知功能的伤害。

尽管酒精依赖造成多方面危害，但绝不建议患者自行戒酒，因为可能产生严重戒断反应，如癫痫发作、震颤谵妄、冲动伤人、自伤等，甚至危及生命。戒酒需要至专业医疗机构在密切监测下进行。彻底脱离酒精的环境，采取苯二氮卓类药物替代治疗，补充维生素及营养支持，对症给予精神科药物，是戒酒的第一步。后续预防复饮，需要团体、家属、专业机构的持续支持。

第二节　出国人员自我心理调适措施

精神心理疾病可防可治，了解常见疾病，早期识别，有利于出国人员积极寻求专业帮助，进而早诊断、早治疗、早康复。出国人员合理安排自己的工作与生活，关爱自我与家庭，平衡身心健康，做好自我心理调适，方能防患于未然，减少精神心理疾病的发生。

一、临行前准备

企业应提前对出国人员及需要随同前往驻地的人员亲属进行驻地语言、文化习俗、饮食习惯等相关知识和信息的培训，缩短他们到达驻地后的适应摸索期。企业提前告知执行驻外任务的人员，哪里可以获得精神科医疗和心理治疗的专业资源，提高心理保健资源的可及性，增加出国人员的确定感与安全感，避免其生病时不好说、懒得治。企业帮助、鼓励出国人员，临行前规划好家庭其他成员的生活，例如孩子上学、老人看病、伴侣工作等，避免出国人员对家庭事务的过分牵挂。

出国人员自己提前多方面了解驻外的工作内容、工作时间、工作强度、轮休制度、薪酬待遇等，对驻外工作产生合理的心理预期，避免进入实际工作后产生较大心理落差。对工作、生活、家庭中可能产生的困难进行提前应对演练，增加对未知生活的掌控感。

二、主动积累好的情绪

驻外工作与国内的日常生活，有很多不同，工作再忙，也要花时间与精力来滋养自己。主动积累正性、积极的情绪体验，相当于在有朝一日遭遇波涛汹涌的失控情绪和你之间，筑起一道安全大坝。

想想那些能令你愉悦的事情。包括过去你做过，能让你感觉舒适的事情；目前你做了，就有享受感的事情；你没有做过，但愿意尝试的事情。列一个“个体愉快事件清单”，可以是去听场新春音乐会、滑个雪、跨国旅游一次这样的大活动，也可以是喝杯咖啡、吃个水果、泡个热水澡这样的小事；要求自己，每天有意识地从个体愉快清单中，选至少一件事情去享受。

自己开心的同时，别忘了跟家人一起分享快乐。再列一张和家人一起做的“家庭愉快事件清单”，这个清单需要和家人一起商量完成，仍然是选出关于过去、现在、未来的，能和家人一起做的，愉悦的、享受彼此的事情。例如，跟伴侣视频 15min、跟孩子一起云观影一部动画片、全家一起吃顿饭、跟老人一起看新闻联播。每周 3 次，有意识地从家庭愉快事件清单选一件事情来和家人共同完成。也许，你的家人就在身边，也许，他们都在异地，充分利用沟通交流的资源，攫取家庭系统的智慧，一定能找出很多共同享受时光的事情。

注意，做这些事情的时候，停止忧虑。有意识地觉察产生的积极情绪，把注意力投注在正在发生的愉快事情上。当然，你的思绪可能会飘走，会控制不住地胡思乱想，没有关系，觉察到，再把注意力拉回正在做的事情即可。

三、STOP 技术

当负性情绪汹涌来袭，你感觉到特别紧张、愤怒、恐惧或是担忧时，交感神经兴奋性增加，心跳加快、血压升高、手抖出汗时，对自己喊停，“STOP”。

- S（Stop）停下来，什么都不要做，放下手中物品，停下要做的动作，让身体安顿下来。可以转向阳台，看看外面，看看远处；也可以坐下来。
- T（Take a Breath）后退一步，深呼吸：这里的后退一步，是让情绪后退一步，不让情绪感受控制行为，做出让自己后悔的举动。身体停下来后，但各种情绪仍在发展，想法仍在翻腾，痛苦还在蔓延。不要着急，允许它们存在。做深呼吸，让自己的身体、肌肉逐渐放松下来。
- O（Observe）关注：觉察到紧张与慌乱，觉察到委屈与恐惧，觉察到愤怒和不甘。倾听自己的想法和需求，以及它们的进展变化。类似于站在上帝视角。
- P（Proceed）保持理性、继续前行：觉察情绪的同时，留意自己的目标，有意识地行动，体面地行动，做有用的事情、有利于目标达成的举动，避免冲突升级。

四、呼吸放松训练

这个小练习只需要几分钟时间，能够帮助你迅速提升状态、稳定情绪，随时可用。找一个安静的不被打扰的环境，可以用闹钟设置练习时间，开始练习的时候，可以设置 2～3min，后面可以逐渐延长时间。睡前也可以做一下呼吸放松，有助于快速入眠。

一只手放在腹部，用鼻子慢慢吸气，用嘴慢慢呼气，留意气流经过鼻腔、气道、肺部、身体的感受，感受到你的腹部随着呼吸起伏，吸气时体会你的身体像气球一样被空气充盈，呼气时感受你的身体像气球一样瘪下去。随着每一次呼吸，感觉你的身体不断地放松。把你的注意力放在呼吸上，专注地观察呼吸。当你发现自己不自觉地在想其他事情时，没有关系，把注意力拉回到呼吸上，坚持“观呼吸”，直至闹钟铃响。

五、关于充足睡眠的 12 条建议

谈到充足睡眠，首先需要提醒的是，食睡性皆为人的本能欲望，无法强求。如果你对睡眠状况不满意，先要理解每个人的睡眠需求本就不同，只要白天精神好，能够正常活动，就说明你睡够了。试试缩短卧床时间，晚睡早起，探索最适合自己的睡眠时长。

（1）保持作息规律：周末不要睡懒觉，会破坏人的生物钟。相反，最好在差不多的时间点睡觉和起床。

（2）建立就寝日常：睡前半小时，换上舒适的睡衣，调暗灯光，减少噪声，停止阅读，还可以喝少量牛奶。

（3）睡前不要贪吃贪喝：睡前 2h 不要进食，少饮水，避免起夜。

（4）避免咖啡因和尼古丁：睡前 8h 就要避免咖啡因，尽量不吸烟。

（5）运动时机：如果你想睡得更好，最好的运动时间是早晨或下午。

（6）保持房间温度舒适：让房间温度保持凉爽，这模仿了我们睡觉时，身体温度自然下降的过程。

（7）白天不睡晚上睡：白天小憩的时间，都是从夜间睡眠中偷来的。如果非睡不可，一定要把白天卧床时间限制在 1h 以内，并且不要超过下午 3 点。

（8）昏暗、安静的环境：保持睡眠环境安静、昏暗，手机、平板、智能手表等调到免打扰模式，避免它们会在不经意间发声或点亮。如果对声音特别敏感，可以使用风扇、白噪声或一些持续的、舒缓的背景噪声来掩盖那些无法控制的声音。

（9）建立床—睡联结：让你的床，仅仅用来睡眠，不用于学习或者看电视。累了就上床睡觉，如果 30min 无法入睡，就起来做一些放松的事情，例如看杂志、呼吸放松训练，感觉累了再回床上睡觉。

（10）洗澡放松：睡前洗热水澡可以放松肌肉。

（11）安眠药妥善使用：遵医嘱服用安眠药，是安全的，不要自己调整，避免形成依赖。

（12）拒绝灾难化：失眠时告诉自己“没事，我最后会睡着的，今天睡不着，明天也能睡”“今天睡不着也不是什么大不了的事情”。

六、均衡饮食、坚持运动

留意哪些食物会影响你的精神状态，无论是消极的还是积极的。如高糖食物可能让你疲惫易怒，油腻食品让你感觉身体沉重，咖啡、红牛让你心慌失眠，鸡蛋鱼肉让你感觉轻快有力量，吃水果蔬菜又饱肚子又没有负罪感。吃香蕉后，会感觉轻松；吃酸酸的水果后，会感觉清醒；吃浆果后，排便更顺畅。

注意你吃的量是否太多或太少，有没有饿得睡不着或撑得难受。体察食物和情绪的关系，一点一点改变饮食结构，在当地饮食特色基础上，找到合适你的量，以及使你舒服的食物。也许你会留意到，均衡饮食后，精力变得充沛，身体变得轻盈，身心负担减轻了。

吃得好的同时，需要动起来。每周至少3～5次，每次至少半小时中等强度的有氧运动，长期坚持，让大脑时常分泌内啡肽，缓解紧张情绪、释放压力、愉悦身心、提升精力。从简单容易的开始，哪怕是在驻地附近散个步，只需要动起来并坚持下去。再逐步提高运动强度和能力，学习你感兴趣的新的运动技能，甚至更有难度的运动类型，例如滑雪、滑冰、潜水等。同时结交一些有相同爱好的朋友，扩大自己的朋友圈。

七、不耻求助

放下全能感与病耻感，在遇到困难时勇敢求助，发现心理疾病征象时积极就医，是充满力量与希望的强者行为。承认此时此刻我的内心困扰无法承受，通过自己的努力难以解决，积极寻求心理帮助是能力与蓬勃生命力的体现。广义上来讲，任何情况下都可以去寻求心理帮助，发现自己存在心理问题的征象，或是“我现在很好，但希望进一步认识自我、不断成长”。每个人都是自己生活的专家，然而很多人需要专业人员帮助自己觉察到这一点，为发挥内在潜力、实现自我价值扫除障碍。

当你需要接受精神科药物治疗时，请与医生密切合作，遵医嘱规范化治疗，有任何疑惑与对用药的顾虑，有任何服药后的进步或不适，都请及时跟医生沟通，在专业指导下进行药物调整。当你接受心理治疗时，请理解这是一种依靠言语沟通的治疗方式，建立在信任、自愿、保密的基础上，目标是在治疗关系中触发个人成长。请给予更多的耐心与努力，与治疗师一起工作，携手前行。

第三篇

通用安全守则

第一章 安全常识

第一节 危害控制层序

控制职业危害暴露是保护工作人员健康安全的根本方法。危害控制层序翻译自英文Hierarchy of Controls，是目前国际上最为推崇的一种确定如何实施有效可行的危害应对措施的方法。用于描述这个方法的插图很多，最常见的是美国国家职业安全卫生研究院（National Institute for Occupational Safety and Health，NIOSH）所采用的倒三角形，如图3-1-1所示。危害控制层序列出了降低工作活动职业健康和安全风险时应遵循的分层和先后顺序，即消除危害应首先得到考虑，个人防护装备应最后考虑。在图3-1-1中从顶部开始向下，如果经确认环节1从根本上消除危害不能实现，然后尝试和实施环节2替换现有危害，以此类推，避免试图采用最简单易行的防控措施。

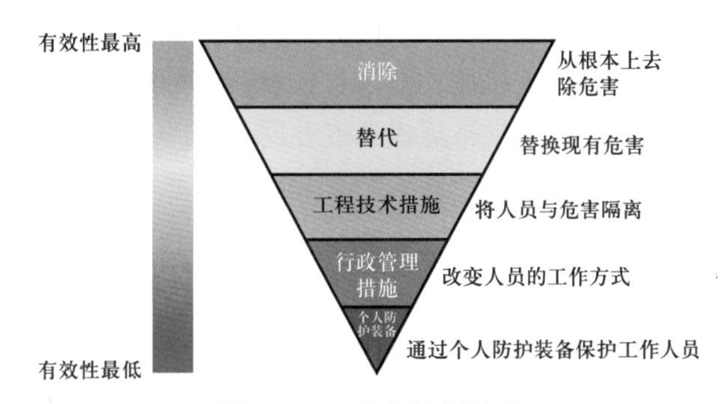

图3-1-1 危害控制层序

一、消除

完全去除危害是最有效的危害防控措施，在可能的情况下应在所有其他控制方法之前实施。在设计过程的早期，消除危害是最有效的，因为成本低廉且易于实施。彻底消除危害是“设计保障安全”理念的核心组成部分。如果在设计或生产阶段的后期变更危险工艺或材料，消除策略可能会失败，因为这样做一般都成本高昂，并且需要对现有工作场所流程进行重大改动。例如：如果出国人员需要在高于地面的位置工作，则可以将工作对象移至地面来消除高处作业的危害；重新设计工艺流程，避免使用危险化学品；从机器中移除不必要的刀片；及时修复损坏的设备来避免危险。

二、替代

替代是有效性位列第二的危害防控手段，仅次于消除。替代方法类似于消除，是将产生危害的物料替换为不会产生（同样）危害的物料。也因为成本低廉且易于实施，在设计过程的早期阶段最为有效。而对于现有过程，它们可能需要对设备和程序进行重大更改。危害替代不仅可以将一种化学物质更换为另一种化学物质，还包括以危害较小的形式使用相同的化学物质，也可以对工艺和设备进行替代。在进行替代时，应考虑和监控新材料的危害，以免无意中引入新的危害。例如：用毒性较小的化学物质代替有毒化学物质；使用低温工艺来减少废气中材料的释放；水射流切割工艺来代替机械锯切固体物品，产生更少的灰尘；使用自动回缩救生索代替固定绳索以防坠落。

三、工程技术措施

工程技术措施是有效性位列第三的危害防控手段。工程技术措施旨在通过在工作人员与危害之间设置屏障或通过通风去除有害物质来保护工作人员免遭危险状态的伤害，工程技术措施依靠工作场所本身的物理变化，而不是依赖工人的行为或要求工人穿防护服。精心设计的工程控制可以非常有效地防止事故的发生，并且通常独立于工人互动来提供这种高水平的保护。如果有数字化的工作许可系统配合隔离措施的电子标签，通常会大大提高企业的工作控制水平，同时改善工作效率。工程控制的初始成本可能高于管理措施或个体防护装备的成本，但从长远来看，它们通常会降低总体运营成本。例如：在危险作业前进行能量隔离；装备安全仪表系统（Safety Instrumented System，SIS）用于紧急切断；通过通风和隔离有毒物质来减少工人暴露；对过程或设备进行物理隔离，以防止有害物质释放到工作场所；使用护栏来防止人员坠落或者接近危险源。

四、行政管理措施

行政管理措施主要依靠调整工作方式。例如修订程序、培训出国人员及设置标识和警告标签。行政管理措施不能消除危害，而是限制或防止人员暴露于危害之中。例如选择在车流量较少的夜间完成道路施工作业。

五、个人防护装备

个人防护装备是在工程控制和行政管理措施不可行，或无法有效将这些风险降低到可接受的水平时，用来减少潜在事故后果对出国人员的影响，是危害控制的最后一道防线。个人防护装备有一个严重的局限性，它不能从源头上消除危害，如果装备发生故障，可能会导致出国人员暴露于危险之中。

常用的个人防护装备有：

——眼睛和面部防护（护目镜和口罩）；

——头部保护（安全帽）；

——足部和腿部保护（安全鞋 / 靴）；

——手和手臂保护（耐化学品手套）；

——身体防护（防护服）；

——听力保护（耳塞）。

第二节　危险轨迹

Line of Fire 是一个军事术语，用以描述导弹或子弹发射后的轨迹（称作“弹道”），这个术语用来描述士兵在战场上应该避免的位置，以免被敌方的火力击中。在安全管理领域，这个概念被借用来描述工作场所中物体将行进（在行进过程中）并产生严重伤害风险的路径（称作“危险轨迹”），这个概念强调的是出国人员在工作时应该避免进入这些区域，以防止意外伤害的发生（图 3–1–2）。

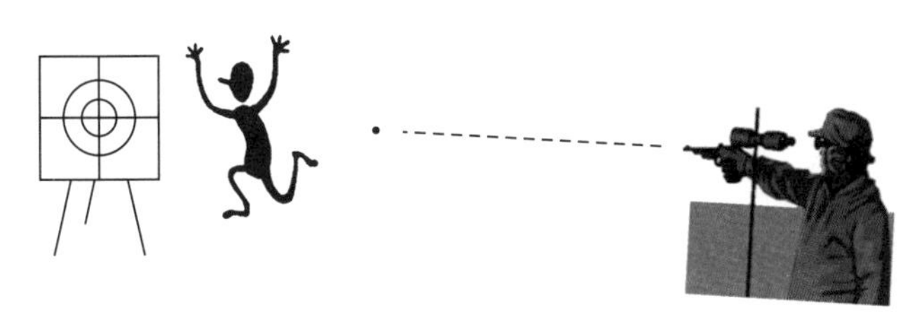

图 3–1–2　危险轨迹示意图

在化工行业，危险轨迹危害是造成人员伤亡的最常见原因之一，特别是与打开工艺系统、吊装和电气作业有关的危险轨迹，都曾造成过严重的人员伤亡。为此，国际油气生产商协会（the International Association of Oil & Gas Producers, IOGP）于 2018 年专门将“Line of Fire”纳入保命法则之一，将人员处于危险轨迹视为严重违反安全规则行为，通常需要进行纪律处分甚至终止劳动关系。

为了避免受伤，出国人员需要识别这些危险轨迹，并采取适当的预防措施，如保持警惕、了解工作场所的设备和操作风险，以及在进行作业活动时避免将身体部位置于这些危险轨迹中。行业标准将“危险轨迹”分为三种伤害机制（表 3–1–1）。

表 3–1–1　三种伤害机制

	1. 蓄能危险：接触储存的能量，包括压力、重力，机械张力下的物体等。储存的能量是“被封存”的能量，可能意外释放
	2. 撞击危险：被物体打击或撞上物体。包括坠落物及移动设备和车辆
	3. 挤压危险：被物体夹住、压住、挤住

有公司把危险轨迹分为十种情形，包括在移动的车辆或重型设备的路线上、提升或吊装作业过程、有坠物风险的高处作业、收紧的绳索或带弹力的设备、具有滚动或坠落风险的物体、带压设备、机械与工具、电气设备、飞溅物、推拉物体。

在考虑产生“危险轨迹”的危害时，可采取以下基本步骤：

一、识别产生“危险轨迹”的危害

——哪些物体或机器是潜在的产生“危险轨迹”的危害？

——工作区周围正在发生什么事可能会使一个人陷入“危险轨迹”？

二、评估风险

——如果危害沿“危险轨迹”释放，人员是否可能处于“危险轨迹”中？

——了解人员在整个任务中与危险能量释放方向（车辆行驶、管线末端剧烈摆动等）有关的位置。

三、确定合适的控制措施

——尽可能消除危害（重新安置车辆、停止旋转机械等）。如果消除危害不可行，按照（危害）控制层序的原则尽可能降低危险。

——用更安全的东西替代产生“危险轨迹”的危害。

——工程控制措施：实施保护屏障（如防护罩）或通过隔离（挂锁/上签）切断产生“危险轨迹”的能量危害。

——管理控制措施：通过恰当监管或设立禁止区，禁止人员在“危险轨迹”工作。在执行工作期间，确保身体（特别是手和手臂）不进入“危险轨迹”。

——个人防护装备：使用恰当的个人防护装备，如手套、安全帽和护目镜。

第三节　安全保命规则

国际油气生产商协会（the International Association of Oil & Gas Producers，IOGP）提出的“安全保命规则”（Life Saving Rule，LSR）在石油化工行业被广泛采用，或被称为“保命条款”“保命法则”“黄金规则”“十大禁令”等。2008 年至 2017 年间，IOGP 成员公司发生了 492 起事故造成 710 人死亡，经过分析，其中 376 人本可以通过遵守安全保命规则而继续活在这个世界。2018 年，IOGP 基于对历史数据的进一步分析，更新了保命规则，将原来的 18 条保命法则浓缩为 9 条。

“安全保命规则”（图 3-1-3）是企业在安全运营上最基本、最重要的制度，是出国人员行为的“安全底线”，更是实现全员自我安全意识和自我保护主动性提升的行为准则，出国人员应牢记并严格遵守。

在旁路或停用安全关键设备之前必须获得授权

进入受限空间之前必须获得授权

遵守交通安全规则

开始作业之前确认能量已隔离

控制可燃物和点火源

让自己和他人远离危险路径

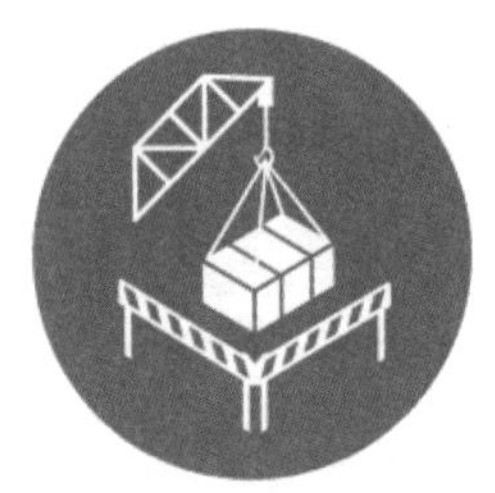

制订起重作业方案，并控制此区域

作业必须持有要求的有效作业许可

高处作业必须防止坠落

图 3-1-3　安全保命规则

第二章　消防安全

第一节　消防安全基本知识

一、消防安全标志

学会认识一些消防标志：了解什么是安全出口，什么是疏散的方向，哪些东西是危险品。图 3-2-1 为常见消防安全标志。

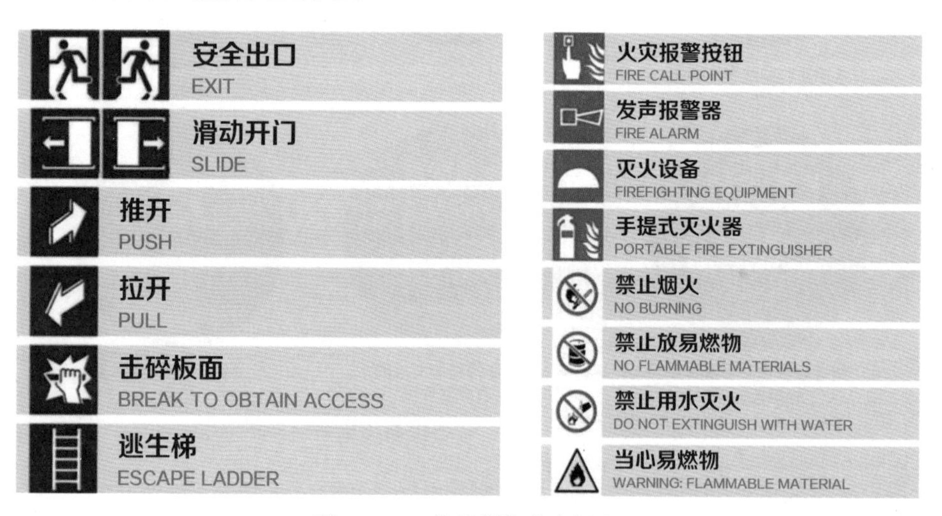

图 3-2-1　常见消防安全标志

在日常生活中，常见易燃易爆炸物品有电热毯、浴霸、暖手宝、吹风机、空气清新剂发胶、杀虫剂、香水、花露水等，这些物品应放在阴凉、干燥、热处，避免阳光直射。

特别提示

- 电热毯：不要折叠和长时间使用，离开时注意断电。
- 浴霸：不宜长时间使用或频繁开关。清理时应切断电源。用中性清洁剂和软布擦拭，不可用水洗。
- 空气清新剂、发胶、杀虫剂等：瓶、罐装易爆物品应避免剧烈挥晃，使用时远离电源。
- 暖手宝：使用时避免磕碰，两次充电时间不宜过近，不要用清洁剂清洗。
- 吹风机：使用后应放置片刻，待冷却后再收起来。
- 香水、花露水等：使用时不能靠近火源。

二、正确火灾逃生方法要牢记

牢记正确的逃生方法，当火灾发生时，知道如何用湿毛巾捂住嘴鼻保护自己不受伤害。掌握火险自救的基本常识，遇到火灾时要沉着、冷静，不要慌乱，按照正确的逃生方法，尽快避险逃生或等待救援。

特别提示

发生火情，不要乘坐普通电梯：因为普通电梯极易断电，无防烟功能，火灾发生时被卡在空中的可能性极大。应选择消防电梯或室内楼梯，阳台或过道、建筑物外墙水管。

遇浓烟千万别直接冲：由于热空气上升作用，大量浓烟将漂浮在上层，而在火灾中距离地面 30cm 以下的地方可能还有空气。

遇浓烟正确的方式应马上停：低姿势爬行，头部尽量贴地面。

三、消防安全“四懂四会”

- 懂得火灾的危险性，会报警。发现火灾迅速拨打火警电话。报警时要讲清详细地址、起火部位、着火物质、火势大小、报警人姓名及电话号码，并派人到路口迎候消防车。
- 懂得火灾的预防措施，会使用灭火器。
- 懂得火灾的扑救方法，会灭初期火灾。
- 懂得火灾的逃生方法，会逃生。

常见的灭火器有：

1. 干粉灭火器

最常见的灭火器，使用方便、有效期长。适用于扑救各种易燃、可燃液体和易燃、可燃气体火灾，以及电气设备火灾。

2. 水基式灭火器

操作简单、灭火效率高，且抗复燃性好。适用于扑救易燃固体或非水溶性液体引发的火灾。

3. 二氧化碳灭火器

灭火性能高、毒性低、腐蚀性小、灭火后不留痕迹，使用方便。适用于扑救仪器仪表、图书档案和低压电气设备引起的火灾。

灭火器的 3 步使用方法：（1）拔下保险销。（2）握住软管。（3）压下手柄灭火。

电器着火，应立即切断电源，用二氧化碳、干粉灭火器或干沙土扑救，与电气设备和电线保持 2m 以上距离。

油锅起火，将冷菜沿边倒入锅内，火可自动熄灭，用锅盖或大块湿布遮盖到起火的油锅上。

煤气泄漏，不要触动任何电器开关，不要用打火机、手电筒等工具照明，迅速关闭气源，打开窗门，如需报警应到远离现场的地方拨打报警电话。

电脑着火，拔下电源，用干粉或二氧化碳灭火器扑救，迅速用湿地毯或棉被等覆盖电脑，切勿向失火的电脑泼水。

第二节 用电安全

用电安全注意事项如下：

（1）切勿私拉乱接电线，降低触电风险。

（2）切勿湿手摸电器，触碰湿水的电器或潮湿天气时触碰电器，应切断开关或拔掉插头，以防触电致人伤。

（3）大功率家用电器、电源插头、插座建议布置在幼儿、小孩接触不到的地方，常向孩子灌输用电安全知识。

（4）移动家用电器时，务必先关闭电源，切勿带电源移动。

（5）日常应做好电线、家用电器电源线绝缘的检查，必须保证导电金属处于不外露状态，灯头、插座、开关等电器设备的导电部分不要外露，及时处理和更换破损的电线和家用电器。

（6）家中尽量选择使用带漏电保护的总开关，且开关控制的电流大小不宜过大；所有的用电设备，均需接入到漏电开关的线路中；每月都对漏电开关进行漏电保持测试，以防漏电开关故障失去应用的保护功能。

（7）带金属外壳的电器，使用完毕后应拔掉电源线，以防止金属外壳积累的静电对人体造成伤害。

（8）避免在同一排插上同时使用过多的电器，尤其不要在同一排插上同时使用大功率的电器，如电磁炉、电饭煲、电吹风、电暖器、电熨斗、烘干机、电热水壶等发热电器，使用上述电器时，应远离易燃物品，以免引起火灾，建议用完后立即拔下插头，以防意外。

（9）户外开关箱应做好防水、上锁，外壳为金属的户外开关箱箱体必须可靠接地。

（10）雨天尽量远离电线杆、变压器、大型广告牌及路灯等带电设施，更不要在附近停留或避雨。尽量选择没有积水的路段行走，如必须蹚水通过，一定事前规划好路线，远离电线、电箱、公交站台、路灯等带电设施。电是看不到的，等感觉到触电时，往往已经来不及自救了。如果一定要冒雨出门或有可能涉水行走时，一定要做好防水、绝缘准备，如穿上高筒雨靴、连鞋雨裤等，并远离带电设施。

（11）当室外积水浸入室内，或发现户外用电设备发生水浸情况时，应立即切断电源，预防设备水浸漏电，发生人身触电事故。

（12）发现有人触电时，千万不要鲁莽救人，应立即切断电源，或用不导电物体使伤员尽快脱离电源；未脱离电源前，千万不要直接接触触电者，以防自身触电。

第三节 燃气安全

一、日常使用燃气注意事项

1. 一开三关

使用燃气后，应关好灶具开关、灶前阀，防止燃气泄漏。外出时还需关闭表前阀。

2. 打不着火应停顿

如果连续三次打不着火，应停顿一会儿，确定燃气消散后，再重新打火。燃气多次释放，遇到明火极易燃爆。

3. 注意通风

如果厨房通风不好，在使用燃气灶后就会使厨房中氧气不足，易造成一氧化碳中毒。

4. 远离易燃物

燃气灶周围不要放置油瓶、酒瓶、调料瓶、塑料薄膜等厨房易燃物。

5. 用火不离人

在使用灶具过程中，人不能远离，防止因沸汤溢出引起灶具熄火，从而引发燃气泄漏。

6. "咝咝"声要留意

在检查燃气泄漏时，如果听到有轻微的"咝咝"声或者类似声音，一定要留意。

7.（异味明显）断气通风、关闭阀门

如果发现室内有煤气等异味，应立即将灶具阀关闭，开窗动作应轻缓，以免金属猛烈摩擦产生火花，引发爆炸。

8.（异味明显）电气设备禁开禁关

燃气泄漏时，千万不要开启或关闭任何电器设备、接打电话，以免产生火花。

二、如何判断燃气是否泄漏?

七字口诀——"望闻问切，通通通"。

1. 望——查气表

关闭家里的燃气具，在不用气的情况下，如果气表的末位红框内数字走动，则可判断为燃气有泄漏。

2. 闻——闻气味

如果厨房或家里无缘无故有类似臭鸡蛋的味道，一定要注意了，可能是有燃气泄漏。如果家里装了燃气泄漏报警器，还可以利用报警器判断是否有燃气泄漏。

3. 问——勤询问

每次出门必自问："燃气阀关了没？"家人要经常互相提醒，使用燃气时不能离人，做完饭或离开厨房时别忘记关掉燃气灶开关、燃气阀门。

4. 切——涂肥皂水

可以在怀疑有漏气的地方（胶管、接口处、管道、旋塞阀等）抹点肥皂水或者洗涤剂水，如果出现小气泡并不断增多，则表明该部分发生了漏气。

此外，应经常检查燃气胶管是否有老化、松动现象，发现异常要及时联系专业人员进行维修、更换。

5. 通通通

在燃气使用过程中，要始终做到"三个通"：

• 通——燃气使用时应打开门窗保持通风。

• 通——发现燃气泄漏后，要立即捂住口鼻、切断气源，打开门窗通风。

• 通——发现燃气泄漏后，要尽快撤离现场，并及时通知燃气公司和物业，发生火灾爆炸事故要拨打报警电话，不要在燃气泄漏现场拨打接听电话，不要开、关任何电器。

第三章　生 产 安 全

第一节　工作危害分析

工作危害分析（Job Hazard Analysis，JHA）也称工作安全分析（Job Safety Analysis，JSA）是危害辨识的一个系统的方法，在工作开始前，对潜在危害进行识别并提出控制措施的过程，该过程依据工作步骤进行。它是一种结构简单的工具，旨在识别、评估并控制工作过程中的危害因素，以达到最大限度地排除或控制风险。

工作危害分析（JHA）将工作任务分成几个步骤，识别出每一个步骤可能的危害，然后针对每一项危害采取有效控制措施。开展工作危害分析（JHA）所需的工作量与要执行工作任务的复杂性和风险级别相对应。

对所有需要作业许可的工作，都应进行工作危害分析。对不需要作业许可的活动，建议进行工作危害分析以确定防控措施和恢复性控制措施，以将风险降低到 ALARP 水平。ALARP 是 As Low As Reasonably Practicable 的缩写，中文翻译为合理可行尽可能低，是进一步降低风险的成本（时间、资金和精力）与实现的风险降低程度急剧失衡的临界点，也是安全管理中最常见的一个概念。

工作危害分析（JHA）步骤包括如下：

——由熟悉现场作业和设备的、有经验的人员组成 JHA 小组，负责准备 JHA。

——小组成员需了解工作任务及所在区域的环境、设备和相关的操作规程。

——JHA 小组分解工作任务，搜集相关信息，实地考察工作现场。

——分析每一步可能出现的错误，并列出相应的危害。评估每个风险现有的控制措施的有效性，并通过问“我们还能做些什么？”来进一步降低识别的风险，添加明智的额外控制到工作表单中。

——安全主管 / 经理 / 协调员总结以上的安全分析工作表及活动团队确定的特殊控制是否合理有效，并列出活动的危害、特殊的控制要求和执行控制任务的具体人员。

——任务主管确保 JHA 工作表包含随工作申请表、工作许可证。

此外，JHA 还涉及以下操作：

——对于大型或复杂的任务，初始的 JHA 可以在办公室以桌面练习的形式进行。

——JHA 通常在控制房或作业现场进行。

——任务主管负责一个简短工作上的危险工作方、控制和限制（作业前安全会议），确保所有控制措施都在 JHA 工作表要求执行。

这个过程适用于任何作业任务，有助于制定和实施相应的控制措施，以达到最大限度地排除或控制风险。

第二节 作业许可

作业许可（Permit To Work，PTW）是指在从事特殊作业及非常规作业前，为保证作业安全，必须取得授权许可方可实施作业的一种管理制度。作业许可管理包括作业许可的范围界定、申请、批准、实施、取消和关闭，以及作业许可证管理。

作业许可程序适用于所有高危作业，它明确了要完成的任务、危害和风险及应采取的有效控制措施，因此作业许可程序有效地将危害控制于作业前。

从事特殊作业及非常规作业均应严格遵守作业许可制度，有效控制作业风险。

特殊作业指从事高空、高压、易燃、易爆、有毒有害、窒息、放射性等可能对作业者本人、他人及周围建（构）筑物、设备设施造成危害或者损毁的作业，包括动火作业、受限空间作业、管线打开（盲板抽堵）作业、高处作业、吊装作业、临时用电作业、动土作业、断路作业、射线作业等。

非常规作业是指临时性的、缺乏作业程序规定的，无规律、无固定频次的作业，如装卸催化剂类作业、临近高压带电体类作业、设备（管线）试压类作业、含物料排凝（放空）类作业以及酸（碱）洗类作业等。

特殊作业、非常规作业实行“八不准”要求：

——工作前安全分析未开展不准作业。

——界面交接、安全技术交底未进行不准作业。

——作业人员无有效资格不准作业。

——作业许可未在现场审批不准作业。

——现场安全措施和应急措施未落实不准作业。

——监护人未在现场不准作业。

——作业现场出现异常情况不准作业。

——升级管理要求未落实不准作业。

第三节 动火作业

热工作业是指产生或可能产生明火（如可能使易燃性液体、气体、蒸汽或其他可燃物着火的热量、火星或火焰）的任何作业。动火作业属于高风险作业，应严格遵守作业许可程序。

动火作业六大禁令如下：

（1）动火证未经批准，禁止动火。

（2）不与生产系统可靠隔绝，禁止动火。

（3）不清洗，置换不合格，禁止动火。

（4）不消除周围易燃物，禁止动火。

（5）不按时作动火分析，禁止动火。

（6）没有消防措施，禁止动火。

第四节 受限空间作业

受限空间作业一般指人员进入炉、塔、釜、罐、仓、槽车、烟道、隧道、下水道、沟、坑、井、池、涵洞等易造成有毒有害、易燃易爆物质积聚或者氧含量不足的空间进行作业。受限空间英文为 Confined Space，也称有限空间、密闭空间等。

受限空间主要特点有：

（1）通风不良，容易造成有毒、易燃气体的积聚和缺氧等；此特点是造成受限空间死亡事故的主要原因，有毒有害气体中又以硫化氢为常见；所以在进入受限空间前首先必须保证该空间内有足够的无害的空气。

（2）对于某些受限空间，内部构造的复杂也是导致事故的原因之一。

（3）内部固有风险产生危害时，人员不便于逃离或救援的，是其主要危害机理。

受限空间作业应当严格遵守"先通风、再检测、后作业"的原则。检测指标包括氧浓度、易燃易爆物质（可燃性气体、爆炸性粉尘）浓度、有毒有害气体浓度。检测应当符合相关国家标准或者行业标准的规定。未经通风和检测合格，任何人员不得进入受限空间作业。检测的时间不得早于作业开始前 30min。

检测人员进行检测时，应当记录检测的时间、地点、气体种类、浓度等信息。检测记录经检测人员签字后存档。

受限空间内盛装或者残留的物料对作业存在危害时，作业人员应当在作业前对物料进行清洗、清空或者置换。经检测，受限空间的危险有害因素符合相关工作场所有害因素职业接触限值标准要求后，方可进入受限空间作业。

在受限空间作业过程中，应当采取通风措施，保持空气流通，禁止采用纯氧通风换气。

在受限空间作业过程中，应当确保对作业场所中的危险有害因素进行定时检测或者连续监测。作业中断超过 30min，作业人员再次进入受限空间作业前，应当重新通风、检测合格后方可进入。

第五节 高处作业

高处作业一般指在坠落高度基准面 2m 以上（含 2m）的可能坠落的高处进行的作业，也有标准将其定义为 1.8m。动土作业属于高风险作业，应严格遵守作业许可程序。

常见的高处作业有：

临边作业，即工作面边沿缺少围护设施或围护设施的高度低于 80cm 时的高处作业。

洞口作业，即孔、洞口旁的高处作业。包括在 2m 及 2m 以上的桩孔、沟槽与管道孔洞等边沿作业。若防护措施落实不到位，可能造成作业人员从高处坠落。若物体从洞口坠落，还会伤及下方人员。

攀登作业，即借助建筑结构、脚手架、梯子或其他登高设施，在攀登条件下进行的高处作业。由于没有作业平台，作业人员只能在可借助物上作业，作业难度大，危险性大。

悬空作业，即在周边临空状态下进行的高处作业。其特点是操作人员在无立足点或无牢靠立足点的条件下进行作业，危险性很大。

交叉作业，即在施工现场的上下不同层次，于空间贯通状态下同时进行的高处作业。在交叉作业中，若高处作业时不慎碰掉物料，失手掉下工具或吊运物体散落，都可能砸到下方的作业人员，发生物体打击事故。

高处作业时，请记住防护“三宝”：

（1）安全帽，可防止或减轻人的头部受到外力伤害。

① 要选用符合相关标准的安全帽。

② 戴安全帽前，先检查外壳是否破损，有无合格的帽衬，帽带是否齐全，如果不符合要求，应立即更换。

③ 戴上安全帽后，要调整好帽箍，系好帽带。

（2）安全带，可预防高处作业人员坠落。

① 高处作业时，必须使用安全带。

② 选用合格的安全带，并保证在其使用有效期内，严禁打结、续接使用。

③ 使用中，要可靠地挂在牢固的地方，高挂低用，防止摆动，避免明火和刺割。

④ 在无法直接挂设安全带的地方，应设置挂安全带的安全拉绳、安全栏杆等。

（3）安全网，可防止人、物坠落或避免、减轻物体打击伤害。

① 要选用有合格证的安全网。

② 安全网若破损、老化应及时更换。

③ 安全网与架体连接不宜绷得太紧，系结点要沿边分布均匀、绑牢。

④ 立网不得作为平网使用。

第六节　吊装作业

吊装作业是指利用各种吊装机具将设备、工件、器具、材料等吊起，使其发生位置变化的作业。根据风险等级和复杂程度，吊装作业可分为常规起重和非常规起重。吊装作业属于高风险作业，应严格遵守作业许可程序。进行吊装作业必须满足以下基本要求：

（1）在开始任何吊装作业前应进行风险评估，以确定其相关危害、严重程度和发生的可能性。

（2）吊装方案应包括危险源识别和风险评估，所有风险评估均应正式记录。

（3）吊装作业前应制定作业方案，包括吊装方法、设备、所需人员和风险评估，如果吊装作业未按吊装方案执行，应在保证安全时立即停止作业。

（4）吊装作业队伍中的一人应被指定为起重作业负责人。

（5）起重作业负责人应在吊装前明确吊装指挥方式（包括旗语、手势、哨音、无线电对讲机等），并测试对讲机等通信设备。

（6）参与起重和吊装作业的所有人员应有明确分工。

（7）所有人员应远离悬空载荷和潜在影响区域。

（8）应使用牵引绳控制货物的摆动，只有货物高度在肩部以下时，才允许人员手扶。

（9）吊装载荷不得超过起重设备的安全工作载荷，应在起吊前进行验证载荷的完整性和稳定性。

有下列十种情况之一的，禁止吊装作业，即“十不吊”：

- 吊物重量不清或超载不吊。
- 指挥信号不明不吊。
- 捆绑不牢、索具打结、斜拉歪拽不吊。
- 吊臂吊物下有人或吊物上有人有物不吊。
- 吊物与其他相连不吊。
- 棱角吊物无衬垫不吊。
- 支垫不牢、安全装置失灵不吊。
- 看不清场地或吊物起落点不吊。
- 吊篮、吊斗物料过满不吊。
- 恶劣天气不吊（大雪、暴雨、大雾、沙尘暴、六级及以上大风时，不应露天吊装作业）。

一、吊装的黄金法则

使用起重机、吊机或其他机械起重装置的起重和吊装作业必须满足以下规定才可以开始：

——起重作业的评估已经完成，并已由有资格的人员确定起重方法和设备。

——电动起重设备的操作员经过相应设备的培训和认证。

——载荷的索具装配由有资格的人员完成。

——起重装置和设备已经通过认证，尚在有效期之内。

——载荷不超过起重设备的动态及 / 或静态性能。

——起重设备上安装的所有安全装置是否正常运行。

——所有起重装置及设备在起重作业前由有资格的人员检查。

二、吊装安全的十个问题

——是否每个人都了解和理解适用于吊装作业的吊装起重流程？

——是否每个人参加了作业前安全会议？

——起重设备是否经过使用前检查？起重配件是否标记？

- 安全工作载荷？

- 唯一的设备识别编号?
- 有效的认证日期?

——是否所有的安全装置都工作正常?

——是否每个人知道起重作业的负责人?

——是否每个人能胜任并了解其任务?

——是否有最新的吊装方案和工作安全分析，是否每个人了解作业和预防措施?

——是否每个人了解起重作业的环境限制（如最大允许风速）?

——起重作业区域是否受控，是否每个人知道如果载荷坠落或晃动该怎么办?

——是否确定了发信号的方法和通信工具，你是否清楚?

第七节　动土作业

动土作业是指在生产、作业区域挖土、打桩、钻探、坑探、地锚入土深度在 0.5m 以上，或者使用推土机、压路机等施工机械进行填土或者平整场地等可能对地下隐蔽设施产生影响的作业。动土作业属于高风险作业，应严格遵守作业许可程序。

（1）动土作业前：

进行现场检查，检查内容包括但不限于：地下和空中的公共设施，检查进入沟槽通道是否畅通，受限空间，施工车辆，架空电力线路，开挖机械。

检查工器具、现场支撑是否牢固、完好，发现问题应当及时处理。

在动土开挖前，应当先做好地面和地下排水，防止地面水渗入作业层面造成塌方。

作业现场应当根据需要设置护栏、盖板和警告标志；作业现场在人行道或者车行路线附近时，应当设置维护和警告标志；夜间必须悬挂警示灯；应为暴露于车辆交通中的出国人员提供有荧光色面料的警示服装摇旗手穿的警示服装应是红色或橙色；采用警示路障时，应将其安置在距开挖边缘至少 1.5m 之外，并用警戒带进行作业区域隔离。

在深度大于 1.2m 的动土区内，当可能存在危险性气体时，应进行气体检测和监控。

（2）挖掘坑、槽、井、沟等作业，应当遵守下列规定：

——挖掘土方应当自上而下逐层挖掘，不应采用挖底脚的方式挖掘；使用的材料、挖出的泥土应当堆在距坑、槽、井、沟边沿至少 1m 处，堆土高度不应大于 1.5m；挖出的泥土不应堵塞下水道和窨井。

——不应在土壁上挖洞攀登。

——不应在坑、槽、井、沟上端边沿站立、行走。

——应当根据土壤类别、力学性质、开挖深度、荷载等因素采取防止滑坡和塌方措施；作业过程中应当对坑、槽、井、沟边坡或者固壁支撑架随时检查，特别是雨雪后和解冻时期，如发现边坡有裂缝、疏松或者支撑有折断、走位等异常情况时，应当立即停止作业，并采取相应措施。

——在坑、槽、井、沟的边缘安放机械、铺设轨道及通行车辆时，应当保持适当距离，采取有效的固壁措施。

——在拆除固壁支撑时，应当从下往上进行；更换支撑时，应当先装新的，后拆旧的。

——不应在坑、槽、井、沟内休息。

——确认 1.2m 以内的任何地下设施的正确位置和深度只可人工使用手工工具挖掘。在防爆区域挖掘时，应当使用防爆工具。

机械开挖时，应当避开构筑物、管线，在距管道边 1m 范围内应当采用人工开挖；在距直埋管线 2m 范围内宜采用人工开挖，避免对管线或电缆等地下设施造成影响。

危及邻近的建（构）筑物、道路、管道等安全时，必须对建（构）筑物、道路、管道等采取支撑或者其他保护措施，加强观测，防止位移和沉降。

动土作业人员在沟（槽、坑）下作业应当按规定坡度顺序进行，使用机械挖掘时，人员不应进入机械旋转半径内；深度大于 2m 时，应当设置人员上下的梯子等能够保证人员快速进出的设施；作业人员之间应当保持 2.5m 以上的安全距离。

在生产装置区、罐区等场所动土时，监护人员应当与所在区域的生产人员建立联系。当生产装置区、罐区等场所发生突然排放有害物质的情况时，监护人员应当立即通知作业人员停止作业，迅速撤离现场。动土作业区域周围发现异常时，作业人员应当立即撤离作业现场。

动土时遇有埋设的易燃易爆、有毒有害介质管线、窨井等可能引起燃烧、爆炸、中毒、窒息危险，且挖掘深度超过 1.2m 时，应当执行受限空间作业相关规定。

暴雨天气应当停止露天动土作业。雨后复工，应当确认土壁稳定或者支撑等措施符合要求后方可作业。

动土作业结束后，按照相应标准规范要求回填，恢复地面设施。若地下隐蔽设施有变化，作业单位应当将变化情况向作业区域所在单位通报，以完善地下设施布置图。

第八节 夜间作业

由于光线不足和疲劳导致夜间作业事故高发，因此夜间作业时应格外注意。夜间作业应遵守以下原则：

——尽量将耗费较大体力的工作安排在刚接班时而不是在快要结束夜班时。

——应将高危作业尽量安排在刚接班时。

——尽量请一位同事一起工作或多与同事互动以保持警醒。

——单独作业时，应确认对外联络通道畅通。

——确保作业区域照明到位、光线充足。

——确保作业区域通风良好。

——作息规律，防止疲劳。

——进行有规律的短暂休息。

——尽可能在上夜班前喝咖啡而不是夜班期间。

——如果确实太累而无法工作时，应报告直线领导。

第九节　危险化学品安全

危险化学品是指具有毒害、腐蚀、爆炸、燃烧、助燃等性质，对人体、设施、环境具有危害的剧毒化学品和其他化学品。危险化学品按物理、健康或环境危险的性质共分为理化危险、健康危险、环境危险三大类；常用危险化学品可分为爆炸品、压缩气体和液化气体、易燃液体、有毒品、腐蚀品等八类。危险化学品生产、储存、使用、经营和运输的安全管理需严格按照相关危险化学品安全管理规定进行。

化学品安全技术说明书（Material Safety Data Sheet，MSDS）是化学品生产商和进口商用来阐明化学品的物质特性、对人类和环境的潜在危害，以及安全处理和处置该物质所需预防措施的文件。

在处理化学品前，应先弄清楚化学品安全技术说明书（MSDS）。

——应严防因接触化学品而导致的受伤、烧伤及吸入性疾病。

——严禁不正确地混合使用化学品。

——严禁将化学物质倒入没有任何标识的容器或瓶子中。

——应将危险化学品存放在通风条件好且安全的地方。

——严禁将化学品倒入排水管或直接倒在地面。

——一旦发生化学品溢漏，应使用正确的溢漏清理装备立即清除。

——将化学废料丢弃至对应的危险废物箱内。

——严禁在危险化学品附近吸烟及使用明火。

——处理化学品时，应穿戴正确的防护装备，如防护手套、防护眼镜及防护口罩。

第十节　硫化氢安全

硫化氢是石油和天然气行业最危险的气体之一，硫化氢对人体具有极强的危害性，并且对生产设备的腐蚀性也非常严重。在生产过程中，如果不能很好地解决硫化氢的问题，将会产生严重的后果，包括对人身生命安全造成威胁，以及使油气田减产甚至停产。因此，为了保证石油生产的顺利进行，正确认识硫化氢的性质、来源及防护措施就显得尤为重要。

硫化氢化学分子式为 H_2S，一种无色、可燃、比空气略重的气体，有剧毒，具臭鸡蛋气味，有时存在于油气开采和气体加工的流体中，警吸入一定浓度硫化氢会导致受伤或死亡。了解如何检测硫化氢，保护自身安全至关重要。硫化氢为无色气体，会在不知不觉中对人造成伤害。

尽可能地避免在硫化氢危害区进行作业。在硫化氢高危区进行检维修作业时，应按“伙伴同行制”（Buddy System）的要求有伙伴同行。

在硫化氢危害区工作时，应穿戴正确的安全防护装备，如呼吸器和逃生面具等。同时，确保自己选择的个人防护装备合适并合身。

在硫化氢危害区工作时，应严格遵守所有警示标识的要求。清楚自己所在作业区域的逃生路线。确保逃生路线没有障碍物且畅通无阻。确保清楚自己所在作业区域的撤离程序。

发生紧急情况，在救助伤员前必须先做好自我保护。

一旦发生硫化氢泄漏，撤离时应先沿垂直风向远离泄漏点然后迎风到达安全集合点。切记，当有人硫化氢中毒时一定不能让他喝水。

表 3-3-1 为硫化氢毒性，该表内容来源于 AQ 2017—2008《含硫化氢天然气井公众危害程度分级方法》中的表 A.1。

表 3-3-1　硫化氢毒性

在空气中的浓度			暴露于硫化氢的典型特性
体积分数，%	ppm	mg/m^3	
0.000013	0.13	0.18	通常，在大气中含量为 $0.195mg/m^3$（0.13ppm）时，有明显和令人讨厌的气味，在大气中含量为 $6.9mg/m^3$（4.6ppm）时就相当显而易见。随着浓度的增加，嗅觉就会疲劳，气体不再能通过气味来辨别
0.001	10	14.41	有令人讨厌的气味。眼睛可能受刺激。美国政府工业卫生专家公会推荐的阈限值（8h 加权平均值）
0.0015	15	21.61	美国政府工业卫生专家公会推荐的 15min 短期暴露范围平均值
0.002	20	28.83	在暴露 1h 或更长时间后，眼睛有烧灼感，呼吸道受到刺激，美国职业安全和健康局的可接受上限值
0.005	50	72.07	暴露 15min 或 15min 以上的时间后嗅觉就会丧失，如果时间超过 1h，可能导致头痛、头晕和 / 或摇晃。超过 $75mg/m^3$（50ppm）将会出现肺浮肿，也会对人员的眼睛产生严重刺激或伤害
0.01	100	144.14	3～15min 就会出现咳嗽、眼睛受刺激和失去嗅觉。在 5～20min 过后，呼吸就会变样、眼睛就会疼痛并昏昏欲睡，在 1h 后就会刺激喉道。延长暴露时间将逐渐加重这些症状
0.03	300	432.40	明显的结膜炎和呼吸道刺激。 注：考虑此浓度为立即危害生命或健康，参见美国国家职业安全和健康学会 DHHS No 85-114《化学危险袖珍指南》

续表

在空气中的浓度			暴露于硫化氢的典型特性
体积分数，%	ppm	mg/m³	
0.05	500	720.49	短期暴露后就会不省人事，如不迅速处理就会停止呼吸。头晕、失去理智和平衡感。患者需要迅速进行人工呼吸和 / 或心肺复苏技术
0.07	700	1008.55	意识快速丧失，如果不迅速营救，呼吸就会停止并导致死亡。必须立即采取人工呼吸和 / 或心肺复苏技术
0.10+	1000+	1440.98+	立即丧失知觉，结果将会产生永久性的脑伤害或脑死亡。必须迅速进行营救，应用人工呼吸和 / 或心肺复苏

第四篇

社会安全防范

第一章　社会安全风险防控基本要求

出国人员在境外开展工作，社会安全防控措施应基于“预防为主、有备无患、因地制宜、灵活机动”的原则，针对不同的社会安全风险环境采取不同的针对性防控措施。安全风险级别应参照驻在国（地）社会安全预警状态分级标准，根据所处现场的具体情况来最终确定。

第一节　低风险环境下的人员安全风险防控

低风险环境下的人员安全风险防控基本要求如下。

- 了解当地主要的犯罪形式，加强个人安全防护意识。
- 定期对固定路线中易受攻击的风险进行评估，并保持警觉。
- 严格保护个人信息。
- 外出时尽量保持低调。
- 避免有规律性的日常活动。
- 对可能存在的监视行为保持警惕。

第二节　中风险环境下的人员安全风险防控

在低风险环境风控措施的基础上，进一步增加以下防范措施：

- 加强驻地和工作场所的物防措施。
- 实施 24h 实时监控。
- 雇佣保安人员进行日常巡逻，做好保安和属地人员的筛选和管理。

第三节　高风险环境下的人员安全风险防控

在中风险环境风控措施的基础上，进一步增加以下防范措施：

- 构建全面的安保和联络系统，配备卫星电话。
- 生活和工作场所需要安排 24h 的保安巡逻。
- 外出需要安排贴身防护。
- 加强贴身护卫的筛选和管理。
- 按照高风险标准配置物防设备。
- 尽量减少属地工作人员。
- 尽量避免外出和社交活动，必要出行须做好路线规划、严控出行范围。
- 对来访人员进行审查。

第二章　日常生活安全

第一节　驻 地 安 全

出国人员驻地包括办公区、固定居住地点（如营地宿舍、公寓等）和临时居住地点（如宾馆）等。

一、办公、居住场所

1. 选址

（1）选择治安状况好的住宅区和办公区，尽可能选择封闭式管理、地势高的住宅小区；如果是独立的房屋，就需要安装相应的防盗、报警设施，院墙顶上要有防爬的装置，院子四周不应有灌木和靠近院子的高树，梯子要收好，房子周围的照明要完好，不留死角。

（2）选址应尽量远离潜在袭击目标或较为敏感的建筑周围，例如敏感国家的大使馆、清真寺或其他宗教设施；尽量靠近主要交通路线，尽量临近公共或应急服务机构，如机场、警局、医院、消防等。

（3）办公场所与住所应尽量临近。在高风险级别区域，住所应与办公场所设在一起；优先考虑在半住宅、半商业区内选址。优先选择有封闭管理，全天安保，监控设备覆盖的写字楼和住宅小区。

（4）楼层优先考虑选择3～7楼，距离地面有足够安全高度，又便于紧急救援或撤离。

（5）从正规渠道租用住房和写字楼，签署完备的合同，租房过程中注意留存相关收据、合同等文件，警惕不合理低价出租房。

（6）仔细检查房屋水、电、气及防火防盗等设施是否符合要求。

（7）办公场所和住所的出入线路应安全可靠。两个场所之间至少有两条不同路线可选择，以便不定期变换。

（8）停车区域尽量靠近。建筑物距离车辆出入口有较长缓冲区。

2. 室内一般要求

（1）不要在住所 / 办公室存放大量现金。

（2）离开办公室时，应确认水、电、气关闭及保险柜、文件柜和门窗上锁。

（3）外出时应随身携带钥匙并锁好门；钥匙丢失应立即换锁；进门前提前准备好钥匙，不要在门口翻找。

（4）夜间上楼应尽量乘坐电梯，不走楼梯；进门前注意是否有人跟踪或附近藏匿，若发现可疑现象，切勿进屋，立即报警。

（5）开门前要先确认对方身份，对陌生人要挂上安全门链后再开门或交谈；不邀请不熟的人做客；独自在家时要保持门窗关闭上锁；雷电天气应关闭电视机、电脑，勿拨打手机或靠近窗户。

（6）如果收到来历不明的邮包，特别是怀疑为爆炸物或受到了生化污染，应及时报警。

（7）分别在住所和办公室准备好应急包，根据需要存放必要的水、食物、通信、消防和医疗设备等应急物品。

3. 室内设置

（1）主卧室或浴室应可以从内部上锁，为发生入侵行为时求救提供缓冲时间。

（2）主卧室中应常备存有紧急呼叫号码的卫星电话，以便随时可用。

（3）主卧室中应备有充满电的手电筒及其他应急装备。

（4）外门应坚固可靠，安装门链和门镜。在高风险地区，应加装电子进出控制系统，做好进出人员控制。

（5）阳台应具备防止入侵者入室的安防条件，同时作为应急逃生通道。

（6）在高风险地区的办公场所和住所，所有窗户应配有安全栓或防碎膜，具备带钥匙窗锁。

（7）在高风险区域，办公场所和住所的外部和内部都应安装视频监控设备和报警扬声器，并应确保所有区域能够清晰听见警报。

4. 电子安全系统

在高风险区域，应安装以下电子安全系统：

（1）配有应急按钮的内部或外部警报装置。此装置应现场无声，但连接到保安值班室或警察局。

（2）配有辅助电源的监控系统以防电路被破坏。

（3）应在卧室、厨房和走廊配备烟雾报警器。

二、宾馆

（1）应选择入住安全的宾馆，如非必要，不要提供单位名称等信息；进入房间前，应注意是否有人尾随；不轻易向他人透露自己的房间号，尽量不要在房间里接待客人。

（2）进入房间后，应查看屋内设施是否可以正常使用，并确认宾馆内消防设施的位置和安全出口、紧急通道是否通畅。

（3）了解宾馆服务台电话和其他房间及外接电话的方式，测试常用联系方式，打开电视新闻台，了解所在地最新情况。

（4）检查门锁是否完好，并拉上安全门链，随时锁门，经常出差者可以购买宾馆防冲门装置或阻门器。尽量不要打开窗帘。

（5）有人敲门时，要先通过门镜看清对方，问明来意，不要让陌生人或不明目的来访者进入房间。

（6）护照、钱包、钥匙、手机、重要文件、贵重物品等应妥善保管；外出时携带钥匙或亲手交给前台接待员，要记下宾馆的名称、地址和电话号码，或携带一张当地语言的宾馆名片。

（7）用餐时尽量不要携带行李，用自助餐时不要将行李单独搁在座位边，如需退房，应将行李寄存在前台再用餐。

（8）退房要留出足够的时间，不要把记录了护照、信用卡等信息的房卡交回酒店。

三、特别提示

应保持驻地环境整洁有序，及时清理杂物和生活垃圾，在可能造成人员跌倒、碰伤的部位设置明显的安全标志。出国人员应做到：

（1）严格按照电梯操作规定使用电梯。

（2）上下楼梯手扶扶手，不在楼梯间及走廊跑、跳。

（3）严禁踩踏洗脸台、坐便器等不可靠物件登高，以防跌落摔伤。

（4）正确使用各种电气产品，不擅自维修电气设备，避免触电危险。

（5）注意卫生间和浴室防滑，正确使用饮水机和热水器，防止烫伤。

（6）做好防蚊虫措施，不接触未经卫生防疫的动物，禁养宠物。

消防安全在驻地应特别关注，关于消防安全及相关应对措施在第三篇中进行单独描述。

第二节　出行安全

出国人员出行应严格履行本单位外出管理规定，严禁私自外出，尽量避免单独外出。如必须出行，应遵守以下安全要求。

一、步行安全

（1）衣着低调，勿带太多现金出门，应随身携带通信设备。

（2）要注意交通标志，自觉遵守当地交通规则。

（3）尽量避免到偏僻之处，夜间行走尤其要选择明亮的主干道；避免长期有规律的出行活动。

（4）对周围环境时刻保持警觉，防止被跟踪和监视，最好能结伴同行，若怀疑背后有人来意不明，应加快脚步去往人多的公共区域。

（5）若路遇游行、骚乱、爆炸等突发事件，应迅速远离现场前往安全地带。

二、公共交通安全

（1）乘坐公共交通工具时，应事先准备好零钱，并尽量和众人坐在一起，不要独自坐在空旷车厢里。

（2）要乘坐正规的出租车，不要坐黑车或与陌生人拼车。上车前应记清车牌号并告知相关联络人，如果对费用有争议，尽量不要和司机起争执。

（3）乘坐出租车要全程关闭车门和车窗，不要轻易透露个人信息，时刻保持警惕；如出行偏离路线或其他异常情况，要及时采取应急措施，如可在繁华区要求停车。

（4）如乘坐小型飞机和直升机，应听从地勤人员的指挥，从飞行员视野内的安全区域走近飞机；不要靠近飞机发动机、螺旋桨。

三、特别提示

（1）外出着装和行为举止得当，充分尊重当地风俗习惯；保持低调，不带贵重物品，随身携带有效证件、应急联系信息和少量当地货币（或美元）。

（2）严禁赴危险、敏感场所；严禁参加当地宗教、党派、社会团体的集会、游行等活动；在公共场所或与当地人交谈时，禁止谈论有关当地政治、宗教等敏感话题。不在政府机构所在地、军队驻地等敏感区域拍照，未经许可不得拍摄军警、当地妇女儿童等人员。

（3）外出付款时应尽量使用银行信用卡、支票等非现金结算方式，若携带大量现金购物，应分开存放，付款时注意周围情况，避免引人注目。

（4）外出就餐、观看演出、比赛等活动，应遵守场地有关安全规定，预先熟知应急通道位置，以便在紧急情况下自救和逃生。

（5）遇到军警等执法人员检查时，应礼貌、理智应对，按要求出示合法证件。如被要求去政府部门等机构时，应立即报告单位或寻求当地中国使领馆提供帮助。

（6）遇到自然灾害、社会安全等突发事件，应沉着冷静，按照本单位应急程序报告和求助，同时采取有效自救措施。

从涉及海外中方人员死亡的案件类型看，除疾病外，出行交通安全是造成中国公民海外意外伤亡的四大“杀手”之一，各国交规、路况、天气、行车习惯等不尽相同，一些右舵行驶或多山路的国家交通安全事件较为多发，出行应特别重视交通安全。关于交通安全及相关事故应对措施将在第五篇进行单独描述。

第三节　驾驶安全

在境外工作中，交通出行以车辆为主要载体，需要强化出行安全管理，保障车辆出行安全。存在车辆出行风险的国家普遍存在的风险主要是拦路抢劫、袭击（枪击或爆炸）、误入游行人群。行车安全风险防控应当从司机筛选培训、乘员培训及车辆改装等方面着手加强。

一、车辆选择和配置

选择当地最常见的车型和颜色，定期保养车辆，确保车辆时刻处于完好状态；在高风险国家和地区，如条件许可，应当使用B6级别防弹车。车辆应配置应急器材，如灭火器、行车记录仪、急救箱（需配置止血带）、拖车绳等。

二、驾驶人员管理

尽量避免中方人员驾车，如必须驾车出行应持合法有效驾照，有些国家不承认中国驾照，或要求对中国驾照进行必要的翻译公证。使用驾驶员的，应对驾驶员进行驾驶证情况核实和驾驶技能考核，了解驾驶员的背景情况，确保身份正常，没有犯罪记录或与恐怖分子勾结情况；短期出差人员原则上不应驾驶车辆，以防发生事故。

三、行程前安全管理

出行前应密切关注当地天气预报和道路交通状况。上车前应环顾四周观察是否有人藏匿，提早将车钥匙准备好，并检查好车况，不要在停车场整理物品，妥善放置好贵重物品；上车后应立即锁紧车门，系好安全带，关闭车窗；车上应备地图或GPS定位系统；迷路时勿盲目驾驶；问路时不要随意下车。

四、行程安全管理

出行时严格遵守交通规则，行车期间系好安全带。如中方人员驾车，行驶途中精神要集中，全程系好安全带，遵从警察和交通标识指引，礼让行人，不可接打手机，在车辆左行国家应特别当心，在通过路口、拐弯并道时，注意确认判断行车方向无误。切勿闯红灯以及疲劳、超速、酒后驾驶，尽量避免夜间或恶劣天气下行车。不强超、强会，远离大货车、长途客车、出租车、特权车及特种车辆。服用了感冒药或其他易使人瞌睡的药物，严禁开车。乘车时应密切关注驾驶员及随车安保人员行为举止，禁止未经许可打电话或发信息，防范有驾驶员或安保人员被胁迫，出行途中向不法分子告知车辆行程路线及时间，导致车上人员遇袭或被绑架。乘车人在高风险地区行驶过程中，应当协助驾驶员对周边环境进行监控，及时发现可疑车辆、人员、景象并立即告知驾驶员或随车安保。在治安犯罪事件较多的高风险区域乘车，应当关闭车窗，落下车门锁。不将手机放在手中，防止被不法分子临时起意进行抢劫；不要随便停车，不载搭便车的人；选择安全区域停车，停车时确保车头向外。记住自己的停车位及四周的情形，下车时检查门窗是否锁好，汽车报警装置是否启动。车上不要放引人注意的东西和贵重物品；驾驶中遇到车辆剐蹭等交通意外情况，不要轻易下车，应首先判断周边形势是否安全，并留心假的交通事故；驾驶中如遇到军警检查站，应提前准备好有关旅行文件，要耐心礼貌地配合军警检查；夜间接受检查时应关闭远光灯并打开车内照明；要对检查站的真假保持警觉，接受检查时应避免车的门窗大开、发动机要时刻保持启动状态，同时避免对检查人员行贿；车辆在高速公路上发生故障或出现事故时，应按规定设置警告标志，车上人员应迅速转移到路肩或应急车道内，并迅速报警。

五、行车路线设置

应要求驾驶员对经常使用的目的地进行 1 条主路线、至少 2 条备用路线的规划工作。出行不能形成规律，必须经常改变行车路线和行车时间；尽量选择主干道、高速公路或者快速通道，不要走小道，避免走隔离的道路和危险的区域；在社会治安风险高的城区行驶，应当对异常接近或停靠的机动车辆、行人等保持警惕，谨防汽车炸弹或自杀式袭击。

六、行程保密原则

乘车人应避免过早通知司机出行目的地，途中密切关注驾驶员和随车人员与外界联系情况。

七、财务人员用车管理

财务人员外出工作，需要根据驻地、银行等地点位置，制定多条路线方案，每次出行选取不同的路线，避免形成规律。

第四节　文体活动安全

出国人员在文体活动时应做到：

参加体育运动前应知晓该运动项目的风险，穿戴合适的防护用具，做好热身运动，运动中应避免不规范或野蛮动作，以防运动不当造成受伤。严禁患有高血压、心脏病等有运动禁忌疾病的患者或身体不适者参加高强度体育运动。

严禁参加非单位统一组织的郊外徒步、自行车、滑雪、野营和垂钓等活动，严禁私自赴未对公众开放的山区和丛林进行郊游、健身活动。

参加必要的合作伙伴或地方政府组织的外出活动需通过单位审批报备，遵守单位外出管理规定，确保外出安全。

严禁在偏僻、陌生、昏暗或社会治安环境差的路段散步或锻炼，避免长期有规律地按固定路线和时间进行户外锻炼。

游泳应选择有救生员值守的正规泳池并在规定开放时间游泳，建议至少两人以上同行；严禁到河流、池塘、水库及未经开发的海滩游泳；严禁酒后或身体不适时游泳。

第五节　对女性出国人员的特别建议

对女性出国工作人员来说，应警惕独自出行风险，采取以下安全防范措施：

（1）要特别注意当地的着装风俗习惯，着装得体谨慎。

（2）在选择住处时首先考虑安全问题，尽量避免单独外出或出入酒吧、集市等社会人员混杂场所；中长期驻外工作女性应尽量居住在安保措施完备的高档公寓内。

（3）针对独身女性实施的袭击，大多发生在夜晚，地点常见于僻静的街道、人员稀少的海滨区域、不正规的出租车或夜生活区附近。在以上区域应保持警惕，并尽量通过酒店或值得信任的第三方预订出租车。

（4）采取合理的步行安保措施；避免在偏僻地区独自行走，不要在天黑以后在安全场所以外行走。步行时，要留意周围环境，并随时观察是否有被尾随迹象。

（5）建议戴上结婚戒指掩饰身份，减少麻烦；不和陌生人交流，拒绝搭讪；遵守当地涉及女性的风俗习惯，依据当地标准得体着装。

第三章　信息安全风险预控

在境外工作期间，应全面加强对信息有关的场所、人员、设备、传输、软件进行控制，同时针对身份信息安全、通信安全、酒店信息安全等做好风险防范。

第一节　场所控制

（1）场所入驻（住）前和使用中，应定期检查是否被安装了窃听和窃视等装置。

（2）场所所在区域的物理入口和场所外部的门要使用控制措施进行保护，防止未授权进入。对于外访人员进入实行登记访问制度。

（3）对于涉及国家机密的重要信息，必须在上报使（领）馆获得批准后，在使（领）馆机要室通过密传系统发送或接收。

第二节　人员控制

对于可以进出办公场所或住所的属地聘用人员和第三方人员等，应采取的风控措施主要有：

（1）所有人员在场所活动时应受到相应的监督，重要场所除非经授权不得进入。获得授权进入时禁止携带照相机、摄像机和录音笔等有关记录设备。

（2）属地人员聘用前要进行背景审查。上岗前，还要接受保密培训和教育，签订保密责任书。

（3）对属地人员的日常表现和社交圈等保持密切关注，如发现有可疑行为及可疑接触等，应立即停止相关人员的工作，采取相应管控和调查措施。

（4）所有出国人员、承包商人员和第三方人员对信息和信息处理设施的访问权限应随着任用、合同或协议终止而终止，或在变化时及时调整。

第三节　设备控制

重点控制产生、储存和传输信息的计算机、通信设备、可移动存储介质和其他设备的物理安全。应采取的风控措施主要有：

（1）设备管理。非必要不携带涉密计算机，携带的非密工作计算机遵循“谁使用谁负责”的原则；避免将保存有涉密信息的笔记本电脑随身携带，以防被目的国海关没收检查，建议携带新的电脑或删除敏感信息的电脑去海外出差。在海外使用的工作计算机，必须设置开机密码，并保证密码定期进行更换；因工作需要，在属地国购置的设备，应分涉密设备和非涉密设备两类，采取统一申报购置、登记建档、分色标识、备案管理和报废处置的方法管理；对所有处理涉密安全类信息的计算机，要采取实用、有效的安全防护软件、系统升级和补丁程序等控制程序，防范恶意代码和移动代码。

（2）设备安置。设备应妥善安置在安全的位置，确保数据传输通信布缆免受窃听和支持设备电源布缆免受损坏，确保设备的支持性设施（如通风、发电等）正常运行，规避或减少自然和物理威胁。

（3）设备移动。获得授权之前，设备严禁被带出场所。移动设备需要授权使用并做好相应的移动记录。

（4）设备处置。设备报废时，要做好检查，确保所有安全类信息被删除或被安全重写。设备再利用时，确保以前的安全类信息已完全被覆盖不可恢复。如需在海外修理电子设备，修理过程中电子设备保管人需在场；海外常驻机构人员如需进行工作轮换，则应对相应的电子资料进行交接；设备报废时，要做好检查，确保所有敏感信息被删除或被安全重写。设备再利用时，确保以前敏感信息已完全被覆盖不可恢复。

第四节　信息传输

通过对讲机、电台、网络电话、当地固定电话、移动电话、卫星电话、传真和网络交换等沟通和交流信息的过程中应采取的风控措施主要有：

（1）属于国家秘密的信息，原则上禁止带到海外。如遇特殊情况必须带出，必须按照国家相关规定履行审批手续；非国家秘密的海外信息安全实行“业务谁主管，保密谁负责”的原则。

（2）传输介质控制。在高风险区域严禁通过对讲机、电台、移动电话和网络电话使用明语交换和沟通涉密信息；涉及商业秘密的文档与数据需进行备份，并对备份的介质进行登记并妥善保存；不使用来历不明的存储介质，如需移动存储，尽量使用自带的存储介质，存储介质在外使用后，需杀毒；带有涉密信息的电脑，随身携带。

（3）传输方式控制。严禁通过网络聊天工具交换和沟通涉密信息。禁止用编辑或存储敏感信息的计算机上网，上网的计算机严禁存储或传输涉密信息。

（4）敏感信息传输控制。通过传真和邮件交换和沟通安全类信息时，要对敏感安全类信息进行加密，确保数据不会发生增加、修改、丢失和泄露。密码按照国家密码主管部门规定和本单位实际情况进行配置。严禁利用办公及住所以外的电话、传真和网络传输敏感信息。

第五节　通信控制

（1）海外计算机网络安全坚持“谁上网谁负责，谁发布谁负责”的原则。

（2）在海外使用的计算机接入网络时，禁止使用来历不明、有病毒传染或泄密可能的软件和网络信号源，对于来历不明的可能引发病毒感染的软件和网络信号源应使用我国公安部门推荐的杀毒或检（监）测软件等手段进行杀毒、检查。

（3）禁止在海外通过移动通信设备等上网设备在网络社交平台上发布与商业秘密相关的地点、人员等相关信息。

（4）在海外通过传真或电子邮件交换或沟通商业秘密信息时，需将信息或资料加密，确保数据不会发生增加、修改、丢失和泄露；密码按照国家密码主管部门和本单位相关规定进行配置；如果需发送的资料或文件敏感，不宜通过电子邮件发送，可采取刻录光盘、打印等方式，由可靠人员带回。

（5）在高风险区域严禁通过对讲机、电台、移动电话和网络电话使用明语交换和沟通敏感信息。确有需要时，须使用保密代码。鼓励通过内部电话和卫星电话使用保密代码交换和沟通敏感信息。保密代码应由海外中资机构及项目所属社会安全管理部门和相关部门编制并定期更换。严禁与非法电台、伪造呼号电台随意联通，严禁谈论政治、军事等安全涉密信息和话题。

第六节　酒店信息

（1）离开办公桌 30min 以上，应关闭或锁定个人计算机。且桌面上不能放有涉及“秘密”信息等级以上文件（以下简称“涉密文件”）或涉及出国人员隐私的文档。

（2）不要使用酒店 Wi-Fi 处理敏感文件，不在酒店房间内沟通敏感信息，对留有敏感信息的纸张应及时销毁，不得随意丢弃。

（3）对于计算机上的涉密文件，应采取适当的加密措施妥善存放。

（4）禁止在酒店下载、使用、传播与工作无关的文件，以及下载来历不明的文件。

（5）在外禁止进行涉密文件的打印或拷贝。

（6）在酒店举办会议，应当安排专人负责文件、资料的登记、分发、管理和清退，如需外部人员参加，应获得会议主办部门领导知会，并对外部参加人员进行提出保密要求。

（7）在酒店参加涉外活动时，禁止谈论或对外提供涉密信息及文件。

（8）发现信息安全事件，需立即向直属领导报告，所属单位应第一时间组织追查和采取补救措施。

（9）不要在公开场合谈论自己的房间号及行程。

第四章　社会安全事件应急处置

第一节　抢劫盗窃

在公共场所遭遇偷盗、抢劫、行凶或人身侵害，要大声呼救，喝阻坏人，为己壮胆，伺机摆脱。在僻静地方或无力抵抗的情况下，切记保命为重，避免为保全身外之物而遭受人身伤害。尽量记住不法分子、相关交通工具及周围环境的特征，尽快报案。报案既是为自己，也是为他人。避免因不愿报案，在当地形成中国人胆小、好欺负的印象。还要向中国驻当地使领馆反映情况，便于使领馆及时向当地政府提出交涉。及时与单位、家人、朋友联系，告知案情。避免因信息不畅被不法分子借机欺骗、敲诈。

面对抢劫盗窃时，可参考如下措施：

（1）尽量满足对方要求，如金钱、首饰、手表等；切记舍财保命。尽量保持镇静，记住劫持者的细节特征，事后报警，同时向中国驻当地使、领馆反映情况。

（2）为了安全起见，没有十足把握、生命没有受到威胁之前不要试图反抗，要设法尽快脱身。

（3）如果情况恶化，应采取让对方分身无暇方法，如将现金散落在地上并立即脱离现场。

（4）直接进入避难所或安全地点，在避难所或安全地点向警察局报告。

（5）遭遇抢劫时要一直保持姿势和冷静；不要在身体和口头上拒绝歹徒；避免突然移动身子，确保歹徒可以随时看到双手；劫持发生后尽可能找机会报警。

第二节　车辆劫持和袭击

面对车辆劫持时，可参考如下措施：

（1）立即对形势进行判断，并决定停车或是迅速逃离。

（2）在多数情况下，停车并且交出财物是明智的选择。

（3）不贸然采取抵抗行动，不做任何突然的动作。

（4）将手放在劫持者可看见的地方。

（5）迅速遵从劫持者的指令。

（6）要表示出自己没有任何威胁且很顺从。

（7）事后要迅速、准确地报告该事件。

出行期间，若有车辆遭到袭击，司机应一脚油门踩到底，以最快的速度冲出危险区。未到达伏击点的车辆应立即停止前进，掉头并通知后车返回。如必须到达目的地，此时应采用之前精心设计的备选路线。若没有武装卫队或其他军事设备，在伏击中几乎无力还击，不要试图返回去解救。停火并不意味着安全了，直到敌对势力被打败或者撤退才算安全。若得到武装卫队的援助，安全的总职责要交给卫队指挥官，但卫队并不能保证车辆不受到攻击。危险一直存在，要始终保持警惕。

第三节　路边炸弹

路边炸弹全称是“简单爆炸装置”（Improvised Explosive Device，IED），一般是武装分子采用未爆弹或炸药因陋就简组装而成的。其作用是设伏、破坏、杀伤、阻滞目标。如针对人员目标，武装分子一般会在爆炸装置中加入铁钉、钢珠等；如针对车辆目标，则加入易熔化金属芯、金属锥等，并加大药量及进行弹体形状改装，以增强爆炸的杀伤力。

路边炸弹多采用压板、绊绳、手机、洗衣机定时器、自动车库门遥控装置、磁力和红外等方式进行引爆。但随着防范措施的加强，路边炸弹伪装和引爆方式也在不断改进。避免被路边炸弹波及的参考措施包括但不限于如下方面：

（1）最大化地减少陆路旅程。

（2）保持行为低调，尽量乘坐当地主流车辆并限制车队规模。

（3）减少与武装分子袭击目标在公共场合的接触并尽量避免同行。

（4）合理制订行程时间并派出先导车辆。

（5）高风险路段要乘坐装甲车辆并严格穿戴安保用品。

（6）车队行驶时，使用无线电干扰装置并保持安全车距。

（7）严格控制行程安排“须知”范围并最大化地减少规律性行程。

（8）发展忠诚可信的当地人员并谨慎使用。

（9）保持良好的社区部落关系，不结怨并扩大信息获取渠道。

（10）如遇袭击，不要停车查看，立即脱离危险区域。

第四节　爆　　炸

遭遇炸弹爆炸，尽量沉着冷静，不要惊慌，迅速背朝爆炸冲击波传来方向卧倒，如在室内可就近躲避在结实的桌椅下。爆炸瞬间屏住呼吸、张口，避免爆炸所产生的强大冲击波击穿耳膜。观察、寻找、挑选人流少的安全出口，迅速有序撤离现场，不要因为顾及贵重物品浪费宝贵的逃生时间。及时报警，等待救援。

第五节　劫　　机

面对劫机时，可参考如下措施：

（1）保持克制及警觉，进行心记。

（2）除非生命受到威胁，避免与绑匪目光接触和对抗。

（3）如果事件拖而不决，要接受给予的食物。

（4）注意紧急出口情况，仔细听从劫匪的指令。

（5）如果情况恶化，要对自己可能遇到的问题或要采取的行动做好心理准备。

（6）在救援行动中，要注意藏身，听从所有指令，不要突然动作，要使手臂放在可见的地方并做好受到粗野对待的准备。

（7）要表示出自己没有任何威胁且很顺从。

（8）事后要迅速、准确地报告该事件。

第六节　武装冲突

遇到武装冲突，应做到如下事项：

（1）听到枪响，应立即低头蹲下或趴下，不要站立，尽快躲避到掩蔽物后；有效的掩蔽物应无法被枪弹击穿，且体积足够掩护身体、如墙体、树干、汽车发动机和轮胎等；木门、玻璃门、垃圾桶、灌木丛、柜台、场馆内座椅、汽车门和尾部等不能挡住子弹，仅能藏身利用。

（2）不要奔跑，盲目奔跑只会增加重要部位如头部被击中的可能性。如必须移动，采取匍匐前进或者打滚方式，尽可能地保持低位，贴近地面并使用可以一切可利用的遮蔽物。

（3）如果正在开车，可以的话一直开过去，如果不可以，从背着开火的一面下车并隐蔽。

（4）如看到即将爆炸的手榴弹等爆炸物品接近自己且又无法躲避的情况，应平躺在地上，双脚和双膝紧紧贴在一起，将脚底朝向爆炸物品位置。因为爆炸将以爆炸物品为中心向外呈圆锥形释放火力，在这种姿势下，鞋、脚和腿会保护人体的其他重要部位从而最大限度地减轻伤害。

（5）冲突中，手臂要始终保护好你的头部、胸部等身体重要部位。

（6）安全人员在冲突中并不能将你和攻击者有效区别开来，所以在冲突的任何时候都不要试图帮助他们，以免造成误伤。

（7）如果没有听到站起来的命令，应一直趴在地上，不与恐怖分子对视或对话。

（8）尽可能保留和隐蔽自己的通信工具，及时把手机改为静音，可寻找适当的时机用手机短信通知亲友向警方求救，短信内容应包括：所在位置、人质人数和恐怖分子人数等。

第七节　绑架、劫持事件应急处置措施

海外的绑架劫持，大多以图财或政治为目的，团伙作案，事先有预谋，使用暴力、胁

迫或麻醉等方法，劫持要挟人质。遭遇恐怖分子劫持或绑架，应该保持镇定，并尽量做到如下事项：

一、作为被绑架人质

（1）对被抓住后的恐慌要有思想准备，认清现实并且在精神上接受目前的困难处境。

（2）当有人为你治疗伤病时，要接受并真诚地与他们进行交流。

（3）即使食物很差，也要接受给予的食物；适时向绑匪提出要求人道主义待遇，索要饮水、食物及药品等。

（4）要尽量在绑匪心目中降低自己对于公司的重要性，做到谦而不卑。

（5）永不放弃获救希望，保持积极乐观情绪。

（6）即使在狭小的空间里每天也要进行体能锻炼。

（7）制订一个包括饮食、锻炼的每日活动计划并坚持不懈地进行。

（8）利用好绑匪提供的便利，例如书籍、报纸或者广播，如果没有，可尝试提出此类要求。

（9）小心留意你身边的环境及绑匪的行为细节，尽可能了解自己所处位置，以备日后选择正确逃离路线；如听枪响，应即俯地。如被蒙住双眼，可通过计数的方法，估算汽车行驶的时间和路途的远近，记住转弯的次数、大致的方向等。

（10）即使生活在脏乱的环境，也要尽量保持整洁并适当地要求绑匪提供洗漱用品。

（11）在确保自身不会受到更大伤害的情况下，尽可能与绑匪进行周旋，如利用绑匪准许人质与亲朋通话的时机，巧妙地将自己所处的位置、现状、绑匪等情况告诉亲朋；如采取自救措施时，一定要选择时机，不要激怒绑匪，在确保自身安全的情况下逃脱。

（12）不要对绑匪做无用的抵抗，要认识到你在他们的掌握之中，服从他们在合理范围内的要求。

（13）交谈不要涉及争议话题，例如政治信仰或革命问题。

（14）不要透露对绑匪可能有用的信息，例如其他行政人员、你的家庭及公司安全问题等，不要卷入暴力或口头攻击。

（15）表现顺从，不要流露出有逃跑企图的举动和意向，不轻易尝试逃脱，除非你的计划有很大的成功概率。

（16）努力记录时间；相信你的直觉，要坚信公司不会抛弃你。

（17）不要轻易相信你所听到的，对待人和事要采取谨慎怀疑的明智态度。

（18）不要期望会被立刻释放，思想上要做好长期吃苦的准备，也许是数个月或更长的时间。

（19）不要让自己的想法被绑匪左右，尝试取得对方的尊重。

请大家牢记应对绑架劫持的防身五招：

- 不要惊慌、头脑冷静；
- 顺从对方、不要反抗；

- 搞好关系、转化矛盾；
- 发动智慧、伺机逃脱；
- 坚定信念、等待救援。

二、作为人质单位联系人

人质所在单位联系人如接到疑犯电话，要机智周旋，避免激怒对方。

人质所在单位联系人立即向驻在国或地区的中国使领馆报告，并提供：人质年龄、体貌特征、生活习惯、活动规律、随身携带物品、手机号码、驾驶车辆及近期照片；回忆案发前后是否有可疑人、可疑电话或可疑车辆等情况；绑匪以何种方式与单位联系及其电话号码，绑匪要求等；应基于当前形势与使领馆商议是否报警。

如选择报警，人质所在单位联系人应按警方提示与绑匪联系；不要擅作主张，根据警方制订的解救方案，积极协助配合开展行动。

发挥属地资源优势，全面发动当地部落长老、社区资源力量，积极打探失踪人员 / 被劫持人质下落，尽快摸清绑架意图和绑架性质。

对事发区域的安全形势、本次劫持事件的原因、劫匪或海盗的作案方式及手法特点、区域内成功解救人质过往案例进行分析研究，为制定针对性、有效性强的营救方案提供正确的工作方向和思路。

统一思想，将保障营救行动人员和人质安全为首要任务，明确营救工作原则和赎金谈判策略，在警方专家的专业支撑下，制定科学的营救方案，确保各环节工作无缝衔接，万无一失。

按照生命权大于知情权的工作原则，做好全程的保密工作并有效管控舆情，缩小控制知晓范围，防止不实或负面信息在网络持续发酵，引发各种非理性行为导致的次生、衍生事件，影响救援谈判，增大营救难度。

挑选心理素质过硬，语言表达能力强，外语水平良好的人员组建赎金谈判团队，提前预设不同场景并反复模拟演练通话内容，拟定有针对性的问题清单，设法了解人质的安全、健康情况，按照专家建议的方式和技巧提前备好答案。

制订交易环节的工作方案，包括赎金的准备和安全保障、交易环节的突发情况、临时安置点确定、行车路线、解救行动前与人质的安全交底等，形成翔实、可靠、安全的营救流程，保障全程安全。

从衣、食、住、行、医疗、安保等方面，落实各项后勤保障措施，妥善安置被解救人质的善后工作。

与劫匪或海盗谈判时，要积极缓解紧张情绪，设法与对方建立趋同心理，控制好谈判节奏，降低对方赎金预期，缩短谈判僵持时间，尽快促成对方松口。如人质受伤，要尽量说服劫匪或海盗及时让受伤人质得到救治。

设法争取与人质通话的机会，提醒人质尽可能配合，不要强行反抗或盲目逃脱，以确保自身安全。及时向人质传递后方在全力营救的信号，消除人质失落情绪，坚定战胜煎熬的信心，养精蓄锐，为早日获救做好身体和心理的准备。

第八节　非法拘禁

如您在国外遭到非法拘禁，不要轻易屈服于敲诈勒索。但若您的生命安全受到威胁，一定要按照对方的要求做。如果被拘禁，请注意如下几点：

（1）礼貌地要求拘禁您的人同意您向家里、公司或者大使馆拨打电话。

（2）如果有人请求访问您，您要确认他的身份。

（3）不要签署任何您看不明白的文件。

（4）表现得有合作性和有耐心。

（5）避免支付贿赂。

（6）时刻保持冷静。

（7）不要承认任何事或者主动提供任何信息。

（8）不要陷入对方的诡计，通常他们会以释放您为条件，诱惑您为其做事。

第九节　检查站

在较高风险国家旅行，会时不时遇到安全检查站，其实检查站的设立对旅行的外国人士来讲，通常是件好事。只要不违反当地规定，完全可以大大方方迎检。但也有一些不法分子，设立非法检查站，掠夺钱财。通过检查站时一定要保持高度警惕。在接近检查站的途中，要迅速对形势进行一下评估并且做好如下应对措施：

在接近检查站时，应快速对状况进行预判，决定应对措施。一个重要的预判考量是注意观察路障真伪。

尽量待在检查站之外，直至出口畅通为止，并观察前面的车辆被如何对待；在接近过程中要保持手可被对方看见。

尽量安排当地司机或安保人员来接触设置障碍的人员，更容易缓和气氛、友好沟通。

保持车门车窗锁闭；耐心配合，保持警惕；准备好可能需要的所有文件。如果无法提供证明文件，准备好应对的理由。

要有耐心、有礼貌，并且要有合作精神，另外还要保持警惕。

司机应做好随时驶离准备，挂好一挡或前进挡，做好随时离开的准备。如果确定路障为伪造，有把握的情况下考虑快速驶离。撤离时司乘人员应尽量压低身体，预防枪击风险。

夜间行车，在接近检查站时，应将汽车头灯关闭，打开车内灯，这样可使操作路障的人看清车内情况，避免误判。

遇到索要钱财，请当地司机与其交涉，尽量不要参与其中。

遇到非法检查站，如能倒车驶出或穿过，应考虑采取以下措施。

尝试以 U 形转弯或倒车方式驶离现场。

如果有把握车不被劫停，可尝试强行闯关。

如撞击路障无可避免，为避免受到伤害，应全力减速，尽量选择路障上最轻部位进行冲撞。

冲撞逃离时应始终压低身位。

第十节　社会动荡和示威游行应急处置措施

如果身处一个时局动荡的地区，而且有发生内乱的可能，就一定要做好迅速撤离的准备。准备一个逃生小双肩背包，包内装有手电筒、刀、点火的工具、水、食物钱、身份证件、护照、官方文件、小指南针和一张该城市的详细地图等（详见附录 6“海外应急逃生包配备”）。

外出时如果发现前方可疑活动或大规模人群，应立即回转，更换不同路线，远离该区域并将情况上报，让其他人避开；如果知道附近有骚乱或平民暴乱，千万不要出门，注意收听电台或电视上的报道。如身处游行示威人群中，不要试图穿过人群或穿过路障，等人群消失后再通行。如果听到枪声，尽量弄清楚枪声来自什么地方。如果电话还能用，就用电话向政府官员或项目经理或驻地同事打听情况。如果您认为危机无法解决或者危机将严重威胁到您的生命，那就准备立刻离开这个地区或者国家。确定去机场或大使馆的最佳路线，从安全出口离开建筑物。

去机场前一定要确保机场还在正常运作。如果您无法抵达自己国家的大使馆，那就去一个友好国家的大使馆。穿上色彩不显眼的长袖衬衣、外套、牛仔裤、轻便靴子，戴上帽子。出门时要避开枪战或暴民。选择一条不容易被注意的出口，可以是窗户、排风口。尽量集体离开，与人结伴而行总会更加安全。尽量不要奔跑，除非生命危在旦夕，否则您只需行走。人的眼睛一般不注视慢慢行走的目标，但会很快看到奔跑的人。奔跑还会导致别人兴奋，可能会被追赶。

如果您必须驱车，一定要准备迂回躲闪，走僻静的街道而不要走大道。如果无法向前开，那就后退，千万不要停车。万一情况紧急，要准备弃车。如果司机熟悉这个地区，让他带路要比您自己开车好得多。如果既找不到司机，也找不到出租车，您可以雇一个当地人为您开车。

如果遭到无法避开的路障，要准备与对方据理力争，有时您可能需要放弃携带的所有物品才能脱身，尽快赶到某个大使馆或机场或安全地带。

第十一节　战争、暴乱事件应急处置措施

（1）准确掌握现场人员情况（包括总人数、人员分类、身心健康情况、当前位置等）。

（2）及时与驻在国或地区的中国使领馆取得联系，寻求协助；根据派出单位和驻在国或地区的使领馆指示，决定转移，撤离的人员和资产、机构，应根据实际启动应急工作：设计转移、撤离计划，包括人员撤离、转移路径、地图、交通工具、撤离集合时间等。

（3）准备相关文件，通过使领馆、政府部门及相关方，寻求当地军警武装力量的保护。

（4）全面检查住所及周边，查找可能被攻击破坏的薄弱点，迅速进行加固，增加安保人员，加强车辆检查。

（5）保护好个人及单位财产。召集全部人员待命，随时实施疏散、转移或撤离。

（6）禁止人员外出。根据需要及时组织全体人员安全疏散至紧急疏散地或应急避难场所。

（7）如有人员受伤，应在第一时间寻找安全的医疗场所对伤员进行救治，并做好转移准备。

（8）做出评估，向高风险国家（地区）派出人员前，应按照国家有关部委和派出单位管理规定的要求，慎重考虑出行的必要性。

（9）在高风险国家（地区）外出，应尽量避免途经游行示威、治安事件高发或者其他可能威胁安全的区域。

第十二节　匿名电话或威胁应急处置措施

（1）接听匿名电话时，应保持镇定，判断呼叫人的年龄和性别，并记下对方说的内容。注意对方嗓音及任何明显语言或背景声音特征。

（2）收到匿名电话或威胁后应立即向及时与驻在国或地区的中国使领馆和单位报告，请求保护救援。

第五篇

突发事件应对

第一章　自然灾害

第一节　地　　震

地震发生时，至关重要的是要有清醒的头脑和镇静自若的态度。只有镇静才有可能运用平时学到的地震知识判断地震的大小和远近。近震常以上下颠簸开始，之后才左右摇摆。远震却少有上下颠簸的感觉，而以左右摇摆为主，而且声脆震动小。一般小震和远震不必外逃。

一、公共场所避震

听从现场工作人员的指挥，不要慌乱，不要涌向出口，要避免拥挤，要避开人流，避免被挤到墙壁或栅栏处。

在商场、书店、展览馆、地铁等处时，选择结实的柜台、商品（如低矮家具等）或柱子边，以及内墙角等处就地蹲下，用手或其他东西护头；避开玻璃门窗、玻璃橱窗或柜台；避开高大不稳或摆放重物、易碎品的货架；避开广告牌、吊灯等高耸物体或悬挂物。

二、户外避震

就地选择开阔地避震：蹲下或趴下，以免摔倒；不要乱跑，避开人多的地方、不要随便返回室内。

避开高大建筑物或构筑物，如楼房，特别是有玻璃幕墙的建筑；避开过街桥、立交桥、高烟囱、水塔等。

避开危险物、高耸物或悬挂物，如变压器、电线杆、路灯、广告牌、吊车等。

避开其他危险场所，如狭窄的街道，危旧房屋，危墙，砖瓦、木料等物的堆放处。

三、高楼避震

“震时保持冷静，震后走到户外”，这是避震的国际通用守则。国内外许多起地震实例表明，在地震发生的短暂瞬间，人们在进入或离开建筑物时，被砸死砸伤的概率最大。因此专家告诫，室内避震条件好的，首先要选择室内避震。如果建筑物抗震能力差，则尽可能从室内跑出去。特别要牢记的是：不要滞留床上；不可跑向阳台；不可跑到楼道等人员拥挤的地方；不可跳楼；不可使用电梯，若震时在电梯里应尽快离开，若门打不开时要抱头蹲下。另外，要立即灭火断电，防止烫伤触电和发生火情。

避震位置至关重要。住楼房避震，可根据建筑物布局和室内状况，审时度势，寻找安全空间躲避。最好找一个可形成三角空间的地方。当躲在厨房、卫生间这样的小房间时，尽量离炉具、煤气管道及易破碎的碗碟远些。若厨房、卫生间处在建筑物的犄角旮旯里，且隔断墙为薄板墙时，就不要把这些地方选择为最佳避震场所。此外，不要钻进柜子或箱子里，因为人一旦钻进去后便立刻丧失机动性，视野受阻，四肢被缚，不仅会错过逃生机会，还不利于被救。躺卧的姿势也不好，人体的平面面积加大，被击中的概率要比站立大5倍，而且很难机动变位。

"近水不近火，靠外不靠内"，这是确保在都市震灾中获得他人及时救助的重要原则。不要靠近煤气灶、煤气管道和家用电器；不要选择建筑物的内侧位置，尽量靠近外墙，但不可躲在窗户下面；尽量靠近水源处，一旦被困，要设法与外界联系，除用手机联系外，可敲击管道和暖气片，也可打开手电筒。

四、震后自救

地震时如被埋压在废墟下，周围又是一片漆黑，只有极小的空间，一定不要惊慌，要沉着，树立生存的信心，相信会有人来营救，要千方百计保护自己。

地震后，往往还有多次余震发生，处境可能继续恶化。为了免遭新的伤害，要尽量改善自己所处环境。此时，如果应急包在身旁，将会为脱险起很大作用。

在这种极不利的环境下，首先要保护呼吸畅通，挪开头部、胸部的杂物，闻到煤气、毒气时，用湿衣服等捂住口、鼻；避开身体上方不结实的倒塌物和其他容易引起掉落的物体；扩大和稳定生存空间，用砖块、木棍等支撑残垣断壁，以防余震发生后，环境进一步恶化。

设法脱离险境。如果找不到脱离险境的通道，尽量保存体力，用石块敲击能发出声响的物体，向外发出呼救信号。不要哭喊、急躁和盲目行动，这样会大量消耗精力和体力。尽可能控制自己的情绪或闭目休息，等待救援人员到来。如果受伤，要设法包扎，避免流血过多。

维持生命。如果被埋在废墟下的时间比较长，救援人员未到，或者没有听到呼救信号，就要想办法维持自己的生命。防震包的水和食品一定要节约，尽量寻找食品和饮用水，必要时自己的尿液也能起到解渴作用。

第二节　洪　　水

遇到洪水（图 5-1-1）时，应提早撤离，紧急时登高躲避，危急时就近攀爬树木、高墙、屋顶（不要爬到损坏的屋顶）。不要惊慌失措，不要游泳逃生，不要接近或攀爬电线杆、高压线铁塔。

携带可长期保存的食品、足够的饮用水和其他生活必需品。

用可漂浮物自救。如被洪水卷走，尽可能抓住固定或漂浮物品。

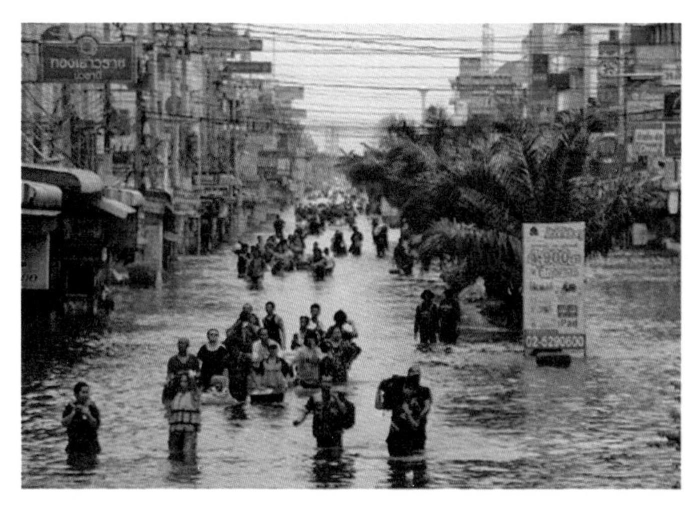

图 5-1-1　曼谷洪水现场

移动电话可以寻求救援。如情况允许，应将移动电话充足电，并使用塑料袋密封包裹，以保证电话的正常使用。

身着醒目的衣服，便于搜救人员识别、寻找。选择衣服时，要注意衣服颜色与附近房屋屋顶颜色、植物颜色相区别。

第三节　泥 石 流

泥石流是山地沟谷中由洪水引发的携带大量泥沙、石块的洪流。泥石流来势凶猛，而且经常与山体崩塌相伴相随，对农田、道路、桥梁等建筑物破坏性极大。

泥石流发生前的迹象较为明显。例如，河流突然断流或水势突然加大，并夹有较多柴草、树枝；深谷或沟内传来类似火车轰鸣或闷雷般的声音；沟谷深处突然变得昏暗，并有轻微震动感。

发现有泥石流迹象，应立即观察地形，向沟谷两侧山坡或高地跑，要抛弃一切影响奔跑速度的物品。不要攀爬到树上躲避，不要停留在低洼的地方，不要躲在有滚石和大量堆积物的陡峭山坡下面。

野外施工作业要选择平整的高地作为营地，尽可能避开河（沟）道弯曲的凹岸或地方狭小、高度又低的凸岸。切忌在沟道处或沟内的低平处搭建宿营棚。当遇到长时间降雨或暴雨时，应警惕泥石流的发生。

第四节　台风（飓风）

台风（飓风）到达前，要随时通过电台、电视了解台风（飓风）移动情况及政府公告，确保门窗牢固，熟悉安全逃离的路径和当地的避难所，准备不易变质的食品及罐装水、自救药品和一定现金，保证家用交通工具可以正常使用，并加足燃料，随时听从政府公告撤至安全区域。

台风（飓风）来临时，应紧闭门窗，关闭室内电源，尽量避免使用电话、手机。远离门窗和房屋的外围墙壁，躲到走廊、空间小的内屋、壁橱中，或者地下室、半地下室，不要外出。

如在室外，请不要在大树下、临时建筑物内、铁塔或广告牌下避风避雨。不要在山顶和高地停留，要避开孤立高耸的物体。

如在水上，应立即上岸。

如在汽车上，立即离开汽车，到安全住所内躲避。

如在公共场所，要服从指挥，有秩序地向指定地点疏散。未收到台风（飓风）离开的报告前，即使出现短暂的平息仍须保持警戒。台风（飓风）过后，应注意检查煤气、水、电路的安全性，不使用未被确认为安全的自来水，不要在室内使用蜡烛等有火焰的燃具。室外行走遇路障、被洪水淹没的道路或不坚固的桥梁应绕行，并注意静止的水域很可能因为电缆或电线损坏而具有导电性。

第五节 海　啸

海啸是由海底地震、火山爆发或巨大岩体塌陷和滑坡等造成的海面恶浪并伴随巨响的现象，是一种具有强大破坏力的海浪。

地震是海啸的“排头兵”，如果听到有关附近地震的报告，要做好防海啸的准备。海啸有时会在地震发生几小时后到达离震源上千千米远的地方。

海面突然上升或下降、地面晃动、持久而响亮的轰鸣声等，都是预示着海啸到来的警告迹象。

如果正在某个港口的船上，看到了海啸到来的警告迹象，要立即提醒船长赶紧驾船离开。首选靠岸，然后去高处。第二选择是将船驶向开阔的水域，避免船被冲上码头或陆地。在深海区域通常感觉不到海啸。

如果正在海滩附近，立刻离开海岸线，尽快去高处。海啸的速度会大于人奔跑的速度。

如果正在海边一家高层旅馆或住宅大楼中办公，而且没有足够的时间到达远离海岸的高处，可以去建筑物的高层。

不幸落水时，要掌握以下几点：

（1）尽量抓住木板等漂浮物，避免与其他硬物碰撞。

（2）不要举手，不要乱挣扎，尽量不要游泳，能浮在水面即可。

（3）海水温度偏低时，不要脱衣服。

（4）不要喝海水。

（5）尽可能向其他落水者靠拢，积极互助、相互鼓励，尽力使自己易于被救援者发现。

海啸过后抢救落水者，要掌握以下几点：

（1）及时清除溺水者鼻腔、口腔和腹内的吸入物。将溺水者的肚子放在施救者的大腿上，从其后背按压，将海水等吸入物倒出。

（2）如果溺水者心跳、呼吸停止，须立即交替进行口对口人工呼吸和心脏按压。

（3）将落水者放进温水里恢复体温，或披上被、毯、大衣等保温，不要局部加温或按摩。

（4）给落水者适当喝些糖水，但不要让落水者饮酒。

（5）如果受伤，立即采取止血、包扎、固定等急救措施，重伤员要及时送往医院。

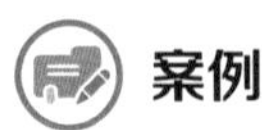

案例

百余年来最大的几次海啸

2011 年 3 月 11 日，日本发生 9.0 级地震，引发巨大海啸，环太平洋国家受灾。日本本土上万人遇难。

2004 年 12 月 26 日，印度尼西亚苏门答腊岛附近海域发生里氏 8.9 级强烈地震并引发海啸，波及印度洋沿岸十几个国家，造成近三十万人死亡或失踪，其中印度尼西亚有近十七万人死亡或失踪。

1960 年 5 月，智利中南部的海底发生了强烈的地震，引发了巨大的海啸，导致数万人死亡和失踪，沿岸的码头全部瘫痪，两百万人无家可归，这是世界上影响范围最大，也是最严重的一次海啸灾难。

第六节　火山爆发

火山爆发（图 5–1–2）是一种灾难性的自然现象，火山爆发时喷出的大量火山灰和火山气体，对气候造成极大的影响。如果您旅行的地方有火山活动，应注意以下几点：

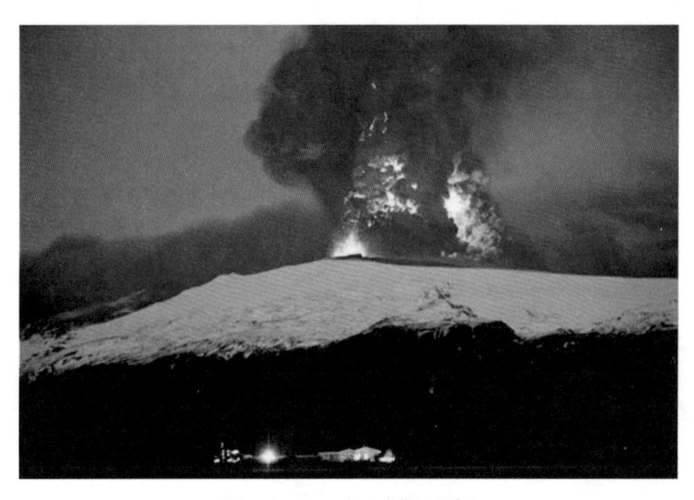

图 5–1–2　火山爆发现场

（1）当火山爆发时，如果处境危险，附近又没有遮蔽处，要立即趴在地上用衣物或其他设备包住头。保持这种姿势，直到爆发的威力大大减弱、能够撤离为止。

（2）火山爆发时如果在室外，掩上口鼻，防止吸入灰烬或气体中的微粒，并迅速转移到上风向的安全地方。避难所屋顶要足够坚固，以支撑沉重的火山灰。通常伴随火山爆发而来的还有泥石流现象，尽量避免到地势低的地方或地下室等去寻求遮蔽。

（3）火山爆发时如果在室内，关好门窗及空调等通风设备，最好待在一个没有窗户的房间里避免受到碎裂的玻璃的伤害。

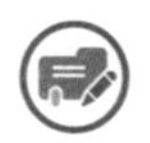

案例

冰岛火山爆发

2010 年 4 月 14 日早晨，冰岛第五大冰川——首都雷克雅未克东南约 160km 处的埃亚菲亚德拉冰盖冰川附近的一座火山开始喷发，使得冰川加速融化，形成洪水。当地河流水位猛涨 3m，一些高速公路和桥梁被冲毁，火山喷出的浓烟近 6km 高。

火山爆发扬起的烟尘，使欧洲的航空交通受到严重影响。挪威最大的奥斯陆机场 15 日宣布关闭，全境航班取消，对北海领空实行管制。当时，爱尔兰、丹麦、芬兰、瑞典、法国、荷兰与比利时等国部分机场关闭，航班取消。

第七节　沙 尘 暴

沙尘暴作为发生在沙漠及其邻近地区特有的一种灾害性天气，是沙暴（Sandstorm）和尘暴（Duststorm）两者兼有的总称，是大量沙尘物质被强风吹到空中，致使空气浑浊（水平能见度小于 1km）的严重风沙天气现象（图 5-1-3）。

其中沙暴指 8 级以上的大风把大量沙粒吹入近地面大气层所形成的携沙风暴，尘暴则是指大风把大量尘埃及其他细微颗粒物质卷入高空所形成的风暴。

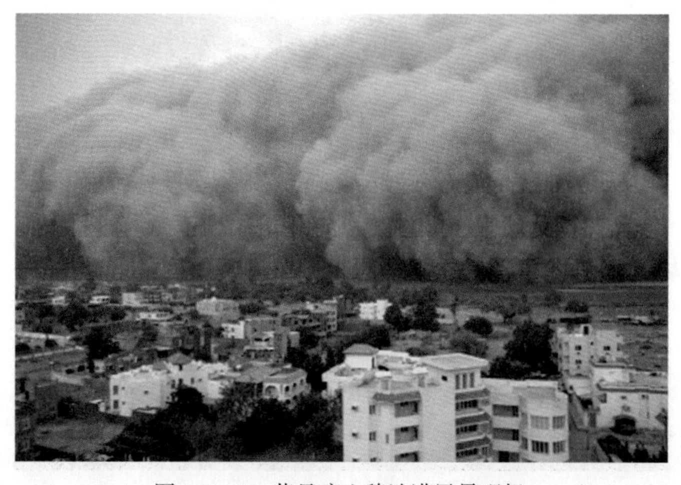

图 5-1-3　苏丹喀土穆沙漠风暴现场

沙尘暴袭击时，及时关闭门窗，必要时可用胶条对门窗进行密封。外出时要戴口罩，用纱巾蒙住头，以免沙尘侵害眼睛和呼吸道而造成损伤。

如果在野外，可弄湿一块大手帕或其他布块，用它遮住嘴和鼻子。在鼻孔内抹上少量凡士林，可最大程度地减少黏膜干燥。一路同行的人员可用手臂或绳索保持在一起。

如果在开车，应减速慢行，密切注意路况，谨慎驾驶；或尽快离开公路，尽可能远地停靠在路肩上，关闭车灯，拉紧手刹，确保尾灯没有打开。有记录显示停车开灯曾造成后面的车辆因疏忽而离开道路，撞上停靠在路旁的汽车。

第八节　高温天气

日最高气温达到35℃以上就是高温天气。高温天气会给人体健康、出行、野外作业等带来严重影响。

在高温条件下的野外作业人员，应采取防护措施或停止作业。白天尽量减少户外活动时间，外出要打伞、戴遮阳帽、涂抹防晒霜，避免强光灼伤皮肤（图5-1-4）。

饮食宜清淡，多喝凉白开、冷盐水，以及白菊花水、绿豆汤等防暑饮品。

保证睡眠，准备一些常用的防暑降温药品，如清凉油、十滴水、人丹等。

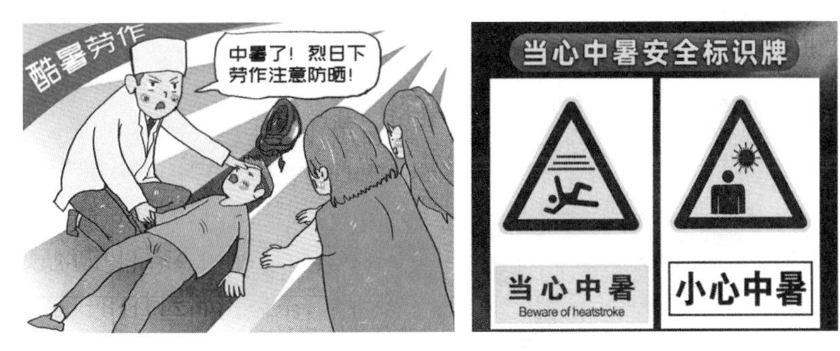

图5-1-4　高温天气外出需防晒

大汗淋漓时，切忌用冷水冲澡。应先擦干汗水，稍休息后再用温水洗澡。

如有人中暑（出现皮肤苍白、心慌、恶心、呕吐等症状），应立即把病人抬至阴凉通风处，宽松衣服，安静休息，也可用冷水擦身，可饮用加糖的淡盐水或者清凉饮料，或给病人服用十滴水等防暑药品。如果病情严重，须送往医院进行专业救治。

体弱者或高血压、心肺疾病患者应减少活动，如有胸闷、气短等症状应及时就医。

第九节　冰雪天气

冰雪天气，天气寒冷，路面湿滑，给出行带来很多安全隐患，极易发生交通和跌伤等事故，应尽量减少出行或户外活动，风大时应停止户外活动。

雪天外出应戴上手套、防寒帽、耳朵套等防寒装备。保持脚部的温暖干燥，袜子湿了要及时更换。经常按摩揉搓冻伤部位，以促进血液循环。在高海拔地区，可补充吸氧，促进血液循环。

冰雪天气行车应安装防滑链、减速慢行。转弯时避免急转，以防侧滑。踩刹车不要过急过死。司机最好佩戴有色眼镜或变色眼镜。

第十节 雷雨天气

雷雨天气常常会产生强烈的放电现象，如果放电击中人员、建筑物或者各种设备，常会造成人员伤亡和经济损失。

遭遇雷雨天气应注意如下事项：

（1）关闭门窗，室内人员应远离门窗、水管、煤气管等金属物体。

（2）在室外时，要及时躲避，应远离孤立的大树、高塔、电线杆、广告牌等，尽量寻找低洼处（如土坑）藏身，或者立即下蹲，降低身体的高度。

（3）如多人共处野外，相互之间不要挤靠，以防被雷击中后电流互相传导。

特别提示

（1）高大生产设施和建筑物上必须安装避雷装置，防御雷击伤害。

（2）雷雨天气在户外不要使用手机（图 5-1-5）。

（3）对被雷击中人员，应立即采取心肺复苏抢救。

（4）雷雨天尽量少洗澡，太阳能热水器用户切忌洗澡。

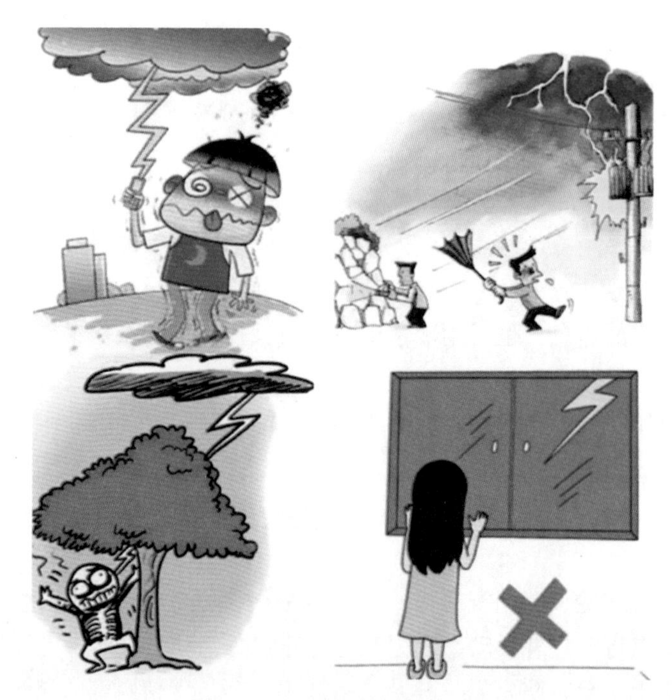

图 5-1-5 雷雨天气勿打手机

第十一节　热带雨林气候

热带雨林气候是赤道南北常年高温、潮湿和多雨的气候。这种气候主要分布在南美洲亚马孙河流域（图 5-1-6），非洲刚果河流域、亚洲和大洋洲从苏门答腊至新几内亚岛一带。前往此类地区，应提前做好疾病疫苗注射，准备驱湿、防蚊药品。多喝淡盐水，多吃清淡食品，保持身体健康，提高免疫能力。

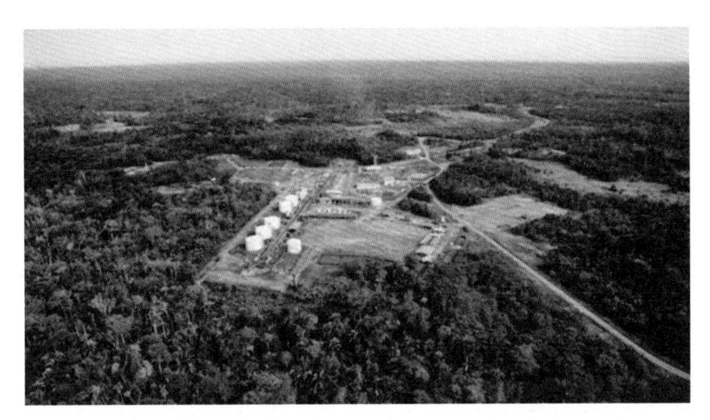

图 5-1-6　亚马孙雨林

一、防病

准备必要的物品，如蛇药片、预防疟疾药品、肠胃药、酒精、碘酒、药棉、纱布、绷带等。携带充足的饮用水，如需取用自然水源，请务必加热煮沸。

二、防蛇咬

用木棍拨打草丛，将蛇惊走。一旦不小心被毒蛇咬伤，不要惊慌，要及时寻求专业医疗救治，并在此前迅速自救。自救时，应先把伤口上方（靠心脏一方）用绳或布带缚紧，再用力挤压伤口周围的皮肤组织，将有毒素的血液挤出，然后可用清水洗涤伤口，同时可服下解蛇毒药片，并用药片涂抹伤口。

三、避雷击

如果在雨林中遇到雷雨，可到附近茂密的灌木带躲避，不要躲在高大的树下。避雨时应把金属物暂时放到附近一个容易找到的地方，不要带在身上。

四、防蚊

不穿短衣裤，应扎紧裤腿和袖口。当夜幕降临时，最好支起帐篷或蚊帐睡觉，以防蚊虫叮咬。

五、防水蛭

在鞋面上涂肥皂、防蚊油可防止水蛭上爬，大蒜汁也可驱避水蛭。防止生水中水蛭幼虫体内寄生，一定要喝开水。如被水蛭叮咬，勿用力硬拉，可拍打使其脱落，也可用肥皂液、浓盐水或火烤使其自然脱落。可压迫伤口止血，或用炭灰研成末或捣烂嫩竹叶敷于伤口。

第十二节　高原环境

缺氧、寒冷、湿度低、阳光辐射强是高原环境（图 5-1-7）的突出特点，这一特殊的环境对人的身体会带来一定的影响。应对高原环境应注意以下几点：

（1）保持良好心态，消除恐惧心理，避免过度紧张。

（2）限制体力消耗，避免剧烈运动，保持良好食欲及体重平衡。

（3）保证充足睡眠，不要暴饮暴食，不要酗酒，刚到达高原地区几天内不要洗澡。

（4）高原地区昼夜温差可达 15～20℃，需要带上足够的防寒衣物。

（5）准备好防紫外线的护肤品。

（6）在专业人员指导下服用抗高原反应药物，适当吸氧。当反应症状加重时应及时到医院就诊。患有严重心、肺疾病者应避免前往高原地区。

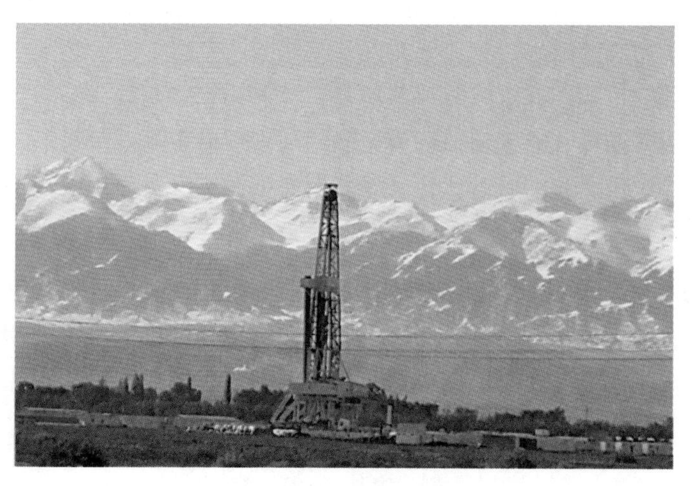

图 5-1-7　高原地貌

第二章　事故灾难

第一节　火灾事故

熟记所在国火警电话，并将电话号码填写在应急联系卡上，遭遇火灾时应迅速报警求救。

在烟火中逃生要尽量放低身体，最好是沿着墙角匍匐前进，并用湿毛巾等捂住口鼻。必须经过火场逃离时，应披上浸湿的衣服或毛毯、棉被等，迅速脱离火场。

三楼以下楼房逃生时，可以用绳子或床单、窗帘拴紧在门窗和阳台的构件上顺势滑下，或者利用结实的竹竿、室外牢固的排水管等逃生。

若逃生路线被封锁，应立即返回未着火的室内，用布条塞紧门缝，并向门上泼水降温。同时向窗外抛扔沙发垫、枕头等软物或其他小物件发出求救信号，夜间可通过手电发出求救信号。

公共聚集场所发生火灾，应听从指挥，就近向安全出口方向分流疏散撤离。千万不要惊慌拥挤造成踩踏伤亡。在人群中前行时，要和人群保持一致，不要超过他人，也不要逆行。若被推倒在地，首先应保持俯卧姿势，两手抱紧后脑，两肘支撑地面，胸部不要贴地，以防止被踏伤，条件允许时迅速起身逃离。

高层建筑发生火灾，应用湿棉被等物品掩护快速向楼下有序撤离。应选择烟气不浓，大火未烧及的楼梯、应急疏散通道逃离火场。必要时结绳自救，或者巧用地形，利用建筑物上附设的排水管、毗邻阳台、临近的楼梯等逃生。在无路可逃的情况下，到室外阳台、楼顶平台等待救援。切记不能乘电梯逃生。

汽车发生火灾，应迅速逃离车身。如车上线路烧坏，车门无法开启，可就近自车窗下车。如车门已开启但被火焰封住，同时车窗因人多不易下去，可用衣服蒙住头部从车门处冲出去。

地铁发生火灾，应利用手机、车厢内紧急按钮报警，并利用车厢内干粉灭火器进行扑救。无法进行自救时，应听从指挥，有序地安全逃生。不要大喊大叫、惊慌失措，也不能从行驶中的列车车窗跳下。

特别提示

火场能见度非常低，保持镇静、不盲目行动是安全逃生的重要前提。因供电系统随时会断电，千万不要乘坐电梯逃生。等待救援时应尽量在阳台、窗口等容易发现的地方等待。不要轻易跳楼。要在消防队员准备好救生气垫或楼层不高的情况下，或者不跳楼就会丧命的情况下，才能采取此方式。公共通道平时不要放杂物，否则既容易引发火灾，也会妨碍火灾时的逃生及救援。

第二节 触电事故

如果不注意用电安全，可对人造成危害，致使人触电伤亡。电流对人体的损伤主要是电热所致的灼伤和强烈的肌肉痉挛，这会影响到呼吸中枢及心脏，引起呼吸抑制或心跳骤停，严重电击伤可致残，直接危及生命。

一旦发现有人触电，应立即按如下步骤抢救：

（1）要使触电者迅速脱离电源，应立即拉下电源开关或拔掉电源。

（2）若无法及时找到或断开电源时，可用干燥的竹竿、木棒等绝缘物挑开电线。切勿用潮湿的工具或金属物质拨开电线。切勿用手触及带电者。切勿用潮湿的物件搬动触电者。

（3）将脱离电源的触电者迅速移至通风干燥处仰卧，将其上衣和裤带放松，观察触电者有无呼吸，摸一摸颈动脉有无搏动。

（4）施行急救。若触电者呼吸及心跳均停止时，应在做人工呼吸的同时实施心肺复苏抢救，并及时打电话呼叫救护车。

（5）尽快送往医院，途中绝对不能停止施救。

特别提示

（1）安全距离（表5-2-1）：

——10kV设备不停电时的安全距离是0.7m；

——35kV设备不停电时的安全距离是1.0m；

——110kV设备不停电时的安全距离是1.5m；

——220kV设备不停电时的安全距离是3m；

——500kV设备不停电时的安全距离是5m。

表5-2-1　设备不停电时的安全距离

电压等级，kV	安全距离，m
10及以下（13.8）	0.70
20～35	1.00
44	1.20
60～110	1.50
154	2.00
220	3.00
330	4.00
500	5.00

（2）插座安全使用：

要根据使用的电器功率选择相匹配的插头插座。功率较大的两种电器不要插在同一个插座上，以免造成超负荷用电而发生短路，引发火灾。

第三节　交通事故

一、行人交通事故

1. 突发交通事故时注意事项

突发交通事故，要注意如下事项：

（1）保持冷静，检查是否受伤，立即叫救护车并报警。

（2）报告交警，在现场等待，直到警方到达并完成调查。

（3）将所有卷入车辆事故的汽车的车牌号码都记录下来，特别是要记住司机和目击人（如果有的话）。

（4）方便的话，拍下事故现场。

（5）发生致人受伤交通事故时，伤者很可能会脊椎骨折，这时千万不要翻动病人。如果不能判断脊椎是否骨折，也应该按脊椎骨折处理。

（6）行人被机动车严重撞伤，驾车人应及时报警同时检查伤者的受伤部位，并采取初步的救护措施如止血、包扎或固定。应注意保持伤者呼吸通畅。如果呼吸和心跳停止，应立即进行心肺复苏法抢救。

2. 不要发生的情况

不要发生如下情况：

（1）与对方争吵。

（2）与事故方争论责任问题。

（3）移动车子，除非交警要求。

（4）肇事逃逸。

3. 特别注意事项

特别注意：

（1）警察可能要20min或更长时间以后才能到达，您可以立即到周边的警亭、商店、饭店或者其他场所，等待警察到来。

（2）警察可能会用当地语言做书面记录，除非您精通当地语言，否则不要在所谓的报告上签字。

（3）设法获得通晓当地语言的人的帮助。

（4）在有些国家存在一定的讨价还价现象。

（5）在交通事故中群体威胁或攻击外国人的现象不多见。

4. 预防交通事故主要措施

预防交通事故主要措施如下：

（1）遵守交通规则，不强超、强会，不酒后驾车，远离大货车、长途客车、出租车特权车及特别车辆。

（2）不超速驾驶，当然在高速公路上也不要开慢车。

（3）驾车时精神要集中，不可接打手机，不可一边开车一边在车内找东西。

（4）全程系好安全带。

（5）服用了感冒药或其他易使人瞌睡的药物，不要开车。长途或路况陌生情况下，最好雇佣当地司机驾驶。

（6）在社会安全较高风险的国家，上车即锁好车门，摇起车门玻璃，沿途谢绝陌生人员搭乘。

二、乘车意外事故

乘车意外事故应对如下：

（1）在车内闻到不明烧焦物品的气味、看到不明烟雾或发现可疑物时，要及时通知司机及售票员，切勿自行处理。司机及售票员有责任停车检查，将乘客疏散到安全区域，并做到有序撤离，同时照顾和保护老人、妇女和儿童。

（2）车辆遇险时乘客应双手紧紧抓住前排座位或扶杆、把手，低下头，利用前排座椅靠背或两手臂保护面部；若遇翻车或坠车时，应迅速蹲下身体，紧紧抓住前排座位的椅脚，身体尽量固定在两排座位之间随车翻转。

（3）车辆在行驶中发生事故时，乘客遇到险情时应镇定，不要大声喊叫，不可指挥司机，更不可在车高速行驶时跳车，应在车辆停下后再陆续撤离。

（4）车辆发生事故应在后面来车方向 50～100m 处放置专用的警示标志。

（5）司机及售票员应安排乘客免费换乘后续同线路、同方向车辆或另调派车辆。

（6）乘坐公交车遇火灾事故，乘客应迅速撤离着火车辆，不要围观。

（7）出现伤亡情况应及时拨打急救电话。

特别提示

（1）乘坐公共汽车（电车）、长途汽车、地铁轻轨须在站台或指定地点依次候车，待车停稳后，先下后上。

（2）不准携带易燃、易爆等危险品乘坐公共汽车（电车）、出租车、地铁、轻轨、长途汽车。

（3）机动车行驶中，不要将身体任何部位伸出车外，不准跳车。

（4）在车行道上，不得从车辆左侧车门上、下车。

（5）机动车未停稳时不得上、下车。

（6）乘坐货运机动车时，不准站立，不准坐在车厢栏板上。

（7）乘坐两轮摩托车必须戴安全头盔，不准倒坐或侧坐。

（8）发生乘车意外事故时，切忌惊慌、拥挤。应及时报警，并服从司售人员的指挥，积极开展自救、互救。

三、机动车交通事故

发生机动车交通事故时应对如下：

（1）刹车失灵。换低挡，加拉手刹，同时打开警示灯。如果车速始终无法控制，可试着冲向柔软碍物，让车速慢下来。

（2）中途爆胎。千万不可急刹车。后胎爆裂时可反复轻踩刹车。前胎爆裂时，应双手用力控制方向盘并缓缓松开油门踏板，使车利用转动阻力自行停下。

（3）迎面碰撞。撞车瞬间，两腿尽量伸直，两脚踏实，双臂护胸，手抱头，身体后倾。迎面碰撞时如碰撞的主要方位不在司机一侧，司机应紧握方向盘两腿向前伸直，两脚踏实，身体后倾，保持平衡；如碰撞的主要方位临近司机座位或者撞击力度较大，司机应迅速躲离方向盘，将两脚抬起。

（4）路上抛锚。将车移到公路右侧允许停车的地带。在公路的来车方向距故障车50～100m处摆放一个故障警示牌，如果是在高速公路上，则至少应距离150m。如果没有警示牌，可打开车辆的行李箱及发动机盖代替，同时亮起危险信号灯。

（5）车子失火。司机应立即将车辆熄火。如因碰撞变形，车门无法打开，可从前后挡风玻璃或车窗处逃生。车上人员身上着火时，应离开车子，然后向水源处滚动，边滚动边脱去身上的衣服。

（6）汽车翻车。脚钩住踏板随车翻转。当司机感到车辆不可避免地将要倾翻时，应紧紧抓住方向盘两脚钩住踏板，使身体固定。这样，司机会随车辆一起翻转，比起人在车中滚动碰撞，受伤会轻得多。如果车辆侧翻在路沟、山崖边上，应判断车辆是否还会继续往下翻滚。在不能判明的情况下，应维持车内秩序让靠近悬崖外侧的人先下，从外到里依次离开。如果车辆向深沟翻滚，所有人员应迅速趴在座椅上，抓住车内的固定物，让身体夹在座椅中，稳住身体，随车体翻转，避免身体在车内滚动而受伤。

（7）造成人员伤亡时，驾驶员应立即抢救伤员并迅速报警。因抢救受伤人员要变动现场时，应标明事故车和人员位置。

（8）在道路上发生交通事故，未造成人员伤亡或财产损失轻微的，当事人应先撤离现场再进行协商处理。

（9）高速公路上车辆行驶速度快，发生交通事故后，车上人员应迅速转移到右侧路肩上或者应急车道内；能够移动的机动车应移至不妨碍交通的应急车道或服务区停放。

四、铁路交通事故

铁路交通事故是指火车因脱轨、倾翻、碰撞、起火爆炸等造成人身伤亡或者财产损失的事件，包括铁路行车事故、路外伤亡事故、其他运营事故等。

应急指南

（1）火车发生脱轨、倾翻、火灾、爆炸时，旅客应保持镇定，听从工作人员指挥，有序撤离或积极参与抢救伤员工作。

（2）列车运行中发现可疑物时，应迅速利用车厢内报警器报警，并远离可疑物，切勿自行处置。

（3）察觉火车发生剧烈抖动、有可能脱轨或倾翻时，应立即就近抓住可稳定身体的物品，如茶几、座椅卧铺铁栏杆、厕所扶手等，严禁在过道走动，尽量照顾好老人、小孩、病人、孕妇等，注意保护好头部等关键部位。

（4）车厢倾翻，可用车厢上的消防锤砸破车窗玻璃，爬出车厢逃生。

（5）列车运行中遇火灾事故时，乘客应首先使用车厢两端报警器通知列车工作人员，然后取出车厢两端的灭火器扑灭初起火灾。列车司机应就近停车，尽快打开车门疏散人员。如果车门开启不了，乘客可利用身边的物品破门、破窗而出。

（6）列车运行中如遇到爆炸事故，乘客应迅速使用车厢内报警器报警，并尽可能远离爆炸事故现场。

（7）列车运行中遇到毒气袭击时，乘客应迅速使用车厢内报警器报警，并远离毒源，站在上风处，用随身携带的手帕、餐巾纸、衣服等用品捂住口鼻，遮住裸露皮肤。

（8）发生以上情况或其他紧急情况均应及时拨打报警电话。

（9）事故发生在电气化区域，破窗逃生时应注意躲避上方接触网，防止电击。

（10）发生在铁路桥梁，从车上跳下时要注意安全防止摔伤。发生在双线区段，逃生旅客应从列车运行方向的左侧跳下，防止被邻线来车伤害。

（11）逃生旅客要迅速撤到安全地带，防止二次伤害。

特别提示

（1）情况紧急时，以保全生命为先，切勿因不想舍弃随身财物而错过逃生时机。

（2）火车尚未停稳，严禁跳车，防止发生人身意外。

（3）逃生过程中不能采取危及他人安全的手段和措施。

（4）旅客中的医务工作人员或有丰富医疗卫生知识的人员，要积极配合做好对受伤人员的初步救治工作。

五、地铁交通事故

地铁交通事故是指在封闭状态下运营的地铁列车，因设备故障、技术行为、人为破坏、不可抗力各种原因发生的意外事故。一般停电是地铁运行中最常见的事故。

应急指南

（1）突然停电，应原地等候，不要走动，不要惊慌。工作人员会进行广播解释和疏散。

（2）在站台，应迅速就近沿疏散向导标志或在工作人员的指挥下撤离。

（3）在隧道运行时停电，千万不可扒门、拉门或自行离开车厢进入隧道，应耐心等待救援人员到来。救援人员将打开无接触轨一侧车门，悬挂临时梯子指挥乘客撤离。撤离时注意排成单行，不要拥挤，依次沉着冷静地按照工作人员指定路线撤离。

（4）隧道内行走要小心脚下，以免摔伤或被障碍物碰伤。

特别提示

（1）站台停电时，随即启动事故照明灯。即使照明不能立即启动，正常驶入车站的列车将暂停运行，利用车内灯光为站台提供照明。当城区供电系统出现电源故障，导致大面积停电时，地铁内常备的危机照明系统将保证45～60min的蓄电池照明。

（2）不必担心隧道中行走看不清路。除了引路的工作人员，每隔一段路还有工作人员执灯照明，乘客也可用自己的手机等随身物品取光。

（3）不必担心人多被关在密闭车厢会出现呼吸困难。即使停电，列车上有可维持45～60min的应急通风。

（4）如无其他意外发生，停电时一般不要拉动报警装置。

（5）不要擅动地铁列车车门上方的“紧急开门手柄”。如果列车正好停靠在站台上，可拉下“紧急开门手柄”；一旦列车停在隧道中时拉下，十分危险。

（6）如果停电造成地铁车门打不开，没有工作人员的指引，千万不要擅自扒门。

（7）不要直接跳入隧道，列车距离地面一米多高且地面情况复杂，容易崴脚并造成混乱。

六、民用航空事故

应急指南

（1）遇空中减压，应立即戴上氧气面罩。

（2）飞机紧急着陆和迫降时，应保持正确的姿势：弯腰，双手在膝盖下握住，头放在膝盖上，两脚前伸紧贴地板。

（3）飞机失事前的预兆：机身颠簸；飞机急剧下降：机舱内出现烟雾；机身外出现黑烟；发动机关闭，一直伴随的飞机轰鸣声消失；高空飞行时发出一声巨响等。

（4）舱内出现烟雾时，一定要把头弯到尽可能低的位置，屏住呼吸用饮料浇湿毛巾或手帕捂住口、鼻后再呼吸，弯腰或爬行到出口处。

（5）若飞机在海洋上空失事，要立即穿上救生衣。

（6）在飞机撞地轰响瞬间，要飞速解开安全带朝着外面有亮光的出口全力逃跑。

（7）飞机紧急着陆和迫降时，在机上人员与设备基本完好的情况下，要听从工作人员指挥，迅速而有秩序地由紧急出口滑落地面。

特别提示

（1）在飞机上，未经空勤人员允许，不要使用电子设备，不要打手机。

（2）登机时，熟悉机上安全出口，听、阅有关航空安全知识，有不清楚的地方要及时请教乘务人员。

（3）如果坐在安全逃生门旁，应主动了解打开安全门的要领及注意事项。

（4）学习使用氧气面罩。正确的使用方法是向下拉氧气面罩，触发氧气供应开关，并将面罩罩在口鼻处保持面罩和面部紧密结合，防止氧气泄漏。

（5）飞机起飞、着陆时必须系好安全带，飞机途中应按要求系好安全带。

（6）紧急疏散注意事项：竖直椅背；收回小桌板；打开遮阳板；摘下眼镜、项链、戒指、假牙和高跟鞋，口袋里的尖锐物件，如手机、钢笔等；听从指挥，避免混乱；如果使用滑梯，两臂交叉抱在胸前肘缩向内，双腿并拢，跳离舱门口0.5～1m进入滑梯。

七、水上交通事故

应急指南

（1）船舶遇险时，要保持冷静，听从船上工作人员指挥；船舶遭风浪袭击时，要在船舱内分散坐好，使船体保持平衡。

（2）船上有救生衣、救生圈的，要迅速拿上穿好。没有救生衣可用其他漂浮物体作为救生用具，跳水前要尽可能向水面抛投漂浮物，如大块泡沫、空木船舱木板、木凳等。

（3）当船上发生火灾时，要用湿毛巾或湿棉织品捂住口鼻，向起火的上风位置逃避烟火，在上风（即迎风）一侧下水逃生。

（4）不要从5m以上的高度直接跳入水中，尽可能利用绳梯、绳索、消防皮龙等滑入水中。如果船只正在下沉，千万不要在倾倒的一侧下水，以防被船体压入水下难以逃生；如果船体尾部先下沉，应逃到船头处下水。穿救生衣下水后要注意保持体温，最好的姿势是双脚并拢屈到胸前，两肘紧贴身边，交叉放在救生衣上，使头部露出水面。

（5）跳水逃生前不要慌张，要观察船只及周围情况，要避开水上漂流硬物。跳水后要尽快游离落难船只，防止被沉船卷入漩涡。也不要离出事船只太远，要通过各种方式（救生哨、反射光、信号筒、呼喊或摇动色彩鲜艳物等）发出求救信号。如果离岸边不远，可以慢慢向岸边游动；如水流很急，应顺着水流游向下游岸边；如河流弯曲，应游向内弯水浅、流速较慢处上岸或等待救援。

（6）木质船舶翻船后，一般不会下沉，人被抛入水中后，应立即抓住船舷并设法爬到翻扣的船底上等待救助。其他非木质船翻了会下沉，但有时船翻后，因船舱中有大量空气而漂浮在水面上，这时不要将船翻正过来，要尽量使其保持平衡，避免空气跑掉，并设法抓住翻扣的船只，以等待救援。

特别提示

（1）跳水前尽可能通过通信设备、烟幕弹等发出遇险求救信号。

（2）穿救生衣跳水，要双臂交叠在胸前，压住救生衣，跳时要深吸一口气，用手捂住口鼻，眼望前方，双腿并拢伸直，脚先下水。不要向下望，防止身体向前扑进水里受伤。

（3）落水后往下沉时，要保持镇静，紧闭嘴唇咬紧牙齿憋住气，不要在水中拼命挣扎，应仰起头，使身体倾斜，保持这种姿态，就可以慢慢浮出水面。

（4）浮在水面后，不要将手举出水面，要放在水面下划水，使头部保持在水面上，以便呼吸空气。如有可能，应脱掉鞋子和身上的重物，寻找漂浮物并牢牢抓住。

（5）入水后不要将厚衣服脱掉，人员要尽可能集中在漂浮物附近，出现获救机会前尽量少游泳，以减少体力和身体热量的消耗。

（6）两人以上跳水逃生，尽可能拥抱在一起，可以减少热量散失，同时也便于互相鼓励，还可增大目标便于搜救者发现。

（7）跳水后如果没有救生衣，应尽可能用最小的运动幅度使身体漂浮。会游泳者可采取仰泳姿势，仰卧水面手脚轻划，以维持较长时间的漂浮，耐心等待营救。

（8）当有救助船只或过路船只接近时，应利用救生哨等呼叫，设法引起对方注意争取尽早获救。

第四节　化学恐怖袭击

化学恐怖袭击是指直接或间接利用化学毒物，针对社会公众，造成大规模人员伤亡和产生重大政治影响的恐怖活动。

发生化学恐怖袭击的情况有：异常的气味，如大蒜味、辛辣味、苦杏仁味等；异常的现象，如大量昆虫死亡；异常的烟雾；植物的异常变化等；异常的感觉，当人受到化学毒剂或化学毒物的侵害后，会出现不同程度的不适感觉，如恶心、胸闷、惊厥、皮疹等；现场出现异常物品，如遗弃的防毒面具、桶、罐，以及装有液体的塑料袋等。

遭遇有毒气体袭击时，尽可能利用环境设施和随身携带的手帕、毛巾、衣物等遮掩口鼻，避免或减少毒气侵害。尽可能戴上手套，穿上雨衣、雨鞋等，或用床单、衣物遮住裸露的皮肤。尽快寻找安全出口，迅速有序地撤离污染源或污染区域，尽量逆风撤离。及时报警，请求救助，并进行必要的自救互助，采取催吐洗胃等方法，加快毒物的排出。

 案例

东京地铁毒气事件

1995 年 3 月 20 日，东京遭受了日本有史以来最严重的恐怖袭击。在早上的交通高峰时段，奥姆真理教恐怖组织成员在地铁网络中释放沙林毒气，将 5000 人笼罩在致命气体的包围中。5 名奥姆真理教成员登上地铁，将用报纸和塑料包裹的液态沙林毒气扔到车厢地板上。他们使用雨伞的尖端将包裹戳破，随即离开列车。他们中有些人戴着面具和头巾以保护他们撤离时不会受到沙林毒气的侵袭。

沙林在 20 世纪 30 年代由纳粹组织发明，它的毒性比氰化物气体大 20 倍。长时间暴露于沙林气体中，可导致人痉挛，麻痹、昏迷，心脏和呼吸系统衰竭。沙林无色无味，因此人们开始感觉不对时，就表示已出现了相关症状，包括呼吸困难和眼睛水肿。这次袭击导致 12 人死亡，三千多人受伤。

第五节　生物恐怖袭击

生物恐怖袭击是指直接或间接利用致病微生物及其所产生的毒素针对社会公众，造成大规模人员伤亡和产生重大政治影响的恐怖活动。

发生生物恐怖袭击的情况包括：事件区发现不明粉末或液体、遗弃的容器和面具，大量的昆虫。微生物恐怖袭击后 48～72h，或毒素恐怖袭击几分钟至几小时会出现规模性的人员伤亡；在现场人员中出现大量相同的临床病例，在一个区域出现本来没有或极其罕见异常的疾病；在非流行区域发生异常流行病；还会沿着风向分布同时出现大量动物病例等。

遭遇生物恐怖袭击时不要惊慌，尽量保持镇静，判明情况，迅速利用毛巾等捂住口鼻，最好能及时戴上防毒面罩，避免或减少病原体的侵袭和吸入。尽快寻找安全出口，迅速撤离污染源或污染区域。不要回家或到人员多的地方，避免扩大病源污染。及时报警，请求救助。

 案例

美国炭疽邮件事件

2001 年美国纽约世贸大厦发生了震惊世界的“9·11”恐怖袭击事件。而在“9·11”之后，从 9 月 18 日开始美国又遭遇了为期数周的生物恐怖袭击。恐怖分子将含有炭疽杆菌的信件寄给美国广播公司、哥伦比亚广播公司、全国广播公司、纽约邮报、国家询问者

等数个新闻媒体办公室及两名民主党参议员。这个事件导致 5 人死亡，17 人感染，数十座建筑被炭疽污染。据美国联邦调查局文件，整个事件破坏超过了 10 亿美元。

第六节　核 辐 射

核事故指的是核设施或者核活动中发生的严重偏离运行的状态。在这种状态下，若有关的专设安全设施不能按设计要求发挥作用，则放射性物质的释放可能会达到不可接受的水平。核事故后烟云飘浮的距离，取决于风速和其他气象条件。

通常情况下，发生核辐射事故后的首要任务是限制辐射暴露的发生，主要通过疏散或隐蔽受影响人口，减少放射性烟云沉降的措施来实现。根据大气中放射性物质的释放量和当时的气象条件，如风向和降水等，并依据爆炸的中心范围，国家将会确定在多大半径范围内应采取紧急隐蔽防护措施。

一旦出现核辐射突发事件，公众必须做的第一件事是，尽可能获取可信的关于突发事件的信息，了解政府部门的决定、通知。应通过各种手段保持与地方政府的信息沟通，切记不可轻信谣言或小道消息。其次，公众应迅速采取必要的自我防护措施。例如，可以选用就近的建筑物进行隐蔽，关闭门窗，关闭通风设备并根据地方政府的安排实施有组织、有序的撤离。当判断有放射性散布事件发生时，切忌不能迎着风，也不能顺着风跑，应尽量往风向的侧面躲，并迅速进入建筑物内隐蔽。应采取呼吸防护，包括用湿毛巾、布块捂住口鼻，过滤放射性粒子。体表的防护可用各种日常服装，包括帽子、头巾、雨衣、手套和靴子等。若怀疑身体表面有放射性污染物，采用洗澡和更换衣服来减少放射性污染，并防止食用污染的食品或水。

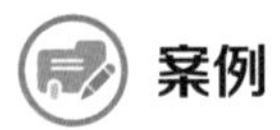

案例

日本福岛核泄漏事故

2011 年 3 月 11 日，日本 9.0 级地震引发海啸及核泄漏。福岛第一核电站 6 座反应堆不同程度被损坏，造成核扩散。4 月 12 日，日本经济业省原子能安全保安院把福岛第一核电站核泄漏事故等级由原先确定的 5 级调高至 7 级，即最高级别。政府官员解释，事故升级缘于核泄漏释放总量达到并超过国际原子能机构界定的最高一级标准。表 5-2-2 为国际核事件分级表。

表 5-2-2　国际核事件分级表

级别	事件 / 事故分类	内容	事故举例
7 级	特大事故	大型核装置（如动力堆堆芯）的大部分放射性物质向外释放，典型地应包括长寿命和短寿命的放射性裂变产物的混合物（等效放射性超过 1016Bq^{131}I），这种释放可能有急性健康影响，在大范围地区（可能涉及一个以上国家）有慢性健康影响；有长期的环境后果	1986 年前苏联切尔诺贝利核电厂（现属乌克兰）事故

续表

级别	事件 / 事故分类	内容	事故举例
6 级	重大事故	放射性物质向外释放（等效放射性超过 1015～1016Bq^{131}I）这种释放可能导致需要全面执行地方应急计划的防护措施，以限制严重的健康影响	1957 年苏联基斯迪姆后处理装置（现属俄罗斯）事故
5 级	具有厂外风险的事故	放射性物质向外释放（等效放射性超过 1014～1015Bq^{131}I）。这种释放可能导致需要部分执行应急计划的防护措施，以降低健康影响的可能性。核装置严重损坏，可能涉及动力堆的堆芯大部分严重操作，重大临界事故或者引起在核设施内大量放射性释放的重大火灾或爆炸事件	1957 年英国温茨凯尔反应堆事故、1979 年美国三哩岛核电厂事故
4 级	没有明显厂外风险的事故	放射性向外释放，使受照射最多的厂外个人受到几毫希沃特量级剂量的照射。由于这种释放，除当地可能需要采取食品管制行动外，一般不需要厂外保护性行动。核装置明显损坏。这类事故可能造成重大厂内修复困难的核装置损坏	1973 年英国温茨凯尔后处理装置事故、1980 年法国圣洛朗核电厂事故、1983 年阿根廷布宜诺斯艾利斯临界装置事故
3 级	重大事件	放射性向外释放超过规定限值，受照射最多的厂外人员受到十分之几毫希沃特量级剂量的照射。无需厂外保护性措施。导致工作人员受到足以产生急性健康影响剂量的厂内事件和 / 或导致污染扩散的事件。安全系统再发生一点问题就会变成事故状态的事件，或者如果出现某些始发事件，安全系统已不能阻止事故发生的状况	
2 级	事件	安全措施明显失效，但仍具有足够纵深防御，仍能处理进一步发生的问题。导致工作人员所受剂量超过规定年剂量限值的事件和 / 或导致在核设施设计未预计的区域内存在明显放射性，并要求纠正行动的事件	
1 级	异常	超出规定运行范围的异常情况，可能由于设备故障人为差错、规程有问题引起	
0 级	偏差	安全上无重要意义	

第三章　常用急救、互救方法

第一节　心 肺 复 苏

心脏骤停，即为心脏突然停止跳动，由此造成血液循环受阻，致使患者失去意识及生命体征。此状况多发生在急性心包填塞或急性心肌梗死等病状中。心脏骤停可划分为四个阶段：前驱期，通常在心脏骤停前的数天或数周内出现，患者可能表现出心悸、胸闷等症状；发病期，由特定诱因引起，呈现为多种生命现象的终止；心脏骤停期，其症状包括心音消失、四肢冰凉等循环停止的迹象；死亡期，若不及时采取抢救措施，患者将面临生命危险。

医学研究表明，心脏停搏的时间长度与患者的生理反应存在密切关系。具体而言，心脏停搏 5～10s 便可导致患者出现眩晕或晕厥的症状；若停搏时间超过 15s，患者可能会出现晕厥并伴随抽搐；若停搏时间达到 20s 以上，患者则可能陷入昏迷状态。值得注意的是，如果心脏停搏的时间超过 5min，将对大脑造成严重的不可逆损伤，甚至可能导致患者死亡。即使在这种情况下能够恢复心跳，患者也往往会面临不同程度的后遗症。

因此，在面对心脏骤停的紧急状况时，必须迅速采取心肺复苏措施，以最大程度地挽救患者的生命。以下是实施心肺复苏的基本步骤（图 5-3-1）：

（1）确认现场安全：确保患者周围没有危险物品或危险环境，以便进行急救。

（2）检查意识：轻轻拍打患者肩膀并大声呼唤，观察患者是否有反应。如果没有反应，立即寻求帮助并呼叫急救电话。

（3）判断呼吸：观察患者是否有呼吸，如果有呼吸，保持呼吸道通畅；如果没有呼吸，立即进行人工呼吸。

（4）放置复苏体位：将患者平放在硬质的平面上，头部稍微后仰，双手放在身体两侧，解开紧身衣物，以便进行胸外按压。

（5）胸外按压：按压时上半身前倾，双肩正对患者胸骨上方，一只手的掌根放在两乳头连线中点，另一只手掌放在第一只手掌上，两手掌根重叠，手指离开胸壁，双臂伸直，以髋关节为轴，借助上半身的重力垂直向下按压，每次抬起时掌根不要离开胸壁。每次按压应使胸骨下陷至少 5～6cm，频率为每分钟 100～120 次，每次按压后应让胸廓完全回弹。

（6）人工呼吸：如果患者没有呼吸，进行人工呼吸。捏住患者鼻子，将自己的嘴完全罩住患者的嘴，吹气两次。每次吹气应持续吹气 1s 以上，使胸部隆起。

（7）持续进行心肺复苏：持续进行胸外按压和人工呼吸，比例为 30∶2（即每进行 30 次胸外按压后进行 2 次人工呼吸）。直到患者恢复自主呼吸和心跳，或者专业救援人员到达现场为止。

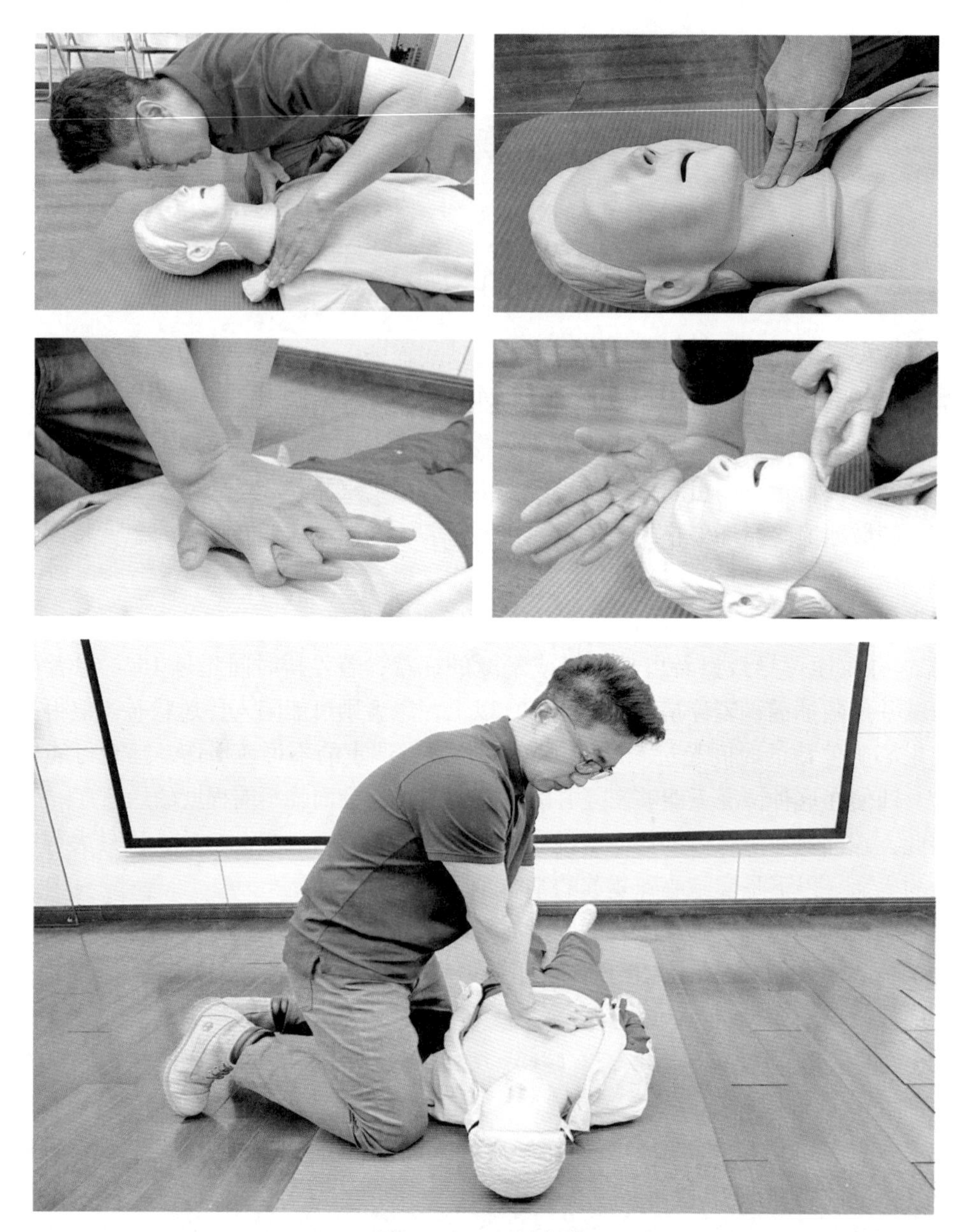

图 5-3-1　心肺复苏

在进行心肺复苏操作时，需遵循以下关键要点：

首先，务必迅速启动心肺复苏流程。研究表明，心脏骤停后 4min 内开始的心肺复苏能显著提高患者的存活率。

其次，保持冷静与镇定至关重要。在紧急情况下，按照标准化的操作流程进行，避免由于恐慌导致操作失误。

再者，施救时应确保按压与通气的力度适中。过度或不足的按压与通气都可能影响复苏效果，因此施救者需经过适当急救培训，确保掌握正确的施救力度。

最后，在进行心肺复苏时，需密切监控患者的生命体征及反应变化。根据患者的反应情况，及时调整急救措施，以提高复苏成功率。

第二节　复苏体位

在紧急医疗救护过程中，复苏体位是一项至关重要的急救手段，对于恢复患者意识和生命体征具有决定性作用。复苏体位的应用范围广泛，尤其适用于突发意识丧失或心跳骤停的患者。通过迅速调整患者体位，复苏体位能够显著改善血液循环，增加氧气供应，从而为后续的急救措施争取关键的抢救时机。

复苏体位的基本原理是通过调整患者的体位，使其心脏和肺部受到的压力最小化，进而改善血液循环和氧气供应。当患者出现意识丧失或心跳骤停时，其血液循环和氧气供应会受到严重影响，此时需采取紧急措施以恢复生命体征。复苏体位就是其中一种高效急救手段。

在实施复苏体位时，救护人员需要迅速且准确地将患者平放在硬质的平面上，确保患者身体得到稳定支撑。随后，使患者头部后仰，抬起下颌，以打开呼吸道，保障氧气顺畅进入肺部。同时，救护人员还需要将患者双腿抬高，形成类似“倒 V”的体位。这种体位有助于减轻心脏和肺部压力，增加回心血量，进而改善血液循环和氧气供应。

然而，复苏体位的实施需具备专业知识和技能，普通民众难以准确掌握。因此，在遇到类似情况时，应该立即拨打急救电话，等待专业救护人员到来。在等待过程中，可以尝试进行心肺复苏等基本急救措施，以维持患者的生命体征。此举不仅能为专业救护人员争取宝贵的抢救时间，还可在一定程度上减轻患者病情。

综上所述，复苏体位在紧急医疗救护中占据举足轻重的地位。它能够在关键时刻迅速改善患者生命体征，为后续的急救措施赢得宝贵时间。

第三节　异物窒息

除了心肺复苏外，异物窒息也是一种常见的紧急情况。一旦发生异物窒息，其往往会直接威胁到生命安全。异物窒息，指的是呼吸道被异物所阻塞，致使氧气无法顺畅进入肺部，进而引发身体缺氧的状况。若不及时采取适当的急救措施，异物窒息可能会导致严重的后果，甚至致命。因此，对每个人而言，掌握异物窒息的急救方法具有至关重要的意义。

异物窒息的急救流程如下：

（1）应立即拨打急救电话，以便专业救援人员尽快到达现场。在等待救援人员的过程中，应根据患者的具体情况采取相应的急救措施。

（2）判断情况：观察患者是否有意识，如果患者能够说话或咳嗽，说明异物可能只是部分阻塞了呼吸道，此时可以鼓励患者用力咳嗽，尝试通过咳嗽的力量将异物咳出。然而，若异物较大或位置较深，咳嗽可能无法将其排出，此时就需要采用更为专业的急救方法。

对于无法说话或咳嗽的患者，应立即采用海姆立克急救法。对于成人和儿童，救护者站在患者身后，双手环绕患者腰部，一手握拳，拇指侧抵着患者腹部正中线肚脐上方两横指处，另一只手握住握拳的手，快速向上按压患者腹部。通过腹部按压产生的冲击力，可以将异物从呼吸道中推出。对于婴儿，应将其脸朝下，头部略低于胸部，依靠在救护者的膝盖上，头部略向下前倾，救护者用一只手支撑婴儿的胸部，并托住下颌，另一只手在肩胛之间用力拍背5次。然后，将婴儿全身翻转过来，在胸部中央的胸骨下半部快速按压5次。反复进行，直至异物排出。

（3）如果异物阻塞导致心脏骤停，应立即进行心肺复苏，以挽救患者生命。在此过程中，保持冷静、遵循专业指导至关重要，以确保急救措施的有效性和安全性。

在进行异物窒息急救时，应着重注意以下几个方面：

（1）保持冷静，迅速评估现场状况，并采取适当的急救措施。

（2）针对不同年龄段的患者，应采用不同的急救方法。由于不同年龄段的患者在生理构造和反应能力上存在差异，因此，急救措施应根据患者的年龄和具体情况进行个性化调整，以提高急救效果。

（3）急救过程中，应持续关注患者的反应和生命体征。一旦发现异常情况，应立即调整急救措施，以确保患者的安全。这需要施救者具备敏锐的观察力和判断力，以便在关键时刻做出正确的决策。

第四节　创伤急救

创伤急救是一种常见且紧急的医疗需求。当人体遭受创伤时，可能伴随出血、休克和骨折等严重症状，因此需要迅速而准确地采取急救措施。鉴于创伤的高发性和潜在的严重危害，若救治不及时，患者可能面临残疾甚至生命危险的后果。为应对此类紧急情况，应遵循科学规范的急救流程，即止血、包扎、固定和搬运。这些步骤不仅有助于迅速控制伤情，减少进一步损伤，还为后续的专业医疗救治提供了有利条件。

一、止血

在紧急医疗救助中，止血是首要任务，因为大量失血可能迅速导致休克甚至危及生命的后果。为了确保伤者的生命安全，必须迅速而有效地控制出血。以下推荐几种常用的止血方法：

（1）直接压迫止血：对于小型伤口，直接压迫止血是一种简单而高效的方法。使用干净的布或绷带直接压迫伤口并直接覆盖伤口，施加适当的压力以减少血液流动。这种方法能够快速控制出血，为后续处理创造条件。

（2）抬高伤口部位：如果条件允许，尽量抬高受伤部位。通过减少血液流向伤口，可以有效减缓出血速度，帮助止血。这一措施在现场急救中非常实用，特别是在处理四肢出血时。

（3）止血带止血：对于严重出血情况，可能需要使用止血带。止血带应绑在伤口的近心端，即靠近心脏的一侧。在绑扎时，务必确保不过紧，以免对神经或组织造成损伤。每隔 1h，应松开止血带 5～10min，以避免组织因长时间缺血而发生坏死。

二、包扎

包扎常用的材料主要包括三角巾、弹力绷带和纱布垫等。这些材料需保持清洁 、柔软，并具备出色的吸水性。在紧急情况下，如果缺乏专门的医用包扎材料，可以考虑使用干净的毛巾、手绢、床单、衣物、口罩或领带等物品作为临时替代。

包扎伤口时，务必遵循快速、准确、轻柔且牢固的原则。具体来说，要确保包扎部位准确无误，伤口被完全覆盖且包扎紧密；在处理过程中，动作要轻柔，避免直接用手接触伤口及其周围的敷料；包扎不宜过紧，以免妨碍血液循环或压迫神经。在包扎之前，伤口上必须覆盖一层敷料。若条件允许，救护人员在为伤者包扎伤口前应佩戴防护手套，以降低疾病传播的风险。

完成包扎后，必须仔细检查伤者的肢体血液循环状况。可以通过按压手指（或脚趾）甲，并在松开后观察其恢复红润的速度来判断。若两秒后手指（或脚趾）甲仍显得苍白，或者伤肢远端皮肤苍白，伤者感到指尖麻木，这些都可能是血液循环不佳的迹象。在这种情况下，应松开绷带并重新进行包扎。

常用的包扎方法有：绷带螺旋包扎、人字形包扎、8 字形包扎和用三角巾包扎等。

（1）螺旋包扎（图 5-3-2）。该方法因操作简便，最为常用。此方法特别适用于四肢伤口的包扎处理。具体操作步骤如下：首先，在受伤部位覆盖一块无菌或清洁的敷料（纱布垫或布垫）。接着，从受伤肢体的远端开始，从远心端向近心端进行包扎。开始时，将绷带环形缠绕两圈固定位置，然后，在敷料的下方，绷带由下往上缠绕。从第三圈开始，每向上绕一圈，绷带应遮盖前一圈绷带的 2/3，前一圈绷带应露出 1/3。当完全覆盖敷料后，再重复绕行一圈绷带，并在肢体外侧（上肢大拇指为外侧，下肢小脚趾为外侧）进行打结或使用胶布固定绷带。

（2）人字形包扎（图 5-3-3）。适用于可弯曲的关节部位，如肘部、膝部，以及手和脚跟等。具体操作为：首先，将绷带在患者关节中央处环绕一周，作为起始固定点。随后，绷带向下环绕一周，紧接着向上环绕一周，依此类推，交替进行向下和向上的环绕动作。在包扎过程结束后，需在关节上方再次环绕一周，以确保绷带固定牢靠。此包扎法有助于保护受伤关节，减少移动时的疼痛与不适。

（3）8 字形包扎（图 5-3-4）。适用于手（足）部伤口的包扎。首先，应用无菌或清洁的敷料妥善覆盖伤口。随后，在手腕（足踝）部位以环形方式缠绕绷带两圈以固定基础。接着，以 8 字形路径缠绕手（足）部，确保绷带充分覆盖敷料。在包扎结束时，需再次在手腕（足踝）部位进行环形缠绕以加强固定效果。此过程应确保绷带缠绕紧密，既不过紧也不过松，以确保伤口得到妥善保护。

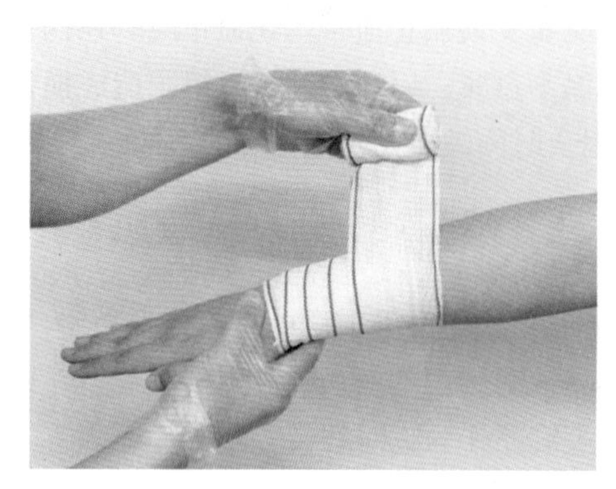
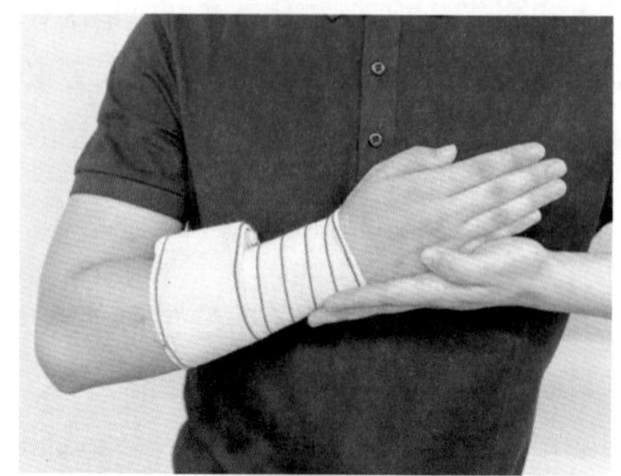

图 5-3-2　螺旋包扎

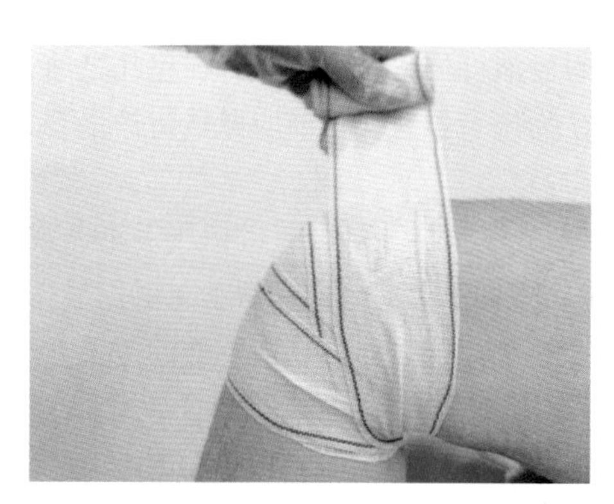
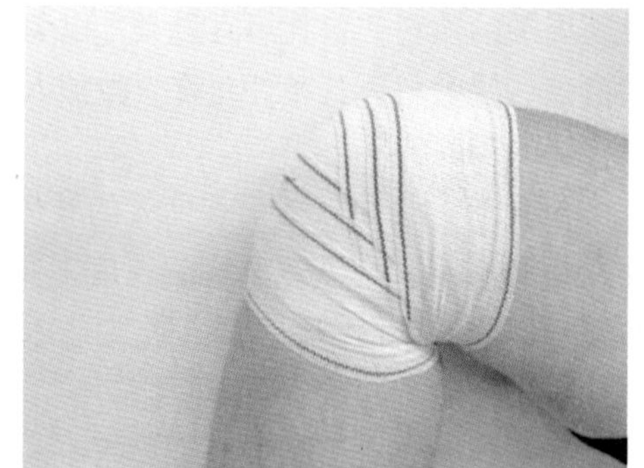

图 5-3-3　人字形包扎

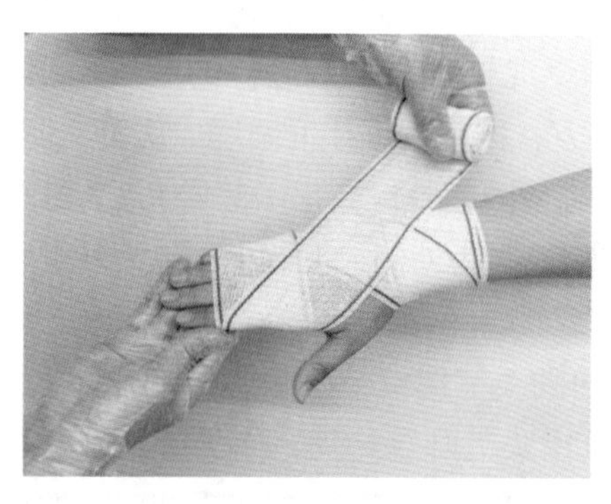
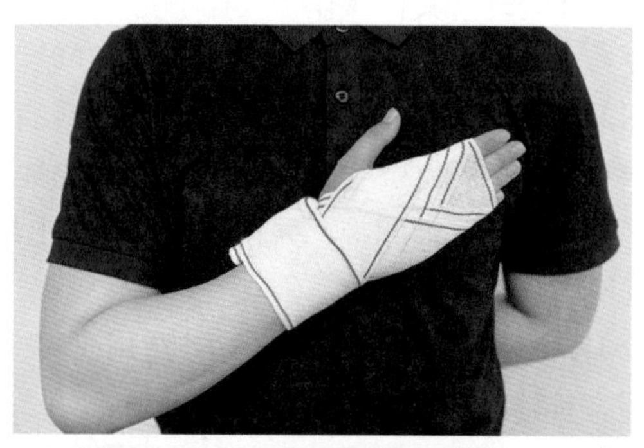

图 5-3-4　8 字形包扎

（4）三角巾包扎（图 5-3-5）。常用于头部伤口处理。操作步骤如下：让患者坐下，覆盖受伤部位。将三角巾底边折叠与患者前额齐眉。顶角置于头后部，两底角拉至头后部交叉，底角压住顶角。底角绕过前额交叉打结。拉紧头后部顶角，折叠后掖入交叉处，保持稳定性和固定性。操作需冷静专注，确保准确有效。

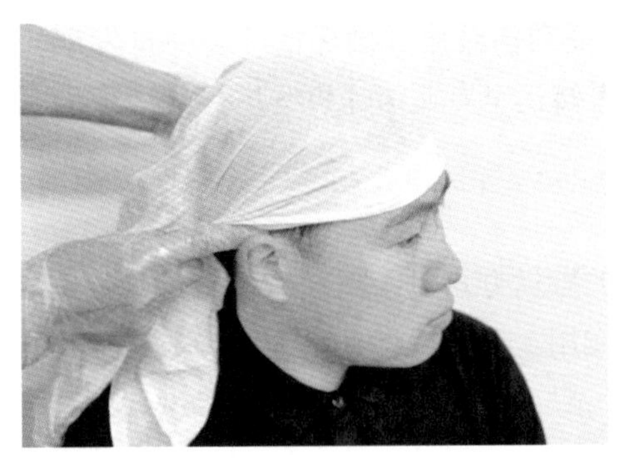
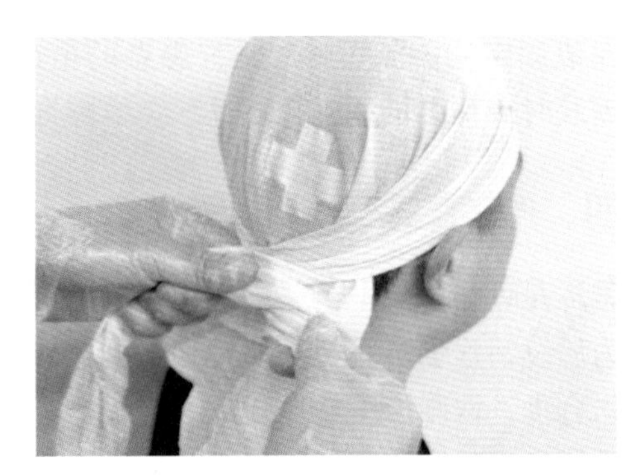
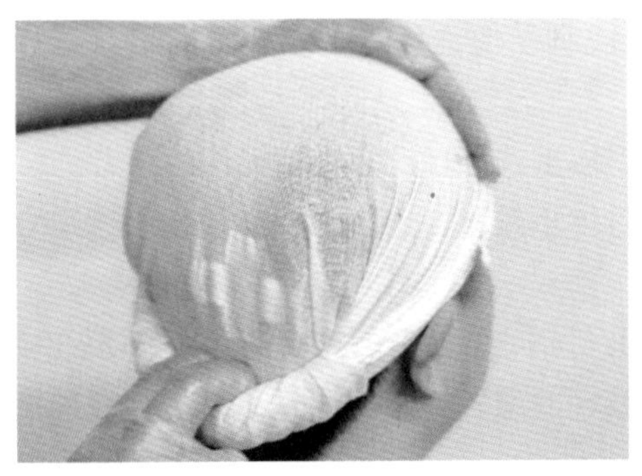
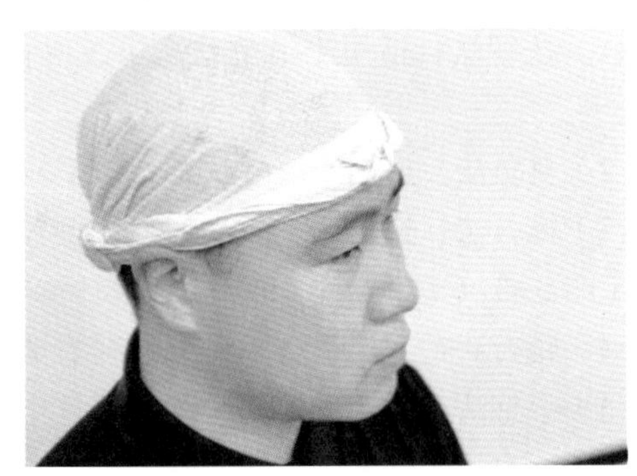

图 5-3-5　三角巾包扎头部

三、固定

固定是创伤急救的重要步骤之一，主要用于骨折、关节脱位和严重软组织损伤等。其目的在于缓解患者疼痛，防止骨折端因移位而对神经、血管造成进一步损伤，并为后续的转运和治疗提供便利。在材料选择上，应遵循因地制宜的原则，木板、树枝、竹竿、杂志、书本等都可以作为固定材料。若现场没有合适的固定材料，救护者可以将伤侧肢体与躯干固定在一起。固定过程中需确保松紧适度，过紧会影响血液循环，过松则起不到固定作用。同时，确保伤肢的指尖或趾尖露出，以便于观察血液循环状况。

常见的固定方法有：

（1）上肢骨折固定：将合适的木板置于患者上肢外侧，使用绷带或布带将伤肢与木板稳妥固定，绷带或布带要松紧适度，避免影响血液循环。若现场无木板，可以考虑使用树枝、竹竿等代替。

（2）下肢骨折固定：将长木板置于患者下肢外侧，用绷带或布带将伤肢与木板紧密固定，在伤肢与木板之间填充棉花、布等柔软物品，减少转运过程中的摩擦。避免在转运过程中因摩擦导致疼痛或伤情恶化。

（3）脊柱骨折固定：对于脊柱骨折的患者，搬运时需特别谨慎。应先将患者平稳放置于硬板床或地面上，然后使用三角巾或绷带将患者的头部、胸部、腰部和下肢固定为一个整体。搬运过程中保持平稳，避免颠簸和扭曲，以免加重伤情。

完成固定后，务必再次检查患者的生命体征和伤肢血液循环情况。一旦发现异常情况，需及时调整固定方法。同时，应尽快将患者转运至专业医疗机构进行进一步治疗。

四、搬运

搬运是创伤急救中至关重要的一环，正确的搬运方式对于减轻患者痛苦、避免二次伤害及为后续治疗创造有利条件具有不可忽视的作用。在搬运过程中，务必根据患者的伤势特点，合理选取搬运工具与方式。

常用的搬运方法主要包括以下几种：

（1）扶行法：适用于清醒状态下，一侧腿或脚受伤，且能在他人协助下自行行走的患者。

（2）背负法：适用于清醒状态、体型较小、体重较轻且没有脊柱损伤的患者。

（3）拖行法：适用于下肢受伤、体型较大且体重较重，不宜采用其他徒手搬运方法的患者（图 5-3-6）。

（4）爬行法：适用于空间狭窄或有浓烟等不利环境条件下的患者搬运（图 5-3-7）。

（5）手抱法：适用于年幼、体重轻且伤势较轻的患者。但需注意，对于脊柱损伤者禁用此法。

（6）椅子搬运法：患者坐于椅子上，利用宽布带将患者上身与椅子靠背牢固固定。由两名人员协作进行搬运，一人负责固定椅子背部，另一人负责稳定椅子腿部，保持椅子倾斜约 45°，共同抬起椅子运送患者，行走过程中需确保平稳。

（7）毛毯、床单搬运法：适用于空间狭小、担架难以通行的地方。搬运时，需铺设结实的毛毯或床单于地面或床上，将患者平稳放置其上。随后，救护人员分别抓紧毛毯或床单的四个角，协同抬起并搬运患者。

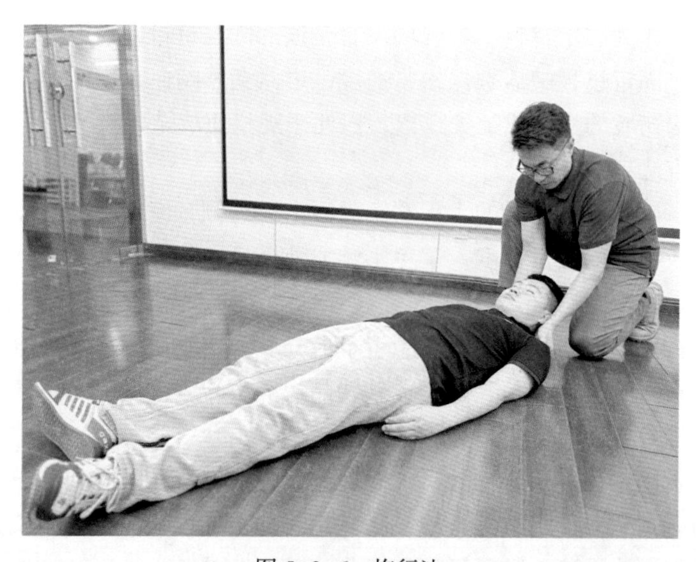

图 5-3-6　拖行法

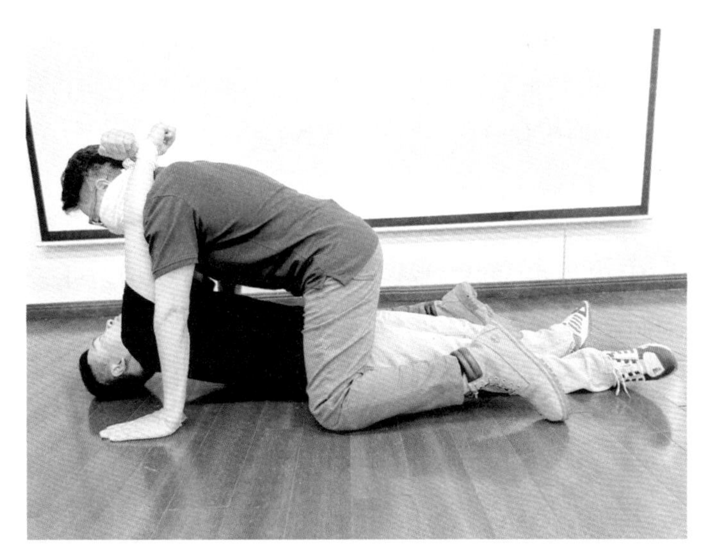

图 5-3-7　爬行法

对于脊柱（包括颈椎）损伤患者的搬运，必须格外谨慎，以避免造成二次损伤。在此情况下，应等待专业人员到场进行专业搬运。

对于意识清醒的患者，可选用担架、平板车等搬运工具。在搬运过程中，务必保持平稳，防止颠簸和碰撞。对于意识不清或存在脊柱骨折的患者，则应使用硬板床或木板进行搬运。在整个搬运过程中，需确保患者身体保持平直状态，禁止弯曲或扭曲，以免加重伤势。同时，应特别关注患者的头部和颈部保护，避免过度摇晃或扭曲，确保患者安全无虞。

在搬运过程中，必须密切观察患者的生命体征和伤肢的血液循环情况。一旦发现异常情况，应立即调整搬运方式，确保患者安全。同时，要与医疗机构保持联系，了解转运路线和接收要求，以确保患者能够及时得到专业治疗。

总之，创伤急救中的止血、包扎、固定和搬运是相互关联的四个步骤，每个步骤都至关重要。在实际操作中，必须根据患者的具体情况和现场条件，选择合适的急救方法和材料，以确保患者能够得到及时、有效地救治。同时，还要保持冷静，沉着应对，避免因紧张或恐慌而影响急救效果。

第五节　求救信号

在野外或偏远地区遭遇创伤时，除了迅速实施止血、包扎、固定和搬运等急救措施外，及时有效地向外界发出求救信号也是至关重要的。有效的求救信号可以缩短救援时间，增加获救的机会。

一、声音信号

在无法使用通信设备的情况下，可以利用声音发出求救信号。可以大声呼喊、敲击物品或制造其他声响来吸引注意。在求救时，可以采用特定的声音模式，如三声短，三声长，再三声短，间隔 1min 后重复。在夜晚或光线较暗的环境中，可以使用手电筒或其他光源发出闪烁的信号，同时配合声音信号进行呼救。

二、烟雾信号

在开阔地带或森林中，可以利用烟雾发出求救信号。白天时，可在火堆里加入绿草、树叶、苔藓或蕨类植物以产生浓烟。为了延长烟雾持续时间，可以使用潮湿的树枝、草席、桌垫等物品，增大获救的概率。将火堆摆成正三角形的形状，并在每个火堆上点燃火焰，这是国际通用的求救信号，在夜晚，可点燃干树枝，利用明亮的火光，向周围发出求救信号。在制造烟雾信号时，务必选择安全地点，避免引起火灾或其他安全隐患。

三、标志信号

在开阔地带，摆放色彩鲜明的衣物、围巾或其他物品是一种有效的求救方式。此外，还可以在空地上用物品堆出“SOS”或其他求救字样。如果身处森林或山区，可以将醒目的标志系在树上、岩石等显眼位置。在选择标志信号时，请确保使用易于辨认和引人注目的物品或标志，以便救援人员能够及时发现您的位置。

四、电子信号

在具备通信设备的情况下，可以利用手机、无线电等设备发出求救信号。可以拨打紧急救援电话、发送短信或使用其他通信方式向外界求助。在使用电子信号时，要确保设备有足够的电量和信号覆盖范围，以便及时与外界取得联系。

总之，在创伤急救中，及时有效地向外界发出求救信号至关重要。应根据具体情况选择合适的求救方式，确保信号能够被及时发现和识别。同时，要保持冷静、沉着应对，相信救援人员会及时赶到并提供帮助。通过正确的急救措施和有效的求救信号，可以为自己和他人争取更多的生存机会。

第四章　航空医疗转运

第一节　航空医疗转运概述

一、航空医疗转运的重要性

随着我国经济的持续发展和“一带一路”倡议等全球化战略的深入推进，中资企业的海外业务布局日益广泛，出国人员数量也在不断增加。这些人员在异国他乡工作，鉴于海外工作环境的复杂性和多变性，面临着突发疾病或意外伤害等各种不可预测的风险，健康安全问题尤为突出。据统计，仅 2022 年一年我国就有超过 1000 名出国人员因各种原因需要接受航空医疗转运。这些人员中，有的是因为工作原因受伤，有的是因为突发疾病，还有的是因为遭遇恐怖袭击等意外事件。因此，出国人员的航空医疗转运成为一项非常重要的服务。

在这一背景下，航空医疗转运作为一种紧急救援方式，展现出其独特的优势。其重要性不仅在于其快速、高效的特点，更在于其能够为患者提供全方位的医疗保障。在紧急情况下，通过航空医疗转运，可以迅速、安全地将急重症患者转运回国或转运至具备相应医疗条件的医疗机构，确保患者在最佳时机接受最合适的医疗救治，以减少病情恶化和死亡的风险。这一服务不仅关乎出国人员的生命安全，也直接影响到企业的稳定运营和海外形象。这一过程也会涉及医学、航空、法律、保险等多个领域。

二、航空医疗转运的特点与优势

航空医疗转运作为一种特殊的医疗服务，具有以下几个显著的特点和优势：

（1）速度快：航空医疗转运通过飞机这一高效交通工具，能够迅速地将病患转移至目的地，确保病患在最短时间内得到必要的医疗救治。

（2）安全性高：航空医疗转运过程中，医疗团队会全程陪同患者，提供实时的医疗监护和救治。同时，转运设备齐全，能够满足患者在转运过程中的各种医疗需求，确保患者的安全。

（3）专业性强：航空医疗转运通常由专业的医疗团队负责，他们具备丰富的医疗知识和经验，能够应对各种复杂的医疗情况。在转运过程中，他们能够为患者提供专业的医疗服务和指导，确保患者的安全和健康。

（4）覆盖面广：航空医疗转运不受地理限制，可以覆盖全球范围内的目的地。在自然灾害、大规模事故或战争等紧急情况下，它能迅速将伤者转移至安全区域，为他们提供及时的医疗援助，降低了因地域限制而导致的救治难度。此外，对于危重病患的转院、紧急器官移植等特殊情形，航空医疗转运同样能提供快速且可靠的服务，为病患争取更佳的治疗机会（图 5-4-1）。

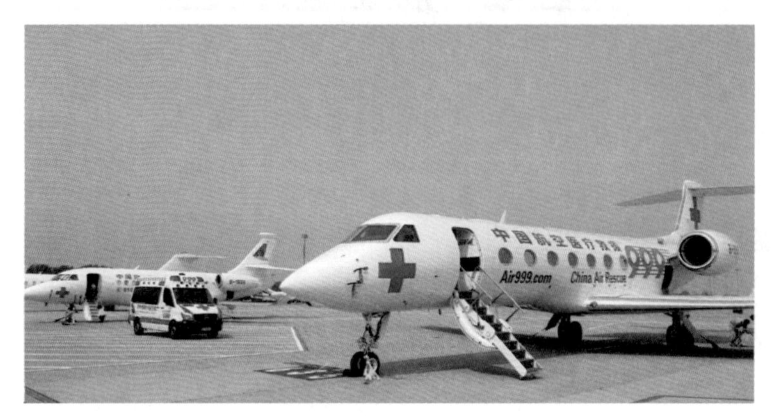

图 5-4-1 航空医疗转运

第二节 航空医疗转运疾病风险预测

在航空医疗转运中，对伤病员的病情进行精确评估和预测潜在疾病风险至关重要。这一环节不仅关乎伤病员的生命安全，也直接影响到转运过程的顺畅进行。因此必须深入了解各类疾病的特点及其风险触发条件，以便在第一时间做出准确的判断和应对。

一、疾病风险触发条件

在实施救治和航空转运过程中，首要任务是对伤病员的病情进行准确评估和诊断。这包括全面且细致地了解和分析伤病员的病史、症状、体征等信息。当出国人员遭遇意外伤害或突发心脑血管危重急症，中枢神经系统功能受限，消化道、呼吸道、泌尿系统、五官科疾病，以及其他急性传染性疾病等，需要到综合大型医院进行详细检查或治疗时，除了进行现场紧急救治，还需对伤病情进行及时且充分的医学评估，并考虑是否使用航空医疗转运。例如，急性冠脉综合征、蛛网膜下腔出血、严重骨折、急性胆囊炎等严重疾病，都需要及时转运到具备相应治疗条件的医疗机构。

评估的目的在于识别疾病的严重程度、判断预后，并确定是否触发风险预警机制。通过全面评估伤病员的病情，可以及时发现潜在的风险因素，采取相应的预防和应对措施，从而最大限度地保障伤病员的生命安全和转运的顺利进行。

二、疾病风险预测常见症状

疾病风险预测的常见症状包括但不限于胸闷、胸痛、肩背放射痛、无诱因的突发疼痛、呼吸困难、流感相似症状、晕倒、头疼、头晕、面瘫、四肢发麻、口齿不清、腹痛、腹泻、呕吐、咯/便血、肉眼血尿、腰痛等。这些症状可能是某些严重疾病的征兆，如心血管疾病、脑血管疾病、呼吸系统疾病等。因此需要密切关注并及时处理。

三、疾病风险预测常见疾病

疾病风险预测的常见疾病种类繁多，涵盖多个系统。以下是一些常见的疾病风险预测疾病：

（1）心血管系统：急性冠脉综合征、心律失常（窦性心动过缓、房颤急性发作、室上速）、高血压危象等。这些疾病可能导致心脏病发作、心源性休克等严重后果，需及时预测和干预。

（2）中枢神经系统：蛛网膜下腔出血、脑出血、脑卒中、伴有血压异常的动脉瘤等。这些疾病可能导致意识障碍、瘫痪等严重后果，需及时转运和治疗。

（3）外伤/骨科：骨折、脱位、外伤、烧伤、烫伤等。这些疾病可能导致疼痛、感染等后果，需要及时救治和转运。

（4）消化系统：急性胆囊炎、胆管炎、胆道梗阻、胰腺炎、阑尾炎、缺血性结肠炎、溃疡性结肠炎、经保守治疗无效的消化性溃疡、肝炎、腹外疝/脓肿等。这些疾病可能导致疼痛、感染等后果，需及时救治和转运。

（5）泌尿系统：肾积水、急性尿潴留、肾/输尿管结石、膀胱及尿道结石等。这些疾病可能导致肾功能损害、感染等后果，需及时预测和干预。

（6）呼吸系统：急性高热、重症感冒、流感、气胸、呼吸睡眠暂停综合征等。这些疾病可能导致呼吸困难、呼吸衰竭等严重后果，需及时救治和转运。

（7）内分泌系统：糖尿病高渗性昏迷、糖尿病酮症酸中毒等。这些疾病可能导致意识障碍、休克等严重后果，需及时预测和干预。

（8）眼科：视网膜脱离等。这些疾病可能导致视力丧失等严重后果，需及时救治和转运。

（9）传染病：疟疾、麻疹等。这些疾病具有传染性，可能导致疫情扩散等后果，需及时预测和隔离。

综上所述，疾病风险预测在航空医疗转运中具有不可或缺的作用。通过对伤病员的病情进行全面评估和预测，能够及时发现潜在的风险因素，并采取相应的预防和应对措施，从而最大限度地保障伤病员的生命安全和转运的顺利进行。同时，相关人员也需要不断学习和更新知识，提高疾病风险预测的准确性和有效性。

第三节 航空医疗转运原则

出国人员在需要接受急救或治疗时，若当地条件受地理位置、医疗资源和环境条件的限制，不足以满足紧急医疗需求，应启动航空医疗转运。为确保转运过程的有效性和安全性，必须严格遵循三大原则：安全至上、急救优先和合理适用。

（1）安全至上原则：强调的是在生命垂危或需稳定生命体征的情况下，应迅速将患者从项目现场通过地面转运转移至邻近的急救中心或更高级别的医疗急救中心。这一原则的核心在于确保患者在转运过程中得到最基本的生命支持和医疗监护，以最大限度地保障患者的生命安全。

（2）急救优先原则：适用于已在附近医疗急救中心接受治疗但病情仍复杂且存在恶化风险的患者。在此情况下，应迅速启动国内或国际航空医疗转运，确保患者能在最短时间内被转送至邻近的中心城市或返回国内，并快速转至适合的医疗机构进行进一步治疗。这种转运方式不仅可以缩短治疗时间，降低病情恶化的风险，还可以提高患者的生存率和生活质量。

（3）合理适用原则：适用于那些经过充分必要的医疗救治或在疾病早期病情已稳定的患者。在此情况下，可以安排患者搭乘商业航班返国或前往邻近的中心城市进行进一步检查和治疗。这一原则强调在患者病情稳定且无需紧急医疗干预的情况下，合理利用航空资源，实现患者的安全转运。

总之，出国人员在海外工作期间，应高度重视医疗安全和健康问题。在面对紧急医疗需求时，应遵循安全至上、急救优先和合理适用的原则，合理利用航空医疗转运资源，确保患者得到及时、有效和安全的医疗救治。同时，企业和相关机构也应加强医疗培训和应急演练，提高出国人员的医疗自救能力和应对突发事件的能力。

第四节　航空医疗转运方式

在航空医疗转运体系中，为确保出国人员在海外遇到紧急医疗需求时能够及时获得专业且高效的救援，应遵循既定转运原则，以严谨、稳重的态度，科学合理地安排转运流程，确保转运过程中的稳定性和安全性。针对远距离或跨国医疗转运需求，主要依托固定翼飞机作为转运工具，具体分为医疗专机、非医疗专机、商业航班三种方式。以下是具体的转运流程：

收到急救信息：当接收到出国人员的紧急医疗需求信息后，确认需要进行医疗专机转运的患者病情及其符合转运条件。航空医疗转运团队会立即启动应急响应机制。

评估病情与制订计划：当地的医疗机构或专业的医疗团队会迅速评估病患的病情，确定是否需要进行航空医疗转运，并制订相应的转运计划。

选择转运方式：根据病患的病情、转运距离、目的地等因素，选择最合适的转运方式，即专业航空医疗救援固定翼飞机、非医疗专机或民航商业航班。

一、专业航空医疗救援固定翼飞机

1. 服务适用范围

在紧急医疗情况下，专业航空医疗救援固定翼飞机能够迅速起飞，将患者直接转运至指定医疗机构。这种转运方式尤其适用于病情严重、需高度监护和稳定环境的患者。其应用范围广泛，包括但不限于中长程距离的跨省、跨国甚至跨洲际伤病员转运，以及那些需要在转运过程中持续使用高级生命支持设备和药品的情况（图 5-4-2）。

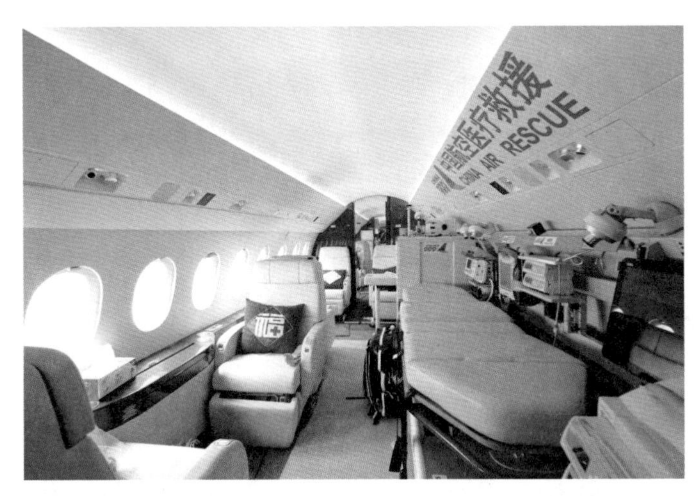

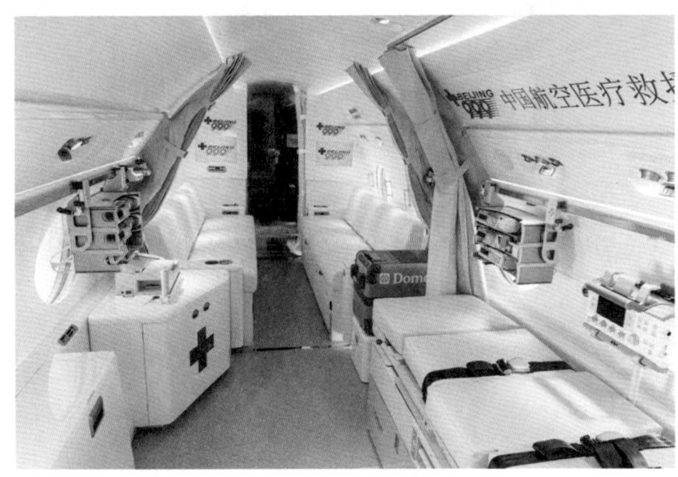

图 5-4-2　专业航空医疗救援固定翼飞机

2. 医疗设备与药品准备

专业航空医疗救援固定翼飞机在航空医疗转运体系中占据重要地位，以其高度的专业性和效率著称。这些飞机专为医疗转运设计，装备了尖端的医疗设备、药品及专业医疗团队。以北京市红十字会急诊抢救中心所采用的专业航空医疗救援固定翼飞机为例，它配备了世界领先的医疗设备，包括输液泵、微量泵、呼吸机、吸痰机、监护除颤一体机等常规急救设备，还增设了医疗观片灯、化验操作台、血气分析仪和远程无线 Wi-Fi 数字图像传输系统等辅助设施。此外，该飞机还配备了 ECMO 体外膜肺氧合系统，可支持危重症患者的转运，并配备了可容纳 1500mL 血液的机载血库（图 5-4-3）。

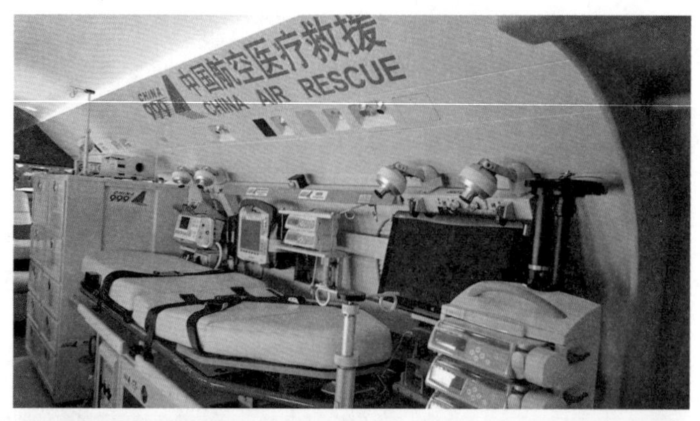

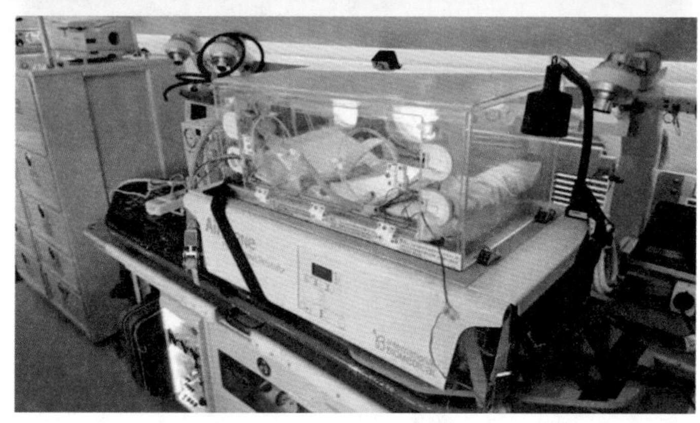

图 5-4-3　医疗设备与药品准备

3. 转运流程与对接

（1）接收急救信息：当收到急救信息后，航空医疗救援团队会立即进行初步评估，确认患者的情况是否适合进行国际航空医疗转运。

（2）制订转运计划：根据患者的具体病情和转运需求，制订详细的转运计划。这包括选择合适的医疗专机或经过改装的固定翼飞机，确定转运路线、起降机场、中转站点等。

（3）办理手续：与各国航空管理部门、海关、边检等部门进行沟通协调，办理相关的手续和证明文件，如国际飞行许可、医疗证明、护照签证等。

（4）准备医疗设备与药品：根据患者的具体病情，准备相应的医疗设备和药品，确保在转运过程中能够提供必要的医疗护理。

（5）安排医护人员：组织专业的医护人员随同飞机进行转运，他们需具备丰富的医疗经验和技能，能够应对转运过程中可能出现的各种情况。

（6）转运过程：在转运过程中，医护人员会全程陪同患者，监测患者的生命体征，提供必要的医疗护理。同时，确保飞机的稳定性和安全性，与地面指挥中心保持实时沟通。

（7）抵达目的地：飞机抵达目的地后，与当地的医疗机构进行对接，确保患者能够顺利接受后续治疗。同时，完成相关的转运交接手续和记录（图 5-4-4）。

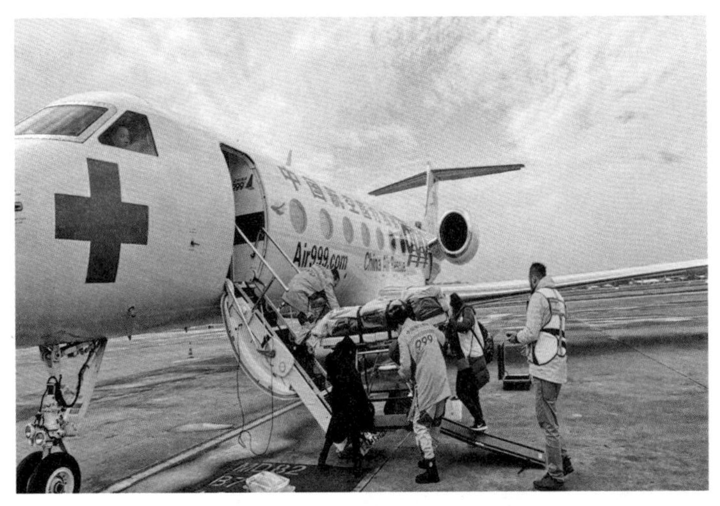

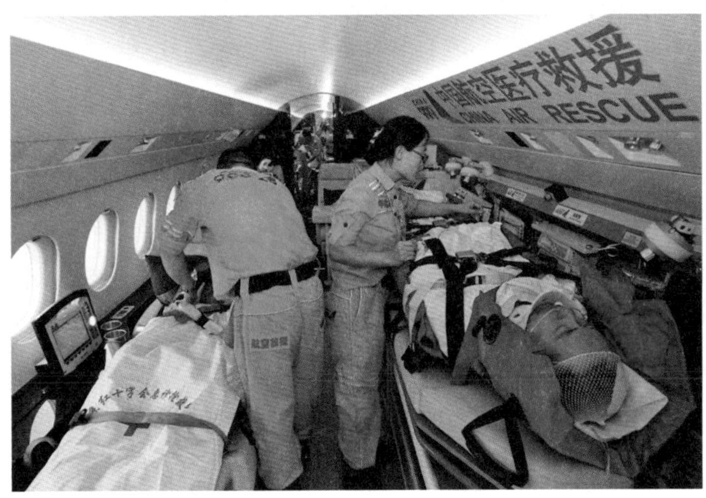

图 5-4-4　转运与对接

4. 转运案例

（1）案例一：同机转运 10 名南美洲圭亚那中国患病矿工回国救治（图 5-4-5）。

① 转运时间：2019 年 4 月 10 日。

② 转运区间：南美洲圭亚那—中国重庆。

③ 转运机构：北京市红十字会急诊抢救中心（999）。

④ 任务类型：固定翼飞机急救转运。

⑤ 主要诊断：荚膜组织胞浆菌病。

⑥ 转运机型：湾流 G550。

⑦ 转运装备：体外膜肺（ECMO）、一次性呼吸机管路、机载担架、真空负压担架、氧气瓶、呼吸机、除颤监护一体机、输液泵、微量泵、患者被褥包、电动负压吸引器、医疗急救包（内含急救药品、气管插管包、无创呼吸支持包、外科包扎止血包、血糖仪包）。

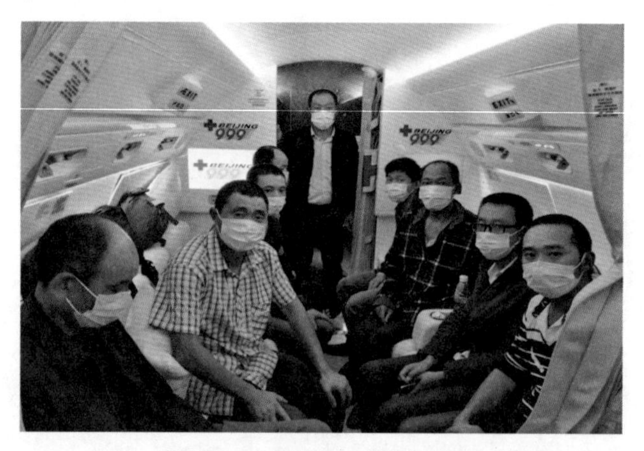

图 5-4-5　转运 10 名中国矿工

⑧ 转运经过：2019 年 3 月，位于圭亚那合作共和国的一家锰矿中有多名中国工人相继出现了急性发热，多数患者表现出轻微呼吸道症状，少数病例伴有严重出血和多器官功能衰竭甚至死亡。利用真菌染色、真菌培养、抗原检测，以及组织胞浆菌病特异性抗体血清学检测，确定此次疫情是在废弃矿山中无保护地暴露和吸入荚膜组织胞浆菌而暴发的一起呼吸系统感染疫情。2019 年 4 月 10 日，受中华人民共和国国家卫生健康委员会指派，999 专业航空医疗救援固定翼飞机及医疗专家团队，远赴位于南美洲的圭亚那乔治敦市同机转运 10 名不明原因发热待诊中国矿工同胞，返回重庆目的医院接受进一步治疗，打破最长航程最多患者人数航空医疗转运纪录。

⑨ 转运结果：平稳将 10 名患者接运至重庆进行后续救治。

（2）案例二：新冠疫情期间接运我国驻南苏丹维和患病士兵回国救治（图 5-4-6）。

① 转运时间：2022 年 8 月 18 日。

② 转运区间：乌干达—中国北京。

③ 转运机构：北京市红十字会急诊抢救中心（999）。

④ 任务类型：固定翼飞机急救转运。

⑤ 主要诊断：脊柱损伤。

⑥ 转运机型：湾流 G550。

⑦ 转运装备：防护服、机载担架、真空负压担架、降温毯、氧气瓶、呼吸机、除颤监护一体机、输液泵、微量泵、患者被褥包、电动负压吸引器、医疗急救包（内含急救药品、气管插管包、无创呼吸支持包、外科包扎止血包、血糖仪包）。

⑧ 简要病史：患者男性，24 岁，中国国籍，于 2022 年 7 月 24 日训练时致伤颈部，伤后自觉头部疼痛、颈部疼痛、左手麻木，给予颈托固定后送往朱巴印度二级医院，突发四肢强直阵挛性癫痫症状伴口吐白沫和膀胱失禁，对症处理后转往乌干达三级医院，到院后出现意识丧失、呼吸困难，既给予气管插管呼吸机控制呼吸治疗、抗癫痫治疗，7 月 26 日因颈 6 椎体爆裂性骨折伴脊髓压迫行前路椎体切除、椎间盘切除和脊柱固定术（ACDF）钛板固定术，7 月 28 日行颈椎前路融合术、并给予甲强龙冲击、营养脑细胞治

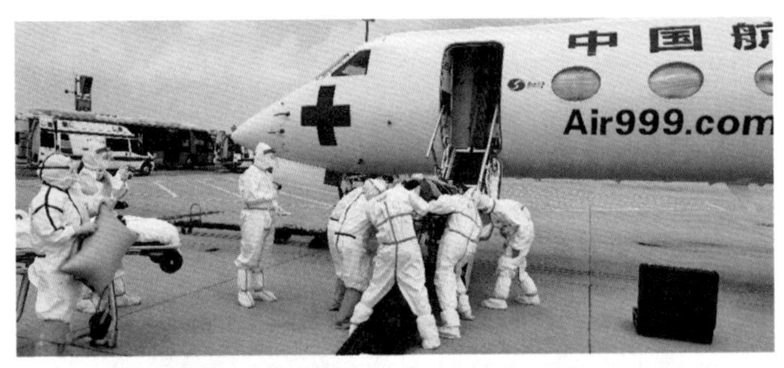

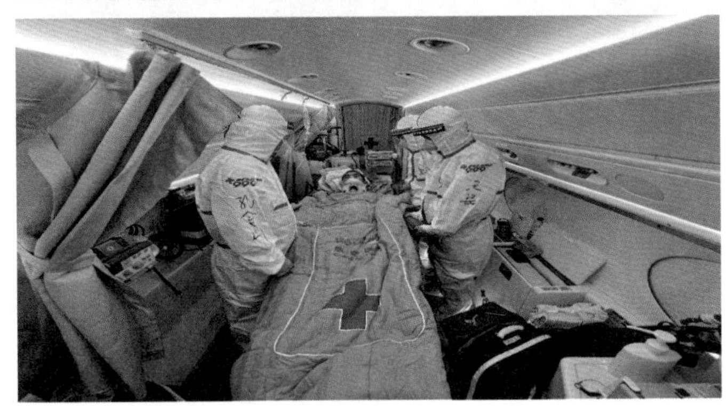

图 5-4-6　转运我国驻南苏丹维和士兵

疗，8 月 3 日行气管切开治疗，8 月 4 日脱呼吸机，行鼻导管吸氧，为求进一步诊治，给予航空转运至北京 302 医院进一步治疗。

⑨ 转运经过：2022 年 8 月 18 日，按照中央军委委派，999 急救中心再次紧急飞赴乌干达圆满完成我驻南苏丹维和伤员接运回国任务。这次特殊任务国家高度重视，由中央军委亲自协调、缜密组织，飞越巴基斯坦、阿联酋、沙特阿拉伯、苏丹、南苏丹、乌干达等多个国家，是涉及多国多方、跨境救援、军地强强联合的救援行动，彰显了红十字组织在服务国家外交和非战争军事行动中的独特优势作用。接到转运任务后 999 固定翼飞机于 8 月 18 日 4：07 于北京首都国际机场起飞，经停迪拜，19：16 降落乌干达恩德培机场。到达后前往医院看望患者，了解病情，召开转运讨论会，预估风险，制订详细的转运计划。患者于 8 月 19 日 20：35 到达乌干达机场，给予真空担架固定，机载升降担架登机。飞机于 20：50 乌干达机场顺利起飞，21：00 给予患者气管切开处换药一次，给予重新固定颈托；股静脉穿刺处换药一次；给予 0.9% 生理盐水 100mL 静点。21：25 患者体温高，给予降温毯使用。给予克林霉素 0.6g 入 0.9% 生理盐水静点，葡萄糖氯化钠 500mL 静脉点滴。23：50 给予肠外营养卡文静脉输入。20 日 2：40 顺利降落迪拜机场。3：56 患者管路、仪器设备安全固定，迪拜机场顺利起飞。4：10 给予肠内营养液 500mL 鼻饲，5：10 给予翻身，按摩受压皮肤。10：56 飞机降落首都机场。11：40 与北京 302 救护车医护人员在机场内顺利交接，患者转往 302 医院。

⑩ 转运结果：平稳将患者接运至北京 302 医院进行救治。

（3）案例三：紧急双机联动接力转运 9 名印尼事件受伤人员回国救治（图 5-4-7）。

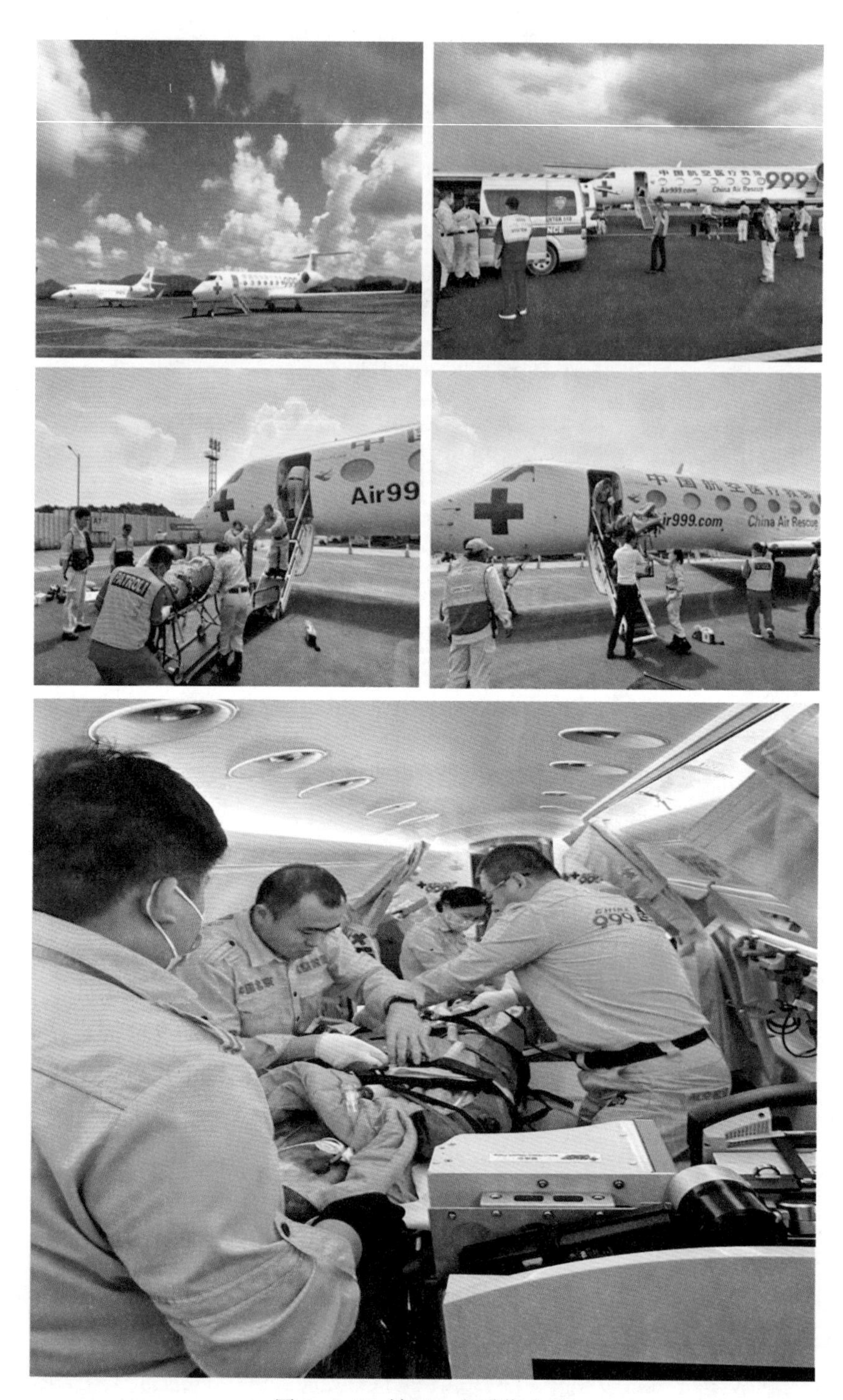

图 5-4-7　转运 9 名受伤人员

① 转运时间：2023 年 12 月 25—27 日。

② 转运区间：印度尼西亚万鸦老—中国福州。

③ 转运机构：北京市红十字会急诊抢救中心（999）。

④ 任务类型：固定翼飞机危重患者转运。

⑤ 转运机型：湾流 G550、达索猎鹰 2000XL。

⑥ 转运装备：机载担架、氧气瓶、呼吸机、除颤监护一体机、输液泵、微量泵、患者被褥包、电动负压吸引器、医疗急救包（内含急救药品、气管插管包、无创呼吸支持包、外科包扎止血包、血糖仪包）、创伤支持包（成人颈托、卷式夹板、约束带）。

⑦ 转运经过：2023 年 12 月 24 日，位于印度尼西亚中苏拉威西省的一家中资工厂发生爆炸，事故造成数十名人员伤亡，其中包括多名中国籍出国人员。事故发生后，外交部和驻印尼使馆第一时间启动了应急机制，会同印尼方面全力开展处置。999 专业航空医疗救援团队受事故方中资企业委托，迅速启动航空医疗救援转运方案，在快乐公务机公司的高效配合下快速完成了飞行安全评估、计划申请、地面保障等相关工作，于 12 月 25—27 日派遣两架专业航空医疗救援固定翼飞机和医护专家团队，分三批次接力转运 9 名受伤人员回国接受进一步救治。此次双机联动转运，累计飞行 40750km，往返三次总飞行时间达 40h45min，再次为急危重症患者搭建起返回祖国的生命桥梁。面对复杂多变的转运情况，999 专业航空医疗救援团队与时间赛跑，用专业护航，各转运环节无缝衔接，一气呵成。凭借十余年丰富的境内外转运经验，精湛的航空医疗技术，高效的航路协调能力再次担当起保障生命健康的空中急先锋，同时再次彰显出红十字组织救援力量在服务国家外交和应急响应中的独特优势。

⑧ 转运结果：平稳将患者接运至中国进行救治。

二、非航空医疗专机

1. 服务适用范围

非航空医疗专机服务适用于中近距离的跨省、跨国乃至跨洲际伤病员转运任务。在患者病情相对稳定，途中无需复杂治疗或仅需简单维持性治疗的情况下，可选择使用此类专机服务。

2. 航班考量与租赁方案

在选择非航空医疗专机作为转运方式时，首要考量的是航班的可用性。鉴于商业航班常受天气、延误、取消等多重因素影响，若项目所在地短期内无商业航班或难以联系到专业的医疗转运服务，租赁飞机便成为一个可行的替代方案。但租赁飞机亦需全面评估长期或临时租用的飞机是否能满足航空医疗转运的严苛要求。

3. 医疗设备与药品准备

若决定采取租赁飞机的方式，务必确保拥有充足的医疗设备和药品储备。在选择这些设备和药品时，必须充分考虑患者的具体病情及转运过程中可能出现的各种需求。为保障患者的生命安全，必须精确计算耗氧量和耗电量，并备有充足的备用资源。

4. 医疗转运人员与紧急联系人

为保障转运顺利进行，应指定一名具备相应医疗知识和转运经验的医疗转运人员担任负责人。若该人员无法参与，则须指定一名医师作为紧急联系人。这样，在转运过程中遇到问题时，能迅速与专业医师沟通并获得指导。

5. 转运流程与对接

（1）确定转运需求：与家属或医疗机构确认患者的病情和转运需求。

（2）飞机改装：对非医疗专机进行必要的改装，如安装医疗设备、调整座位布局等。

（3）准备阶段：配备必要的医疗设备和药品，确保医护人员具备相应的医疗知识和技能。

（4）转运过程：在转运过程中，医护人员密切关注患者的情况，提供必要的医疗护理。同时，确保飞机的稳定性和安全性。

（5）到达目的地：与目的地的医疗机构进行对接，确保患者能够顺利接受后续治疗。

6. 转运案例

G 国一人员疟疾航空医疗转运。

（1）转运时间：2017 年 8 月 21 日。

（2）转运区间：G 国—邻国—中国北京。

（3）转运机构：TAMARA 航空公司。

（4）任务类型：非航空医疗专机转运。

（5）主要诊断：疟疾。

（6）转运经过：2017 年 8 月 17 日，G 国一中资企业人员金某（化名）因持续发热，经企业诊所诊断为疟疾。经过 4d 的抗疟疾治疗后，21 日早晨，患者尿液呈现棕色，同时出现肝、肾功能损害及心肌损害，并伴随溶血性反应，疑似奎宁溶血现象。鉴于患者病情危急，且 G 国当地医疗条件有限，救护人员力量亦显不足，经与国内公司总部、G 国中资企业领导及专家深入沟通，一致决定于 21 日 10：35 启动紧急转运程序，迅速协调安排将患者转运至邻国医院接受进一步治疗，后续再视实际情况决定是否转运回国。

虽然从 G 国至邻国的飞行时间仅为 2h，但涉及联络 G 国首都包机起飞、申请邻国落地许可、办理人员落地签证、对接当地医院等多项复杂而烦琐的工作，需确保各环节紧密衔接，既要求时间效率，又需保证操作规范。

在这一横跨两国的生命接力行动中，各级领导高度重视，国内公司总部、邻国中资企业（作为 G 国中资企业的兄弟单位）及 G 国中资企业等单位的领导和工作人员全力投入，精心制订转运计划，提出针对性指导建议，并明确具体工作事项及责任人，确保飞机转运、患者陪护、途中病情稳定、落地后送医等各环节无缝对接。G 国方面迅速协调航空公司 TAMARA 申请航线，并提供患者及陪护人员的护照信息以便办理入境手续；邻国方面则第一时间联系飞机落地许可，办理人员入境手续，并提前安排接机、住宿、救护车准备及医院对接等事宜。各方紧密配合，高效执行，为患者成功转运至邻国就医赢得了宝贵时间。

21 日 19：53，飞机顺利在邻国降落。邻国中资企业工作人员前期准备充分，患者及陪护人员入境手续办理顺利，随即由救护车迅速送往国际 SOS 救援中心当地诊所进行化验、留观及补液治疗。为确保患者得到更为科学有效的诊断和救治，22 日上午 11：00，邻国中资企业领导联系当地法国复兴医院进行复查。在此期间，G 国中资企业医生与国际 SOS 救援中心当地诊所、法国复兴医院医生保持密切沟通，同时与国内医疗专家保持信息畅通，确保患者病情得到及时有效处理。

为确保患者安全无虞，待金某病情稳定后，G 国中资企业领导决定启动回国治疗方案。8 月 22 日 23：20，金某及陪护人员搭乘飞机返回北京；8 月 24 日清晨 6：00，飞机顺利降落北京机场，成功实现转运回国。在国内公司总部的协调下，患者金某被迅速转送至北京地坛医院接受进一步检查和治疗，并于 28 日下午康复出院回家静养。

（7）转运结果：平稳将患者接运至北京地坛医院进一步检查和治疗，并于 28 日下午出院回家静养。

三、民航商业航班

1. 服务适用范围

适用于处于疾病早期或康复阶段，能够自行或需专人陪同乘坐商业航班前往目标医疗机构的患者。这类患者的病情相对平稳，途中不需要持续治疗或仅需简单维持性治疗。为确保安全，患者或其陪同人员需向航空公司提交医疗特殊旅客乘机申请（MEDIF），待航空公司审核通过后方可进行转运。这一服务不受距离限制，但患者需提前了解可选商业航班的航班时刻和次数，以便合理安排转运时间。

2. 转运流程与对接

（1）申请与审核。

在进行商业航班航空器医疗转运之前，患者或其陪同人员（亲属 / 医务人员）需向航空公司提交详细的航空旅行医疗信息表（MEDIF）申请。申请中应包含患者的医疗状况、治疗进展及转运需求。此外，患者还需提供由专业医生出具的医疗证明，以证明其在转运过程中的安全性。航空公司将全面评估患者的病情、病种及是否适宜进行长途航班转运；评估患者的行为能力及是否存在呼吸系统、循环系统和神经系统等方面的潜在风险；对申请进行审慎评估，确保服务符合医疗与航空安全标准。在审核过程中，航空公司可能会要求患者提供进一步的医疗资料或进行电话沟通，以便更全面地了解患者的病情和需求，确保转运过程中的信息准确无误。

（2）航班预订与准备。

一旦申请获得批准，患者或其陪同人员（亲属 / 医务人员）需根据医疗需要与航班时刻，提前预订合适的商业航班。在预订时，患者或其陪同人员需明确告知航空公司患者的特殊需求，如需要轮椅、急救担架、氧气瓶等医疗设备。航空公司将根据患者的需求，提前做好相应的准备与服务安排，以确保患者在航班过程中的安全与舒适。

（3）现场对接与登机。

在航班起飞前，患者或其陪同人员（亲属 / 医务人员）需按照航空公司的指引，完成现场对接程序。这包括与航空公司工作人员进行沟通，确认患者的特殊需求已得到满足，以及了解航班过程中的注意事项。航空公司将提供必要的医疗接送服务，如协助患者上下飞机、安排担架等，确保患者能够安全、顺利地登机并启程。

（4）途中照护与应急处理。

在航班途中，陪同医务人员需全程陪同，严密监测患者生命体征和病情变化。根据患者具体情况，采取适当的体位和固定方式，保障转运过程中的安全与稳定。对于特殊护理需求的患者，如颈椎骨折、脊椎损伤等，需采取相应护理措施，如佩戴颈围 / 颈托、硬板固定等。同时，保持与地面指挥中心、医疗机构及患者家属的实时沟通，确保信息畅通，提高协同效率。如果患者出现任何不适或病情恶化的情况，航空公司将立即启动应急处理程序，与地面医疗机构协调，为患者提供及时、有效的医疗救治。

（5）到达目的地。

与目的地的医疗机构进行对接，患者顺利接受后续治疗。

3. 转运案例

（1）案例一：紧急医疗转运助力中资企业出国人员战胜病魔。

① 时间：2018 年 ×× 月 ×× 日。

② 转运区间：非洲某国—中国北京。

③ 转运机构：某国际医疗救援公司。

④ 任务类型：紧急医疗转运。

⑤ 主要诊断：急性阑尾炎。

⑥ 简要病史：2018 年 ×× 月 ×× 日，一名中资企业的出国人员在非洲某国工作期间，突然出现了急性阑尾炎的症状。当地医疗水平有限，无法进行手术治疗。家属在得知情况后迅速联系了一家国际医疗救援公司，希望能够尽快将患者转运回国治疗。

⑦ 转运经过：医疗救援公司立即启动紧急医疗转运程序，与航空公司紧密合作，安排了一架商业航班用于转运患者。在转运过程中，医疗救援公司不仅为患者配备了专业的医疗团队和先进的医疗设备，还提供了全方位的服务，包括病情监测、药物治疗等。同时，为确保患者在航班上的安全和舒适，医疗救援公司还与航空公司沟通，为患者提供了特殊照顾。经过长达十几个小时的飞行，患者成功抵达中国并立即被送往医院。及时的医疗转运服务，令患者的病情得到了有效控制，最终康复出院。

⑧ 转运结果：及时的医疗转运服务，令患者的病情得到了有效控制，最终康复出院。

（2）案例二：海外某国间质瘤患者转运。

①时间：2023 年 9 月 6 日。

②转运区间：海外某国—中国北京。

③转运机构：商业航空公司。

④任务类型：紧急医疗转运。

⑤主要诊断：良性肿瘤。

⑥简要病史：海外单位某出国人员（男，30 岁）9 月 5 日因腹痛去营地诊所就诊，9 月 6 日转移至当地综合医院接受全面检查，发现右腹部有一个大约 8cm × 7cm 包块。

⑦转运经过：9 月 6 日晚，项目公司将健康事件上报中油国际本部，同时安排出国人员乘坐当天商业航班回国治疗。中油国际立即协调北大国际医院肠道外科，为出国人员办理国际医疗保险住院手续、协调治疗专家。9 月 8 日 17：00，该出国人员抵京后立即入住北大国际医院，9 日增强 CT 检查显示可能为间质瘤，经医院专家会诊诊断为良性肿瘤，通过手术切除肿瘤和一段小肠，随后该出国人员居家康复。

⑧转运结果：平稳将患者接运至北京进行后续治疗。

参考文献

[1]甘甜，刘枫．打造更多"一带一路"国际合作典范工程［N］．陕西日报，2022-08-10(004)．

[2]何其为，王云屏，樊晓丹，等．"一带一路"背景下海外中国公民健康风险及医疗保障策略分析［J］．中国医疗保险，2021，(05)：76-80．

[3]韦柳丝．中国在非洲海外人员医疗保险需求研究［D］．南宁：广西医科大学，2020．

[4]田烽．一带一路背景下克拉玛依医疗卫生资源配置研究［D］．武汉：华中农业大学，2018．

[5]何文．驻外工程人员健康需求调查及健康维护策略研究［D］．北京：中国人民解放军医学院，2017．

[6]中华人民共和国商务部．2022年"一带一路"沿线国家投资合作情况走出去公共服务平台［EB/OL］．(2024-07-26)［2024-07-30］．http：//fee. mofcom. gov. cn/article/fwydyl/ tjsj/202302 / 20230203384457. shtml．

[7]健康中国行动推进委员会．健康中国行动(2019—2030年)［EB/OL］．(2019-07-09)［2024-07-20］．https：//www. gov. cn/xinwen/2019-07/15/content_5409694. htm．

[8]徐立艳．国际项目企业外派员工的心理健康影响因素及对策分析［J］．中国商论，2019，(03)：103-104．

[9]宿雅，金克峙．全球健康角度下我国海外劳务工作者的健康相关问题分析［J］．环境与职业医学，2019，36(10)：891-899．

[10]郑彩美．新时代援外医疗队出国前培训探析［J］．现代医院，203，23(06)：967-969．

[11]高寒．中国企业海外派遣员工的健康管理研究［D］．上海：华东理工大学，2017．

[12]中华医学会热带病与寄生虫学分会，中华医学会感染病学分会．寨卡病毒病防治中国专家共识(2019)［J］．传染病信息，2019，32(01)：1-7．

[13]李谷娟，任红．传染病学：第9版［M］．北京：人民卫生出版社，2018．

[14]晓雯，柳春红．食品安全学［M］．北京：中国农业出版社，2011．

[15]史贤明．食品安全与卫生学［M］．北京：中国农业出版社，2009．

[16]殷启凯，梁国栋．埃博拉病毒病——病死率极高的人畜共患病［J］．中国热带医学，2023，23(01)：1-9．

[17]王爽，齐秀环．钩端螺旋体病［J］．中国实用乡村医生杂志，2004(8)：2. DOI：10. 3969/j. issn. 1672-7185. 2004. 08. 008．

[18]冯鸿义，郎燕梅．江阴市某外资企业员工职业健康状况分析［J］．职业与健康，2013，29(01)：43-45．

[19]谢燕，张雪军，谢铮，等．工程建设企业海外员工传染病健康素养现状及影响因素［J］．中华疾病控制杂志，2021，25(08)：918-922．

[20]李剑南，陈静．论跨国企业的外派人员行前培训之项目内容［J］．商场现代化，2007，(16)：261-262．

[21]李里明．流行病学［M］．6版．北京：人民卫生出版社，2008．

[22]中华医学会心血管病学分会，中国康复医学会心脏预防与康复专业委员会，中国老年学和老年医学会心脏专业委员会，等．中国心血管病一级预防指南［J］．中华心血管病杂志，2020，48(12)：1000-1038．

[23]中国心血管病风险评估和管理指南编写联合委员会．中国心血管病风险评估和管理指南［J］．中国循环杂志，2019，34(1)：4-28．

[24]中华预防医学会，中华预防医学会心脏病预防与控制专业委员会，中华医学会糖尿病学分会，等．中国健康生活方式预防心血管代谢疾病指南［J］．中国循环杂志，2020，35(3)：209-230．

[25]LI W，HAN L Q，GUO Y J，et al. Using WeChat official accounts to improve malaria health literacy

among Chinese expatriates in Niger: an intervention study [J] . Malaria journal, 2016, 15 (1) : 1–13.

[26] ANDREW P, HUGO N. An international survey of the wellbeing of employees in the business process outsourcing industry [J] . Psychology, 2017, 8 (01) : 160–167.

[27] NICOSIA V, SANCTI S D, MIKA F, et al. Health management of Saipem workers with projects involving abroad activities [J] . Giornale Italiano Di Medicina Del Lavoro Ed Ergonomia, 2007, 29 (3): 237.

[28] IZZIYANA W V, HARUN, ABSORI, et al. Health Insurance for Indonesian Migrant Workers [J] . Medico–Legal Update, 2019, 19 (1) : 188.

[29] ROGERS H L, REILLY S M. A survey of the health experiences of international business travelers [J] . AAOHN Journal, 2002, 50 (10) : 449–459.

[30] LIN H J, WANG T D, MICHAEL Y C, et al. 2020 Consensus Statement of the Taiwan Hypertension Society and the Taiwan Society of Cardiology on Home Blood Pressure Monitoring for the Management of Arterial Hypertension [J] . Acta Cardiol Sin, 2020, (36) : 537–561.

[31] CLAUS L. Duty of Care and Travel Risk Management Global Benchmarking Study [M] . Oregon: International SOS, 2011.

[32] Asia Remote Health Committee. Medical Guide for Remote Areas project in Asia [M] . Singapore, 2015.

附　　录

附录一　常用联系方式及信息

一、外交部全球领事保护与服务应急呼叫中心（12308 热线）

（1）旅行前请登录中国领事服务网（http：//cs.mfa.gov.cn/），了解中国驻外使领馆及当地应急电话。

（2）号码 +8610-12308 或者 +8610-59913991 以备紧急求助时使用，或关注领事直通车微信（微信号：LS12308）及“外交部 12308”微信小程序，了解信息、进行热线互动咨询。

二、航空救援、医疗转运机构信息

为方便在海外的中资机构人员咨询医疗转运相关事宜，除了建议联系当地使领馆外，特提供以下国内机构的联系方式，可供有医疗转运需求的人员咨询使用。

- 国家卫生健康委国际交流与合作中心，联系电话：境内拨打 010-88393900，境外拨打 +8610-88393900。
- 北京市红十字会急诊抢救中心，联系电话：境内拨打 010-999、18911310968，境外拨打 +8610-999、+86 18911310968。
- 更多医疗转运事宜咨询，也可联系 +8610-88393900。

三、出入境人员体检、验证、预防接种机构

依照《国际卫生条例》、国境卫生检疫相关法律法规，各地海关口岸门诊部承担关区出入境人员疾病监测、健康评估、预防接种、卫生健康咨询和健康宣教工作。为出入境人员和境外中方、中资机构（组织）提供与保健中心口岸公共卫生职能相关的、符合国家卫生法律法规的其他卫生医疗服务和指导。部分口岸门诊部已开通微信小程序，启用线上预约平台。

常用海关口岸门诊部如下：

（1）北京海关口岸门诊部：

- 名称：海关总署（北京）国际旅行卫生保健中心；

- 地址：北京市东城区和平里北街 20 号；
- 电话：010-64274239、010-82005029；
- 微信：海关总署国际旅行卫生保健中心。

（2）天津海关口岸门诊部：

- 名称：天津国际旅行卫生保健中心；
- 地址：天津市滨海新区塘沽新港二号路 2-1126 号；
- 电话：022-66706315、022-66706317。

（3）重庆海关口岸门诊部：

- 名称：重庆国际旅行卫生保健中心；
- 地址：重庆市渝北区红石路 185 号；
- 电话：023-86883306（健康体检）、023-86883302（疫苗接种）。

（4）上海海关口岸门诊部：

- 名称：上海国际旅行卫生保健中心；
- 地址：上海市浦东新区金桥路 2090 号上海国际旅行卫生保健中心浦东分中心；
- 电话：021-62688851、021-62686171。

（5）南京海关口岸门诊部：

- 名称：江苏国际旅行卫生保健中心；
- 地址：南京市建邺区创智路 39 号；
- 电话：025-52345700。

（6）深圳海关口岸门诊部：

- 名称：深圳国际旅行卫生保健中心；
- 地址：深圳市福田区皇岗口岸生活区 1 号综合楼；
- 电话：0755-83774013（健康体检）、0755-83774007（疫苗接种）。

（7）石家庄海关口岸门诊部：

- 名称：河北国际旅行卫生保健中心；
- 地址：河北省石家庄正定新区阳光路 35 号中国海关大厦；
- 电话：0311-86613566。

（8）哈尔滨海关口岸门诊部：

- 名称：黑龙江国际旅行卫生保健中心；
- 地址：哈尔滨市南岗区赣水路 9 号；
- 电话：0451-82342198、0451-82337613。

（9）南宁海关口岸门诊部：

- 名称：广西国际旅行卫生保健中心；
- 地址：南宁市青秀区竹溪大道 24 号；

- 电话：0771-5315345。

（10）广州国际旅行卫生保健中心：

- 地址：广东省广州市天河区龙口西路 207 号；
- 电话：020-87537322。

（11）湖北国际旅行卫生保健中心：

- 地址：湖北省武汉市洪山区珞狮南路 453 号；
- 电话：027-87384283。

（12）四川国际旅行卫生保健中心：

- 地址：成都市武侯区桐梓林北路 1 号；
- 电话：028-85158859。

（13）陕西国际旅行卫生保健中心：

- 地址：西安市碑林区含光北路 10 号；
- 电话：029-85407051。

（14）山西国际旅行卫生保健中心：

- 地址：山西省太原市晋源区谐园路 1 号；
- 电话：0351-7054945。

（15）河南国际旅行卫生保健中心：

- 地址：河南省郑州市金水路 93 号；
- 电话：0371-55196601、55196602、55196603。

（16）呼和浩特国际旅行卫生保健中心：

- 地址：内蒙古呼和浩特市赛罕区昭乌达路 68 号；
- 电话：0471-4344217。

（17）大连国际旅行卫生保健中心：

- 地址：辽宁省大连市中山区长江东路 60 号；
- 电话：0411-87954974。

（18）吉林国际旅行保健中心：

- 地址：吉林省长春市绿园区皓月大路 902；
- 电话：0431-87607516。

（19）浙江国际旅行卫生保健中心：

- 地址：杭州市西湖区文三路 2 号；
- 电话：0571-87852410。

（20）安徽国际旅行卫生保健中心：

- 地址：安徽省合肥市芜湖路 367 号；
- 电话：0551-62856539。

（21）湖南国际旅行卫生保健中心：

- 地址：湖南省长沙市人民东路二段 199 号；
- 电话：0731-86869403、86869431、86868341。

（22）江西国际旅行卫生保健中心：

- 地址：江西省南昌市青山湖区洪都中大道 145 号；
- 电话：079188326317。

（23）海南国际旅行卫生保健中心：

- 地址：海口市滨海太道 175 号；
- 电话：0898-68651113。

（24）贵州国际旅行卫生保健中心：

- 地址：贵阳市观山湖区黔灵山路 268 号；
- 电话：0851-82277124、82277125。

（25）云南国际旅行卫生保健中心：

- 地址：昆明市西山区广福路 359 号；
- 电话：0871-67161994。

（26）西藏国际旅行卫生保健中心：

- 地址：西藏自治区拉萨市城关区鲁定南路 16 号；
- 电话：0891-6283596。

（27）甘肃国际旅行卫生保健中心：

- 地址：甘肃省兰州市城关区嘉峪关东路 387 号；
- 电话：0931-8658120、8660992。

（28）宁夏国际旅行卫生保健中心：

- 地址：宁夏回族自治区银川市金凤区雪绒巷 71 号；
- 电话：0951-3806136、3806137。

（29）青海国际旅行卫生保健中心：

- 地址：青海省西宁市城中区礼让街 23 号；
- 电话：0971-8222570。

（30）新疆国际旅行卫生保健中心：

- 地址：乌鲁木齐市水磨沟区南湖北路 116 号；
- 电话：0991-3334544。

附录二 出国人员疫苗接种信息

根据不同地点，出国人员疫苗接种信息见附表 1。

附表 1 出国人员疫苗接种信息

常规疫苗	白喉、破伤风和百日咳 乙型肝炎（乙肝） 流感嗜血杆菌 B 型 人类乳头瘤病毒 流感 麻疹、腮腺炎和风疹 肺炎球菌 脊髓灰质炎 轮状病毒脊髓灰质炎 结核（BCG） 水痘
选择性疫苗（危险地区派遣）	霍乱 甲型肝炎 日本脑炎 流行性脑脊髓膜炎 狂犬病 蜱传脑炎 伤寒 黄热病
强制接种的疫苗	黄热病（详见要求的国家名单） 流行性脑脊髓膜炎（针对血清 A、C、Y 和 W135）

附录三 海外常见传染性疾病风险—国家和地区列表

附表 2 为海外常见传染性疾病风险—国家和地区列表。

附表 2 海外常见传染性疾病风险—国家和地区列表

地区	国家	常见传染病风险
中东	伊朗	麻疹、新冠、疟疾、狂犬病、伤寒、黄热病、钩端螺旋体病、血吸虫病、克里米亚—刚果出血热、登革热、利什曼病、禽流感、汉坦病毒、中东呼吸综合征、结核病
	阿曼	麻疹、脊髓灰质炎、新冠、伤寒、黄热病、钩端螺旋体病、血吸虫病、克里米亚—刚果出血性发热、登革热、利什曼病、汉坦病毒、中东呼吸综合征、结核病
	伊拉克	麻疹、脊髓灰质炎、新冠、霍乱、伤寒、黄热病、钩端螺旋体病、血吸虫病、克里米亚—刚果出血热、利什曼病、汉坦病毒、中东呼吸综合征、结核病

续表

地区	国家	常见传染病风险
中东	沙特阿拉伯	麻疹、脊髓灰质炎、新冠、疟疾、脑膜炎、伤寒、黄热病、钩端螺旋体病、血吸虫病、克里米亚—刚果出血性发热、登革热、利什曼病、裂谷、汉坦病毒、中东呼吸综合征、结核病
撒哈拉以南非洲	苏丹	流感、麻疹、脊髓灰质炎、新冠、霍乱、疟疾、脑膜炎、伤寒、黄热病、钩端螺旋体病、血吸虫病、非洲蜱虫咬发烧、基孔肯雅热、克里米亚—刚果出血热、登革热、利什曼病、裂谷热、汉坦病毒、结核病
	乍得	流感、麻疹、脊髓灰质炎、新冠、霍乱、疟疾、脑膜炎、脊髓灰质炎、伤寒、黄热病、钩端螺旋体病、血吸虫病、非洲锥虫病、非洲蜱虫叮咬热、基孔肯雅热、登革热、利什曼病、汉坦病毒、结核病、丙肝、性传播疾病、旅行者腹泻、河盲症
	尼日尔	钩端螺旋体病、血吸虫病、非洲蜱虫叮咬热、基孔肯雅热、登革热、利什曼病、Zika 病毒、汉坦病毒、结核病
	尼日利亚	麻疹、脊髓灰质炎、新冠、霍乱、伤寒、黄热病、钩端螺旋体病、血吸虫病、非洲蜱叮咬热、基孔肯雅热、登革热、克里米亚—刚果出血热、利什曼病、Zika 病毒、猴痘、禽流感、汉坦病毒、拉沙热、结核病
	刚果	钩端螺旋体病、血吸虫病、非洲锥虫病、非洲蜱叮咬热、基孔肯雅热、登革热、埃博拉、猴痘、汉坦病毒、结核病
北非	阿尔及利亚	钩端螺旋体病、血吸虫病、利什曼病、汉坦病毒、结核病
	利比亚	流感、麻疹、脊髓灰质炎、新冠、伤寒、钩端螺旋体病、利什曼病、汉坦病毒、结核病
南美	委内瑞拉	流感、脊髓灰质炎、新冠、疟疾、麻疹、狂犬病、伤寒、黄热病、钩端螺旋体病、血吸虫病、南美锥虫病、登革热、利什曼病、Zika 病毒、汉坦病毒、结核病
	厄瓜多尔 哥伦比亚	流感、麻疹、脊髓灰质炎、新冠、疟疾、伤寒、黄热病、钩端螺旋体病、美洲锥虫病、登革热、利什曼病、Zika 病毒、汉坦病毒、结核病
中亚	哈萨克斯坦	流感、麻疹、脊髓灰质炎、新冠、蜱传脑炎、伤寒、黄热病、钩端螺旋体病、克里米亚—刚果出血热、利什曼病、汉坦病毒、结核病
	乌兹别克斯坦	流感、麻疹、脊髓灰质炎、新冠、伤寒、钩端螺旋体病、克里米亚—刚果出血热、利什曼病、汉坦病毒、结核病
	土库曼斯坦	甲肝、乙肝、狂犬病、伤寒、钩端螺旋体病、克里米亚—刚果出血热、利什曼病、汉坦病毒、结核病
	阿富汗	麻疹、脊髓灰质炎、新冠、霍乱、疟疾、伤寒、钩端螺旋体病、克里米亚—刚果出血性发热、登革热、利什曼病、汉坦病毒、结核病
东南亚	缅甸	流感、麻疹、脊髓灰质炎、新冠、霍乱、日本脑炎、疟疾、伤寒、黄热病、钩端螺旋体病、血吸虫病、基孔肯雅热、登革热、Zika 病毒、禽流感、汉坦病毒、结核病
南亚	印度	流感、脊髓灰质炎、新冠、霍乱、日本脑炎、疟疾、麻疹、伤寒、黄热病、钩端螺旋体病、基孔肯雅热、克里米亚—刚果出血热、登革热、Zika 病毒、禽流感、汉坦病毒、结核病
	巴基斯坦	新冠、流感、霍乱、疟疾、麻疹、脊髓灰质炎、狂犬病、伤寒、黄热病、钩端螺旋体病、基孔肯雅热、克里米亚—刚果出血热、登革热、利什曼病、汉坦病、结核病

附录四 疫苗接种指南—国家和地区列表

附表 3 提供的各国信息包括各国就疫苗接种、传染病预防对出国人员提出的要求和建议，各国的疫苗接种要求随时可能发生变化。因此，重要的是旅行者应向旅行目的地国的使领馆核实，确保了解接种要求。世界卫生组织从各国获得的最新信息可自 http：//www.who.int /ith 查阅。

附表 3 疫苗接种指南—国家和地区列表

大洲	国家	强制接种疫苗	强烈建议接种疫苗	建议接种疫苗	流感疫苗
亚洲	阿富汗	IPV	霍乱、伤寒、甲肝	乙肝、狂犬、麻腮风、水痘、肺炎	流感季节强烈建议
	巴基斯坦	IPV	伤寒、甲肝	乙肝、狂犬、麻腮风、水痘、肺炎	流感季节强烈建议
	沙特阿拉伯	霍乱、流脑	伤寒、甲肝	乙肝、狂犬、麻腮风、水痘、肺炎	使馆强制流感季节接种流感
	缅甸		霍乱、伤寒、甲肝	乙肝、狂犬、麻腮风、水痘、肺炎	流感季节强烈建议
	印度尼西亚			霍乱、乙肝、狂犬、麻腮风、水痘、肺炎	流感季节强烈建议
	印度		霍乱、伤寒、甲肝	乙肝、狂犬、麻腮风、水痘、肺炎	流感季节强烈建议
	斯里兰卡		伤寒、甲肝	乙肝、狂犬、麻腮风、水痘、肺炎	流感季节强烈建议
	泰国		霍乱、伤寒、甲肝	乙肝、狂犬、麻腮风、水痘、肺炎	流感季节强烈建议
	孟加拉国		霍乱、伤寒、甲肝	乙肝、狂犬、麻腮风、水痘、肺炎	流感季节强烈建议
	东帝汶		伤寒、甲肝	乙肝、狂犬、麻腮风、水痘、肺炎	流感季节强烈建议
	蒙古国		伤寒、甲肝	乙肝、狂犬、麻腮风、水痘、肺炎	流感季节强烈建议
	马来西亚		霍乱、伤寒、甲肝	乙肝、狂犬、麻腮风、水痘、肺炎	流感季节强烈建议
	越南		霍乱、伤寒、甲肝	乙肝、狂犬、麻腮风、水痘、肺炎	流感季节强烈建议
	新加坡		伤寒、甲肝	乙肝、狂犬、麻腮风、水痘、肺炎	流感季节强烈建议
	伊拉克		伤寒、甲肝	乙肝、狂犬、麻腮风、水痘、肺炎	流感季节强烈建议
	吉尔吉斯斯坦		伤寒、甲肝	乙肝、狂犬、麻腮风、水痘、肺炎	流感季节强烈建议
	哈萨克斯坦		伤寒、甲肝	乙肝、狂犬、麻腮风、水痘、肺炎	流感季节强烈建议
	伊朗		霍乱、伤寒、甲肝	乙肝、狂犬、麻腮风、水痘、肺炎	流感季节强烈建议
	乌兹别克斯坦		伤寒、甲肝	乙肝、狂犬、麻腮风、水痘、肺炎	流感季节强烈建议
	格鲁吉亚		甲肝	乙肝、狂犬、麻腮风、水痘、肺炎	流感季节强烈建议

续表

大洲	国家	强制接种疫苗	强烈建议接种疫苗	建议接种疫苗	流感疫苗
亚洲	土库曼斯坦		伤寒、甲肝	乙肝、狂犬、麻腮风、水痘、肺炎	流感季节强烈建议
	塔吉克斯坦		伤寒、甲肝	乙肝、狂犬、麻腮风、水痘、肺炎	流感季节强烈建议
	阿塞拜疆		甲肝	乙肝、狂犬、麻腮风、水痘、肺炎	流感季节强烈建议
	阿曼		伤寒、甲肝	乙肝、狂犬、麻腮风、水痘、肺炎	流感季节强烈建议
	巴林		伤寒、甲肝	乙肝、狂犬、麻腮风、水痘、肺炎	流感季节强烈建议
	阿联酋		伤寒、甲肝	乙肝、狂犬、麻腮风、水痘、肺炎	流感季节强烈建议
	卡塔尔		伤寒、甲肝	乙肝、狂犬、麻腮风、水痘、肺炎	流感季节强烈建议
	科威特		伤寒、甲肝	乙肝、狂犬、麻腮风、水痘、肺炎	流感季节强烈建议
	土耳其		伤寒、甲肝	乙肝、狂犬、麻腮风、水痘、肺炎	流感季节强烈建议
欧洲	德国			甲肝、乙肝、狂犬、麻腮风、水痘、肺炎	流感季节强烈建议
	俄罗斯		甲肝	乙肝、狂犬、麻腮风、水痘、肺炎	流感季节强烈建议
	法国			甲肝、乙肝、狂犬、麻腮风、水痘、肺炎	流感季节强烈建议
大洋洲	澳大利亚			甲肝、乙肝、狂犬、麻腮风、水痘、肺炎	流感季节强烈建议
	巴布亚新几内亚		霍乱	乙肝、狂犬、麻腮风、水痘、肺炎	流感季节强烈建议
非洲	苏丹	黄热	霍乱、流脑、伤寒、甲肝	乙肝、狂犬、麻腮风、水痘、肺炎	流感季节强烈建议
	南苏丹	黄热	霍乱、流脑、伤寒、甲肝	乙肝、狂犬、麻腮风、水痘、肺炎	流感季节强烈建议
	埃塞俄比亚	黄热	霍乱、流脑、伤寒、甲肝	乙肝、狂犬、麻腮风、水痘、肺炎	流感季节强烈建议
	肯尼亚	黄热	霍乱、流脑、伤寒、甲肝	乙肝、狂犬、麻腮风、水痘、肺炎	流感季节强烈建议
	乌干达	黄热	霍乱、流脑、伤寒、甲肝	乙肝、狂犬、麻腮风、水痘、肺炎	流感季节强烈建议
	毛里塔尼亚	黄热	霍乱、流脑、伤寒、甲肝	乙肝、狂犬、麻腮风、水痘、肺炎	流感季节强烈建议
	加纳	黄热	霍乱、流脑、伤寒、甲肝	乙肝、狂犬、麻腮风、水痘、肺炎	流感季节强烈建议
	尼日尔	黄热、霍乱	流脑、伤寒、甲肝	乙肝、狂犬、麻腮风、水痘、肺炎	流感季节强烈建议
	尼日利亚	黄热、IPV	霍乱、流脑、伤寒、甲肝	乙肝、狂犬、麻腮风、水痘、肺炎	流感季节强烈建议
	乍得	黄热	霍乱、流脑、伤寒、甲肝	乙肝、狂犬、麻腮风、水痘、肺炎	流感季节强烈建议
	喀麦隆	黄热	霍乱、流脑、伤寒、甲肝	乙肝、狂犬、麻腮风、水痘、肺炎	流感季节强烈建议
	加蓬	黄热	霍乱、伤寒、甲肝	乙肝、狂犬、麻腮风、水痘、肺炎	流感季节强烈建议

续表

大洲	国家	强制接种疫苗	强烈建议接种疫苗	建议接种疫苗	流感疫苗
非洲	刚果	黄热、霍乱、流脑、伤寒	甲肝	乙肝、狂犬、麻腮风、水痘、肺炎	流感季节强烈建议
	安哥拉	黄热	霍乱、伤寒、甲肝	乙肝、狂犬、麻腮风、水痘、肺炎	流感季节强烈建议
	坦桑尼亚		黄热、霍乱、流脑、伤寒、甲肝	乙肝、狂犬、麻腮风、水痘、肺炎	流感季节强烈建议
	马达加斯加	要求疫区转机者接种	霍乱、伤寒、甲肝	乙肝、狂犬、麻腮风、水痘、肺炎	流感季节强烈建议
	莫桑比克	要求疫区转机者接种	霍乱、伤寒、甲肝	乙肝、狂犬、麻腮风、水痘、肺炎	流感季节强烈建议
	埃及	要求疫区转机者接种	霍乱、伤寒、甲肝	乙肝、狂犬、麻腮风、水痘、肺炎	流感季节强烈建议
	突尼斯		霍乱、伤寒、甲肝	乙肝、狂犬、麻腮风、水痘、肺炎	流感季节强烈建议
	南非	要求疫区转机者接种	霍乱、伤寒、甲肝	乙肝、狂犬、麻腮风、水痘、肺炎	流感季节强烈建议
	阿尔及利亚	要求疫区转机者接种	霍乱、伤寒、甲肝	乙肝、狂犬、麻腮风、水痘、肺炎	流感季节强烈建议
北美洲	美国			甲肝、乙肝、狂犬、麻腮风、水痘、肺炎	流感季节强烈建议
	加拿大			甲肝、乙肝、狂犬、麻腮风、水痘、肺炎	流感季节强烈建议
	古巴		霍乱、伤寒、甲肝	乙肝、狂犬、麻腮风、水痘、肺炎	流感季节强烈建议
	哥斯达黎加		伤寒、甲肝	霍乱	流感季节强烈建议
	墨西哥		霍乱、伤寒、甲肝	乙肝、狂犬、麻腮风、水痘、肺炎	流感季节强烈建议
南美洲	委内瑞拉	黄热	伤寒、甲肝	霍乱、乙肝、狂犬、麻腮风、水痘、肺炎	流感季节强烈建议
	哥伦比亚	黄热	伤寒、甲肝	霍乱、乙肝、狂犬、麻腮风、水痘、肺炎	流感季节强烈建议
	厄瓜多尔	黄热、霍乱、甲肝	伤寒	乙肝、狂犬、麻腮风、水痘、肺炎	流感季节强烈建议
	秘鲁	黄热	伤寒、甲肝	霍乱、乙肝、狂犬、麻腮风、水痘、肺炎	流感季节强烈建议
	巴西	黄热	伤寒、甲肝	霍乱、乙肝、狂犬、麻腮风、水痘、肺炎	流感季节强烈建议

附录五　全国居民健康素养监测调查问卷

全国居民健康素养监测调查问卷是由中国健康教育中心根据《中国公民健康素养——基本知识与技能》编制的，是目前全国居民健康素养监测调查中使用的评估工具。调查问卷共50个题目，判断题、单选题每题均为1分，多选题每题为2分，满分65分。问卷得分达到总分80%及以上，即统计得分大于或等于52分，为具备总体健康素养。

一、判断题（请在您认为正确的题目后的括号内画“√”，认为错误的画“×”）

1. 预防流感最好的办法是服用抗生素（消炎药）。（　）
2. 保健食品不是药品，也不能代替药品治病。（　）
3. 输液（打吊针）疗效好、作用快，所以有病后要首先选择输液。（　）
4. 水果和蔬菜的营养成分相近，可以用吃水果代替吃蔬菜。（　）
5. 正常人的体温在一天内可以上下波动，但是波动范围一般不会超过1℃。（　）
6. 儿童青少年也可能发生抑郁症。（　）
7. 长期睡眠不足不仅会加快衰老，还会诱发多种健康问题。（　）
8. 居民可以到社区卫生服务中心（站）和乡镇卫生院（村卫生室）免费获得健康知识。（　）
9. “久病成良医”，慢性病患者可以根据自己的感受调整治疗方案。（　）
10. 健康体检发现的问题和疾病，如没有症状，可暂时不采取措施。（　）

二、单选题（每题后面给出的4个选项中，只有1个正确答案，请在相应选项序号上选择。如果不知道，请选择④）

11. 关于健康的概念，描述完整的是：

    ① 健康就是体格强壮，没有疾病

    ② 健康就是心理素质好，体格强壮

    ③ 健康不仅是没有疾病，而是身体、心理和社会适应的完好状态

    ④ 不知道

12. 通常情况下，献血者要到____进行无偿献血。

    ① 医院

    ② 血液中心（血站）或其献血车

    ③ 疾病预防控制中心

    ④ 不知道

13. 乙肝可以通过以下哪些方式传染给他人?

    ① 与病人或感染者一起工作、吃饭、游泳

    ② 可以通过性行为、输血、母婴传播

    ③ 同病人或感染者说话、握手、拥抱

④ 不知道

14. 关于自测血压的说法，错误的是：

① 自测血压对高血压诊断有参考价值

② 高血压患者定期自测血压，可为医生制订治疗方案和评价治疗效果提供依据

③ 高血压患者只要自测血压稳定，就可以不用定期到门诊进行随访治疗了

④ 不知道

15. 关于吸烟危害的说法，哪个是错误的？

① 烟草依赖是一种慢性成瘾性疾病

② 吸烟可以导致多种慢性病

③ 低焦油卷烟危害比普通卷烟小

④ 不知道

16. 下列哪项不是癌症早期危险信号？

① 身体出现异常肿块

② 不明原因便血

③ 体重增加

④ 不知道

17. 发生煤气中毒后，救护者首先应该怎样处理煤气中毒的人？

① 给病人喝水

② 将病人移到通风处

③ 拨打 120，送医院治疗

④ 不知道

18. 对肺结核病人的治疗，以下说法正确的是：

① 没有优惠政策

② 国家免费提供抗结核药物

③ 住院免费

④ 不知道

19. 从事有毒有害作业时，工作人员应该：

① 穿工作服

② 戴安全帽

③ 使用个人职业病防护用品

④ 不知道

20. 缺碘最主要的危害是：

① 患上“非典”

② 影响智力和生长发育

③ 引起高血压

④ 不知道

21. 剧烈活动时，会因大量出汗而丢失体内水分。在这种情况下，最好补充：
① 白开水
② 含糖饮料
③ 淡盐水
④ 不知道
22. 关于国家基本公共卫生服务的理解，错误的是：
① 在大医院开展
② 城市在社区卫生服务中心（站）开展，农村在乡镇卫生院、村卫生室开展
③ 老百姓可免费享受
④ 不知道
23. 下列哪种情况下，应暂缓给儿童打疫苗：
① 哭闹时
② 感冒发烧时
③ 饭后半小时内
④ 不知道
24. 出现发热症状，正确做法是：
① 及时找医生看病
② 根据以往经验，自行服用退烧药
③ 观察观察再说
④ 不知道
25. 当患者依照医生的治疗方案服药后出现了不良反应，正确的做法是：
① 自行停药
② 找医生处理
③ 继续服药
④ 不知道
26. 某地发生烈性传染病，以下做法正确的是：
① 这个病与我无关，不必理会
② 如果我是当地人，就会关注疫情
③ 不管是否是当地人，都需关注疫情变化
④ 不知道
27. 全国统一的免费卫生热线电话号码是：
① 12315
② 120
③ 12320
④ 不知道
28. 以下关于就医的说法，错误的是：
① 尽可能详细地向医生讲述病情

② 如果有以往的病历、检查结果等，就医时最好携带
③ 为了让医生重视，可以把病情说得严重些
④ 不知道

29. 某药品标签上印有"OTC"标识，则该药品为：
① 处方药，必须由医生开处方才能购买
② 非处方药，不用医生开处方，就可以购买
③ 保健品
④ 不知道

30. 流感季节要勤开窗通风。关于开窗通风，以下说法错误的是：
① 冬天要少开窗或不开窗，避免感冒
② 开窗通风可以稀释室内空气中的细菌和病毒
③ 开窗通风可以使阳光进入室内，杀灭多种细菌和病毒
④ 不知道

31. 用玻璃体温计测体温时，正确的读数方法是：
① 手持体温计水银端水平读取
② 手持体温计玻璃端竖直读取
③ 手持体温计玻璃端水平读取
④ 不知道

32. 刘大妈在小区散步时，被狗咬伤。皮肤有破损，但不严重。以下做法正确的是：
① 自行包扎处理
② 清洗伤口，尽快打狂犬病疫苗
③ 伤口不大，不予理睬
④ 不知道

33. 关于超过保质期的食品，以下说法正确的是：
① 只要看起来没坏，就可以吃
② 只要煮熟煮透后，就可以吃
③ 不能吃
④ 不知道

34. 皮肤轻度烫伤出现水泡，以下做法正确的是：
① 挑破水泡，这样恢复的快
② 水泡小不用挑破，水泡大就要挑破
③ 不要挑破水泡，以免感染
④ 不知道

35. 发生火灾时，以下应对方法正确的是：
① 用双手抱住头或用衣服包住头，冲出火场
② 不能乘坐电梯逃生
③ 边用衣服扑打火焰，边向火场撤离

④ 不知道

三、多选题（每题有 2 个或 2 个以上正确选项，请在相应选项序号上选择。如果不知道，请选择⑤）

36. 关于促进心理健康的方法，以下说法正确的是：
① 生活态度要乐观
② 把目标定格在自己能力所及的范围内
③ 建立良好的人际关系，积极参加社会活动
④ 通过吸烟、喝酒排解忧愁
⑤ 不知道

37. 以下关于就医的说法，正确的是：
① 不是所有的病都能够治愈
② 治疗疾病是医生的事，与病人无关
③ 医院就是治病的地方，治不好病就是医院的责任
④ 生老病死是客观规律，需要理性看待诊疗结果
⑤ 不知道

38. 关于肝脏描述，以下说法正确的是：
① 能分泌胆汁
② 有解毒功能
③ 是人体重要的消化器官
④ 肝脏有左右两个
⑤ 不知道

39. 孩子出现发热、皮疹等症状，家长应该：
① 及时去医院就诊
② 应暂停去幼儿园
③ 及时通知孩子所在幼儿园的老师
④ 可以让孩子照常去幼儿园
⑤ 不知道

40. 下面的说法，正确的有：
① 老年人治疗骨质疏松，为时已晚
② 骨质疏松是人衰老的正常生理现象
③ 中老年人饮奶可以减少骨质丢失
④ 多运动可以预防骨质疏松
⑤ 不知道

41. 选购包装食品时，应注意包装袋上的哪些信息？
① 生产日期
② 保质期

③ 营养成分表

④ 生产厂家

⑤ 不知道

42. 发现病死禽畜，应做到：

① 不宰杀，不加工

② 不出售，不运输

③ 不食用

④ 煮熟煮透可以吃

⑤ 不知道

43. 遇到呼吸、心跳骤停的伤病员，应采取哪些措施？

① 人工呼吸

② 胸外心脏按压

③ 拨打急救电话

④ 给予高血压治疗药物

⑤ 不知道

44. 吃豆腐、豆浆等大豆制品的好处有：

① 对身体健康有好处

② 对心血管病患者有好处

③ 增加优质蛋白质的摄入量

④ 可以治疗疾病

⑤ 不知道

45. 运动对健康的好处包括：

① 保持合适的体重

② 预防慢性病

③ 减轻心理压力

④ 改善睡眠

⑤ 不知道

46. 某报纸上说，任何糖尿病患者通过服用某降糖产品，都可以完全治愈。看到这条信息后，以下哪些描述是正确的？

① 这条消息不可信

② 这消息真好，赶紧去告诉糖尿病朋友

③ 向社区医生咨询、核实

④ 赶紧去购买

⑤ 不知道

47. 咳嗽、打喷嚏时，正确的处理方法是：

① 用手直接捂住口鼻

② 用手帕或纸巾捂住口鼻
③ 用胳膊肘弯处捂住口鼻
④ 不用捂住口鼻
⑤ 不知道

48. 以下关于就医的说法，正确的是：
① 一生病就应该去大医院
② 应尽量选择附近的社区医院诊疗，必要时再去大医院
③ 后期康复治疗时，应回到社区进行管理
④ 后期康复治疗时，应该去大医院
⑤ 不知道

49. 保管农药时，应注意：
① 农药应保管在固定、安全的地方
② 农药不能与食品放在一起
③ 如果手上不小心沾染了农药，只要皮肤没有破损，就不用冲洗
④ 农药要放在小孩接触不到的地方
⑤ 不知道

50. 在户外，出现雷电天气时，以下做法正确的是：
① 躲在大树下
② 远离高压线
③ 避免打手机
④ 站在高处
⑤ 不知道

参考答案

一、判断题

1～5 × √ × × √

6～10 √√√ × ×

二、单选题

11～15 ③ ② ② ③ ③

16～20 ③ ② ② ③ ②

21～25 ③ ① ② ① ②

26～30 ③ ③ ③ ② ①

31～35 ③ ② ③ ③ ②

三、多选题

36～40 ①②③、①④、①②③、①②③、③④

41～45 ①②③④、①②③、①②③、①②③、①②③④

46～50 ①③、②③、②③、①②④、②③

附录六　海外应急逃生包配备

应急逃生包分为个人携带应急逃生包和集体携带应急逃生包两类。按照所含有的物品用途分类可分为证件资料、野外生存用品、急救包、急救药品等，应急逃生包内各类物品应按照用途分区域放置。应选取双肩旅行包作为应急逃生包，容量不小于 30L，颜色宜选取黑、灰等冷色调。

应急逃生包及包内物品应符合所在国家（地区）政府的相关要求。配备应急逃生包时，应遵循耐用、多用途、有效保障基本生活所需的原则。并根据社会风险安全的变化和季节变化情况，及时对应急逃生包内的物品进行调整。海外项目应组织出国人员对应急逃生包内物品的使用方法进行培训，定期检查、维护和更新。

个人携带应急逃生包应按照海外项目在岗人员的 1.2 倍进行配备。集体携带应急逃生包应以应急车辆为单位配备，每辆车至少配备一个集体携带应急逃生包。

（1）证件资料类，个人携带应急逃生包内应包含的证件资料详见附表 4。

附表 4　证件资料表

序号	项目	单位	数量	技术要求 / 用途	配备要求	备注
1	护照、签证原件	份	1	身份证明	√	个人
2	护照、签证复印件	份	3	身份证明	√	个人
3	当地居住及工作证明原件	份	1	身份证明	√	个人
4	当地居住及工作证明复印件	份	3	身份证明	√	个人
5	健康证明及疫苗接种证明原件	份	1	健康证明	√	个人
6	应急通讯录	份	1	包含使馆、当地协调小组、救援组织等机构	√	个人
7	所在国家地图	份	1	行程规划及定位	√	个人

（2）海外应急逃生包野外生存用品配置标准详见附表 5 和附表 6，野外生存用品应包括在各类露天环境中的基本生活必需用品，分为食物类和工具类。

附表 5　野外生存用品表（实物类）

序号	项目	单位	数量	技术要求 / 用途	配备要求	备注
1	矿泉水	瓶	2	≥500mL/ 瓶	■	个人
2	压缩饼干或替代干粮	包	1	≥500g/ 包	■	个人
3	其他高热量食品	包	1	补充能量	□	个人
4	矿泉水	瓶	5	≥500mL/ 瓶	■	集体
5	压缩饼干或替代干粮	包	5	≥500g/ 包	■	集体

注：“■”表示应急包中必须配备的物品，“□”表示应急包中可选配的物品。

附表 6　野外生存用品表（工具类）

序号	项目	单位	数量	技术要求 / 用途	配备要求	备注
1	防风打火机	个	1	火种	■	个人
2	口哨	个	1	呼救	■	个人
3	多用途生存刀	把	1	生存应急	■	个人
4	强光手电筒	个	1	照明	■	个人
5	卫生纸	卷	1	卫生用品	■	个人
6	压缩毛巾	条	1	洗漱用	■	个人
7	防弹双肩背旅行背包	个	1	防弹	□	个人
8	移动充电设备	个	1	给各种电子设备充电	□	个人
9	手持定位设备	个	1	定位	□	个人
10	雨衣	件	1	雨季使用	□	个人
11	保温毯或睡袋	个	1	保温	□	个人
12	钢制饭盒	个	1	可以用来加热食物	□	个人
13	小镜子	个	1	反光救援用	□	个人
14	红色标志带	m	3	做标记	□	个人
15	记号笔	个	1	做标记	□	个人
16	口罩	个	2	防护及阻隔细菌	□	个人
17	语言翻译机	个	1	语言翻译	□	个人
18	针线包	套	1	缝补，需要时制成鱼钩	■	集体
19	绳索	m	30	6mm 粗，可承重 400kg	■	集体
20	饮水净化吸管	包	1	净化饮用水	■	集体
21	水消毒药片	瓶	1	饮用水消毒	■	集体
22	收音机	个	1	收集信息	■	集体
23	手持定位设备	个	1	定位	■	集体
24	望远镜	个	1	观察	■	集体
25	打火石	个	1	火种	□	集体

注：“■”表示应急包中必须配备的物品，“□”表示应急包中可选配的物品。

（3）急救包：

应急逃生包内的急救包配置标准详见附表 7。

附表 7　急救包配置标准

序号	项目	单位	数量	技术要求 / 用途	配备要求	备注
1	消毒无纺布片（M）	片	5	外伤包扎	■	集体
2	消毒无纺布片（L）	片	5	外伤包扎	■	集体
3	医用胶带	卷	2	包扎固定	■	集体
4	三角巾	个	2	外伤包扎和固定	■	集体
5	安全别针	个	10	固定三角巾	■	集体
6	创可贴	包	2	小外伤包扎	■	集体
7	纱布卷	个	3	包扎	■	集体
8	酒精棉片	片	10	外伤消毒	■	集体
9	鼠齿镊	个	1	拿取敷料	■	集体
10	体温计	个	1	测量体温	■	集体
11	检查手套	付	2	检查和医疗操作	□	集体
12	CPR 隔离罩	个	1	人工呼吸	□	集体
13	消毒眼垫	片	4	眼外伤包扎	□	集体
14	塑形夹板（小号）	个	1	骨折固定	□	集体
15	绷带	个	1	外伤固定	□	集体
16	非酒精消毒液	瓶	1	手部消毒	□	集体
17	冰袋（即时）	个	1	软组织损伤冰敷	□	集体
18	碘伏棉片	片	10	外伤消毒	□	集体

注：“■”表示应急包中必须配备的物品，“□”表示应急包中可选配的物品。

海外项目应根据所在国家（地区）常见病，有针对性地配备急救药品。出国人员应针对各自身体状况，自备必要的个人用品。各类药品应通过合法渠道购买，保留原始保障和说明书。急救药品配置标准详见附表 8。

附表 8　急救药品配置表

序号	项目	单位	数量	技术要求	配备要求	备注
1	个人自备药品	套	1	治疗自身慢性病	□	个人
2	驱虫类药品	瓶	1	驱虫	□	个人
3	腹泻药	盒	2	治疗腹泻	■	集体
4	止痛退烧药	盒	2	止疼、退烧	■	集体
5	感冒药	盒	2	预防和治疗感冒	■	集体

续表

序号	项目	单位	数量	技术要求	配备要求	备注
6	广谱抗生素药物	盒	2	消炎、杀菌	■	集体
7	抗过敏药	盒	1	抗过敏	□	集体
8	晕车船药	瓶	1	预防晕车、船	□	集体
9	疟疾快速诊断试剂	个	3	检测疟疾	□	集体
10	抗疟药	盒	3	治疗疟疾	□	集体
11	蛇药	盒	1	治疗蛇咬伤	□	集体
12	口服补液盐	袋	3	治疗脱水	□	集体
13	外用止痒软膏	支	2	皮肤止痒	□	集体
14	止血药	盒	2	用于较深外伤	□	集体
15	防中暑类药物	盒	2	防止中暑	□	集体

注："■"表示应急包中必须配备的物品，"□"表示应急包中可选配的物品。

附录七　涉外礼仪

一、涉外形象塑造

外交部礼宾司前代司长鲁培新大使曾说，"你在哪里，中国就在哪里；你是什么样，中国就是什么样。"可以说，走出国门后，个人形象就代表着国家形象和企业形象，因此要重视个人形象塑造。

1. 仪容形象

1）个人清洁

清洁是保持良好个人形象的基础和前提，要养成良好的卫生习惯。清洁要注意几个方面：

（1）肌肤清洁。要保持肌肤的清洁就要勤洗澡，每天洗一个澡是现代人的必须，否则，身上发出异味、汗味会大大降低别人对你的印象。

（2）毛发清洁。在国际场合，大多数情况下，男性不留长须，耳、鼻毛不能露出腔体，胸毛一般不外露。男性胡须、鬓角至少一日一次剃剪。女士需要注意的是腋毛与腿毛。按照国际礼仪标准，女士身上露出腋毛、腿毛都是非常不雅的，会被认为自我修养较差的表现，一定要处理好才能穿无袖与短袖的上衣、短裤与裙子。个别女士皮肤过敏，无法使用去毛的产品，如遇这种情况，我们会建议在公开场合尽量少穿短袖、短裙与短裤。

（3）五官清洁。眼睛与耳朵：眼睛与耳朵的清洁主要指清除分泌物。鼻子：平时要注意鼻腔的清洁，不要让异物堵塞鼻孔，或是让鼻涕到处流淌。不要随处吸鼻子、擤鼻涕。嘴巴牙齿：保持口腔卫生清洁，避免在重要社交活动之前进食烟、酒、葱、蒜、韭菜等气味刺鼻的食物。

2）发型

发型应该简洁、大方并具有基本的美感。保持头发干净整齐，没有头屑和异味，不染异色，不留怪异发型。男士发型“前不遮额头，后不及领，两边不遮耳，不留长鬓角”。女士发型职业干练。刘海不过眉毛。长发盘起或束起，发髻在眉、耳的高度，发饰为深色，用黑色的发卡或发梳把碎发拢好。若留短发，两侧的头发要拢到耳后。

3）妆容

（1）粉底：颜色与肤色相同或比肤色稍浅。

（2）眉毛：根据自己眉毛颜色选择棕色或深灰色的眉笔。

（3）眼影：咖色最为职业，忌太浓太厚。

（4）睫毛：清爽，Z 字形刷睫毛最为科学，忌用假睫毛。

（5）唇彩：选自然的粉红色或与皮肤、服装色彩较和谐的颜色。

2. 服饰穿搭

1）日常办公场所着装

办公场所里着装，要与办公场所的气氛、环境及所从事的工作性质相协调。办公场所里的个人着装要体现仪表端庄、大方，服饰穿戴简洁、庄重的特点，单位有制服或工作服者应按要求着制服或工作服。忌穿牛仔装或无领无袖的衣服，忌穿拖鞋。

（1）男士着装：

① 工作期间，男士要统一穿着轻便商务装。严禁穿着无袖无领衫、套头衫、皮衣、连帽衫、牛仔服、运动装、短装短裤、运动鞋、凉鞋、拖鞋、布鞋及其他颜色、图案、款式夸张的衣服、鞋子等。

② 衣裤熨烫平整，无开线、掉扣、污渍等。

③ 如所在企业单位有统一司徽，应规范佩戴司徽。

（2）女士着装：

① 女士夏装：工作期间，统一穿着轻便商务装。严禁穿着无袖衫、吊带衫、透视装、紧身衣、蕾丝裙、豹纹衫、低胸装、皮衣、连帽衫、牛仔服、运动装、短裤超短裙、凉鞋、拖鞋以及其他颜色、图案、款式夸张的衣服。

② 女士冬装：严禁穿着皮衣、皮毛类大衣，及其他颜色、图案、款式夸张的衣服。

③ 穿黑色皮鞋，鞋跟高 30～50mm，鞋面简洁、无夸张装饰，不得穿露趾鞋。

④ 配肉色、灰色、黑色无花丝袜，袜子边缘不外露，无抽丝、破洞现象。

⑤ 夏季穿浅色衬衫时不穿深色内衣，内衣肩带不可外露。

⑥ 保持衣扣整齐，不能挽袖口、裤口，严禁戴袖套。衬衣、裙子、裤子熨烫平整，无开线、掉扣、污渍等。

⑦ 如所在企业单位有统一司徽，应规范佩戴司徽。

2）正式商务活动着装

正式商务活动是常见的商务场合，包括接待、公务、商务、庆典、仪式等不同场合，要求企业人员在参加商务活动期间穿着正装，男士正装礼仪要求庄重严谨，一丝不苟；女士正装礼仪要求大方简约，商务职业。

（1）男士着装：

① 男士正装从上到下包括七大件：西服一套上下两件、衬衫、领带、腰带、袜子、皮鞋。

② 西装：颜色选择藏蓝、深灰、黑灰、浅灰，最好不要选择绿色、红色等夸张颜色。衬衣颜色首选白色，衣领必须是挺括的外翻领，忌穿圆领服装或套头衫。

③ 领带：领带颜色首选蓝色、灰色、暗红色或素色条纹，系好领带后长度触及皮带扣的中间。

④ 配饰：系带黑色皮鞋、腰带、皮包，袜子颜色为黑色，款式为商务款。

⑤ 着装做到“三一原则”，即腰带、皮鞋、皮包三处颜色、风格保持统一。

⑥ 手臂下垂时，衬衫袖口露出西装袖口10～20mm，衬衫衣领高出西装衣领5～10mm，袜筒长度以日常活动时袜子边缘不外露为准。

⑦ 除西服内兜外，其他衣兜不放置物品，衬衣下摆要扎进裤子里，腰带上不挂东西。

（2）女士着装：

① 女士正装跟男士正装相比起来，数量减少了，从上到下是：西服上衣、西服裙（西裤）、丝袜、高跟鞋。

② 女士着套装，可搭配裙子或长裤，所搭配的衬衣以纯色、淡雅为佳，如白色、淡蓝色、米色。遵守肩膀、脚趾不外露的原则，适当佩戴饰品，不宜过多。正式商务场合应穿着藏蓝色或黑色西服。

③ 穿皮鞋，颜色为黑色、藏青色、暗红色、灰色或灰褐色，鞋跟高度为30～50mm，忌穿露脚趾的鞋。

④ 穿裙子时要穿连裤丝袜，颜色为肉色、浅灰色或黑色，忌穿短袜或不穿袜子。

⑤ 可佩戴耳环、项链、丝巾、胸针等，饰物同时佩戴件数不超过三件。

3）商务社交活动着装

（1）男士：深色西服，佩戴领带、袖扣、口袋巾、手表等饰物。高端社交活动时，男士可着塔士多礼服（[英] Tuxedo，小礼服又称晚餐礼服，为欧美国家上层正式活动男士的着装）或深色中山装。

（2）女士：连衣裙或套裙，佩戴丝巾、项链、耳环、手包等饰物。高端社交活动时，女士可着长裙或旗袍，佩戴披肩、珍珠首饰、项链、耳环、手包等。

3. 仪态礼仪

1）规范

仪态有公认的标准与要求，如对于站、坐、行要求，耳熟能详的一句话是“站如松，坐如钟，行如风”。站姿须“三提一压”：提臀、提胸、提脖，压肩才能呈现。坐姿：不同场合坐姿也有所不同。一般来说，正规场合坐姿一定要板、正、直一些；休闲场合可以松弛、自然、随性一些。臀部坐椅子的比例也有讲究，为了表示对交流者的尊重与恭敬，臀部坐椅子的三分之二或者四分之三比较合适。行姿要挺胸，直腰，收腹，并且配合一定的节奏。

2）文明

在国际交往中，尤其是在正式场合，仪态要文明有度，仪态合乎约定俗成的行为规范。就座时女士要保持双膝合拢，防止双膝分开。蹲在地下取物时，女士要双腿蹲下，防止双膝直立，双腿分开。用手指进行指示方向时，尽可能用手掌指示。

3）声音要轻

不管是任何姿势都要避免发出巨大的声响，不惊扰他人，要避免莽撞。走路要抬起脚，步伐干净、利落，要避免拖着鞋子走路。如遇急事可以加快步伐，但不要慌张奔跑。

4）动作要稳

仪态要稳重，动作切忌忽快忽慢，懈怠松垮，否则给人以紧张、慌乱、不沉稳、难以予以重任的感觉。站立时身子不要斜靠在一旁，就座时，不要半坐在桌子或者椅子上，还需身子稳正。不要抖腿，否则会给人以不稳重之表现。

5）姿态要正

每个动作要积极、向上。切忌站不直、坐不稳、行不正、蹲不雅。女士不论是站还是坐，要避免双膝、双腿分开，否则有走光的危险。还要避免中指朝天，食指朝人，拇指叉在指缝，或者用手指做任何其他类似的手势都很不好，容易引起文化冲突和误解，也容易给人负面的印象。

6）注意细节

细节决定成败，坚决避免当众搔痒、挖鼻孔、剔牙、剪指甲、打哈欠、乱扔烟蒂、乱吐痰等不当行为，同时也要避免动作莽撞、乱开玩笑等一些冒失行为。

具体来说可以从声音、形象两个方面进行分析。

二、商务会面

无论在国内还是在国外，会面礼仪在商务交往中是非常重要的，一次合乎礼节的会面可以将首轮效应发挥到最大化，因此要充分掌握会面礼仪，给客户留下良好的第一印象，为以后顺利开展合作打下基础。

1. 商务邀请

1）邀请形式

商务邀请有两种形式，即正式与非正式。正式邀约多采用书面形式邀请，非正式的邀约通常是以口头或电话形式邀请。正式商务邀请一般提前 3 至 4 周发出邀请，非正式邀请提前 1 至 2 周发出邀请即可。

正式的邀约有请柬邀约、书信邀约、传真邀约、电报邀约等具体形式，它用于正式的商务交往中，统称为书面邀约。

同时正式的邀约也有当面邀约、托人邀约及打电话邀约等不同的形式，它多适用于非正式的商务交往，统称为口头邀约。

2）邀请请柬

在正式邀约的诸形式之中，档次最高、也最为商务人士所常用的是请柬邀约。

（1）请柬又称请帖，它一般由正文与封套两部分组成。请柬正文用纸大部分比较考究，多用厚纸对折而成。

（2）在请柬上亲笔书写正文时，应采用钢笔或毛笔，并选择黑色、蓝色的墨水或墨汁。红色、紫色、绿色、黄色及其他鲜艳的墨水，不宜采用。

（3）在请柬的左下方注有“备忘”二字，意在提醒被邀请者届时毋忘。在国际上，这是一种习惯的做法。西方人在注明“备忘”时，通常都是使用同一个意思的法文缩写“P.M”。

（4）邀请者落款，一般在正文右下方写明。

（5）请柬写好后，最好提前 3 至 4 周时间发出，以留给受邀者安排时间的余地。

温馨提示：重要商务活动建议先通过电话邀请，再寄出书面请柬邀请或发送邀请函。

2. 会面礼仪

1）微笑致意

微笑是全世界共同的语言，苹果肌上提，眉毛舒展，嘴角两端向上略微提起，微微露出上牙即可。会面时要礼貌微笑，目光注视在对方的眉眼之间。

2）点头致意

商务场合与他人会面时行点头致意礼，面带微笑轻点下巴，表示对他人的问候和致意。

3）挥手致意

会面时掌心向外，五指自然并拢，掌心面向对方，指尖朝上方，行礼时抬起小臂轻轻摆动手掌，幅度不宜过大，用来向他人表示问候、致敬、感谢之意。距离较近时，手掌与眉眼齐高，距离较远时，手掌稍过头顶。

4）起立致意

商务交往中，遇到上级领导或来宾进入办公室，东道主一方的工作人员需起立欠身致意，表达对来宾的欢迎和尊重。

3. 握手礼仪

1）握手动作

握手是商务场合最常见的会面礼仪，握手礼仪全球通用。握手时须站立并微微向前欠身，主动伸出右手，晃动 2～3 次，时间约 2～3s。握手时目视对方，微笑致意。

2）握手顺序

握手顺序遵循尊贵方有优先权原则，尊者先伸手，女士先伸手；迎客时，主人先伸手；告辞时，客人先伸手。

3）温馨提示

握手时请不要戴墨镜、戴保暖手套和帽子，避免坐着握手和使用左手单手与他人相握。

4. 商务会见

1）商务会见前

需将会见邀请，会见人的姓名、职务及会见对象，会见目的等，提前告知双方参会人员。会见时间、地点、主方出席人、具体安排及有关注意事项也要提前通知对方。

2）会见场所

会见场所要安排足够的座位，如双方人数较多，厅室面积大，主谈人说话声音低，宜安装扩音器。会见招待以茶水为主，一般使用绿茶较多，也可根据客人喜好来准备。

3）来宾发言

来宾发言时，我方人员要注视来宾眉眼之间，积极回应，表达对来宾的尊重。

4）合影留念

遵循位次排序原则，按礼宾次序，以主人右手为上，请客方主宾站在主人右手处合影留念。

5）一般商务会见流程（情况不同，流程可做适当调整或增减）

（1）来宾车辆到达后，接待人员引领来宾到达单位门口。

（2）相关领导及有关人员在单位门口迎接会面。

（3）宾主双方共同步入会客厅。

（4）双方代表做人员介绍，介绍时尊贵方（客方）有优先知情权。

（5）宾主双方入座，宾客先行入座后，主方入座。

（6）主方领导先致辞（欢迎辞），对客方的到来表达欢迎和感谢。

（7）客方领导致辞，感谢主方的热情接待。

（8）宾主双方派代表介绍各自情况后双方友好交谈。

（9）合影留念（合影也可以放在谈话开始前）。

（10）会见时间一般控制在30～40min较为合适。

（11）会见结束，主人送别宾客至会客厅门口或单位门口。

温馨提示：商务会见一般中间不摆桌子，准备沙发座椅更加合适，如有翻译可坐在主谈人身后方。

5. 商务名片

重要公务、商务、涉外场合依然需要使用纸质名片方显正式。

商务交往时一般由下级、晚辈、乙方等主动先递出名片，收到名片后需要回递以示尊重。递出名片时，需要将语言、文字的正方向对着对方，以便对方阅读。接递名片时需要微微欠身双手接递，收到他人名片后，建议放在会谈桌上或名片夹里。

三、商务迎送

迎来送往是商务合作中的基本形式和重要环节，是表达主人情意、体现企业软实力的重要方式，规范完整的商务迎送，是给来宾良好印象的最重要工作，同时也为下一步深入合作打下良好基础。

1. 迎宾

1）迎宾地点

迎接客人的位置选择主要取决于迎接的对象、规格、规模、性质、地点、场合、场面等诸多因素，不同的需要有着不同的迎接方式和站位要求，迎接通常包括以下地点：

（1）交通工具停靠站（如机场、火车站、车站、码头等）。

（2）来宾下榻处（如宾馆、酒店等）。

（3）会议地点（如企业大门、会客厅、会议厅、宴会厅门前等）。

在接待不同性质的企业时，可参考以下做法：

（1）接待 VVIP 贵宾，对等级别领导和接待人员在机场、车站、码头、高速公路口等迎接。

（2）接待 VIP 贵宾，对等级别领导和接待人员可在贵宾下榻的酒店迎接。

（3）接待一般客人，领导和接待人员可在企业门口或办公楼门口迎接。

2）迎宾细节

接站时应使用企业规范接站牌。会面时要主动做自我介绍，如："李主任，您好！欢迎您的到来，我是中石油国际部的张海，这是我的名片"，递送名片时，双手握住名片两端，名片正面朝向对方，清楚报上自己的姓名。接收名片时，双手接住名片下端，认真拜读，再将名片收好，并表示感谢。如果身上没带名片，要向对方表示歉意。

2. 引领

1）行走时

接待人员通常在来宾左前方 1～1.5m 引领，引领时五指并拢并指向前方。复杂路段引领时，接待人员应根据路况、环境等因素选择合适的站位和走位（道路安全的一侧留给来宾），并根据客人的走向随时调整自己的走位。帮提行李引领时，接待人员应使用外侧手提拿行李，在来宾左侧前方行走。

2）进门时

如果门是往里推的（内开门），接待人员推门先进，来宾后入；如果门是往外拉的（外开门），接待人员拉开门请来宾先进，接待人员后入；如果是旋转门应按照内开门操作，接待人员先进，来宾后入。

3）行进中

如果是主人陪同客人、下级陪同上级，通常应按照下列原则行走。

（1）坚持“以前为尊”的原则。

（2）坚持“以内（里）为尊”的原则。

（3）坚持双人行走“以右为尊”的原则。

（4）坚持三人行走“中、右、左”的国际惯例和“中、左、右”的中国惯例原则。

3. 送行

“出迎三步，身送七步”是迎送宾客最基本的礼仪，因此，送宾时，要将“期待再次见面”的心情表达给对方。而在送行过程中，可参考以下“送宾五步曲”。

（1）用心相送：根据宾客级别将客人送到相对应的地点（重要宾客要送到机场、车站、码头等）。

（2）感恩祝福：送宾时要送上感恩和祝福的语言。

（3）握手邀请：送宾时互相握手道别，并表达再次邀请的意愿。

（4）温馨提示：送宾时送上温馨提示，如“您的物品都带齐了吗”。

（5）目送招手：送宾时举起右手，挥手告别直到客人离开视线。

四、商务会议

商务会议是企业商务活动和对外交流的重要场合，良好的会议礼仪不仅是个人形象的加分项，也是一个企业良好的精神风貌，在国际场合，一些重要的商务会议还在一定程度上影响着国家形象。

1. 会前准备

（1）桌椅摆放：

参加会议人数较多时，可采用报告型；参加人数较少时采用圆桌型或长桌型，根据情况制作座位牌，方便他人就座。

（2）茶水：

会议招待以茶水、矿泉水或咖啡为主，茶具以白色带盖商务瓷杯为最佳选择。

（3）签名簿：

签到簿和签字笔提前准备，摆放会议室入口处。

（4）会议设备：

会前提前调试好所有会议设备，如：麦克风、黑板、白板、笔、板擦、投影仪、LED屏、激光笔、录音笔等。

（5）如有外籍人士参加，需提前协调好翻译或同声传译工作。

2. 会议期间

1）时间

参会人员提前至少 15min 到达会议现场，参会主要领导提前 3～5min 到达会议现场。

2）着装

正式会议参会人员须身着职业正装或工服出席会议（具体要求建议在会议通知中提示）。

3）声音

会前请将手机关闭或调到静音，严禁将手机等与会议无关的电子设备摆放在桌面上。避免会议期间随意接打电话，收发信息。

4）动作

会议期间避免随意走动、当众打哈欠或谈论与会议无关的事情。

5）会间休息

会见休息过程中，严禁在会议室或走廊吸烟打闹、喧哗。

3. 会议结束

会议结束时，须等上级领导先行退场后，参会人员方可退场。参会人员在退场时，须带走个人全部物品（含分发的会议资料、已开盖饮用水、纸屑等），并将座椅复位。

五、商务考察

在经济全球化不断加深的背景下，各国各地区企业间的经贸往来日益紧密，企业走出去的第一步，就是需要对其他国家和地区的相关行业和企业进行全面的商务考察。商务考察涉及事项众多，包含不同区域的文化、接待、航空、住宿、签证等，还包括需要花费大量精力与时间来进行确认的考察单位及交流主题等，通常前期准备时间需要 2～4 个月，而前期的筹备与策划将关系到整体行程的成败。

1. 拟定考察计划

1）打好前站

提前熟悉场地，至少提前两天组织落实好参观考察的参观线路、设施布置、人员安排及其他衔接事务。

2）分工明确

参观考察前需进行必要分工，妥善安排好领队、引导、接洽、翻译及交通、住宿、安全等各项具体工作。此外，结合个人特长，把提问、记录、录音、拍照等具体任务进行分配。

3）汇报批准

参观计划拟定并呈报主管领导批准后，方可按计划执行。

2. 商务考察礼仪

1）提前预约

考察出发之前最好先行预约，说明拜访目的，商定双方适宜的时间。尽量不做不速之客。即使是很熟悉的合作伙伴，也不能随意占用其工作时间。

2）考察准备

组织者须提前准备好必要资料和工具：宣传资料、记录本、录音笔、照相机、签字笔、电池、充电器、优盘等，还需视情况准备雨具、纸巾、饮用水等，以备不时之需。同时就所要商谈的内容准备材料，如有关文件、各种数据等。如果是第一次与对方打交道，还需要了解对方的背景，甚至主见人的特点等内容。

此外，还需要提前周密思考此次考察目的，其中易出现什么问题，出现了问题应该用什么办法应对，我方有利之处和不利之处，退让的底线是多少等。同去考察人员应该坐在一起商议。

商务考察要穿符合这种场合的正式商务服装。越是重要的考察越要重视着装的正式性，以示尊重。

3）商务考察礼节

（1）准时抵达：

这意味着既不能迟到也不能太早到。为避免迟到，通常会提前一些时间出发，如果是去对方单位，应该先在外面稍等片刻，差五六分钟时再进去，否则会打乱对方的安排。

（2）遵守规定：

参观考察过程中应遵守企业相关管理规定，如安全规定、拍照规定、行为规定等，不冒犯对方的管理要求。

（3）礼貌倾听：

考察过程就是去学习的过程，主要以学习和倾听为主，除必要提问外，避免大声喧哗等过于随意的言行。

（4）认真记录：

考察过程中，在与对方进行会见交流时，要做好相关工作记录，以便考察结束后进行总结，并根据考察成果针对性开展后续工作。同时在参观考察过程中，我方陪同人员有义务提醒领导时间安排及相关事项。

（5）告辞答谢：

考察结束时，我方带队领导和随行人员应该主动向接待方主要领导和接待人员表达感谢、祝福并主动邀请对方来我方做客。

六、商务接待

古人云："其交也以道，其接也以礼"。商务接待是一种商业礼仪，通过接待客户、合作伙伴或潜在客户，可以增强彼此之间的信任与合作关系。一次成功的商务接待可以让客户感受到被重视和尊重，从而提高客户对企业的满意度和忠诚度，同时也对展示企业形象，优化发展环境，推动企业发展质量的提升具有重要意义。

1. 商务接待礼仪原则

在商务接待中，不仅要展现东道主的形象与专业，还要向交往对象表达友好热情，商务接待中需要遵守的基本原则有：

（1）S–Smile（微笑）：要对每位来宾提供微笑服务。

（2）E–Excellent（出色）：要在每一个接待流程，每一个服务环节做得出色。

（3）R–Ready（准备好）：要随时准备好为来宾提供优质服务。

（4）V–Viewing（看待）：要将每位来宾看作是需要提供优质服务的贵宾。

（5）I–Inviting（邀请）：要在每一次接待结束时，显示出诚意和敬意，主动邀请来宾多提宝贵意见。

（6）C–Creating（创造）：要精心创造出能使来宾感受到的专业服务氛围。

（7）E–Eye（目光）：要始终以热情友好的目光重视和关注来宾，使来宾感受到被尊重、被关怀。

2. 商务接待准备

1）准备充分

及时了解和掌握来宾基本情况（单位、姓名、性别、职务、级别及一行人数等）、到访目的，并确认到达日期和地点，提前做好接待准备。

2）企业来访

要准备好洽谈会议室、相关项目材料、茶水等物品，涉及重大合作项目，除了合作洽谈外还可安排参观考察等活动，让企业更深入了解合作情况。

3. 商务接待流程

1）迎宾三步曲

一步曲：见到来宾后，至少 3m 远开始微笑迎接，并问候“×××，您好 / 早上好 / 下午好！”

二步曲：点头致意或欠身致意，说“×××，一路辛苦了，欢迎莅临指导工作。”

三步曲：走到来宾左前方，伸手示意并引导说：“×××，这边请。”

2）流程严谨

在确定主要活动内容后，需拟定日程表，内容需要详细周全，涉及起止时间、内容、参与人员、工作分组、负责人员、活动地点、交通、联系方式等详细信息。

3）迎送细致

（1）迎送位置以站在单位大门一侧为佳，迎送人员一般采用级别对等原则。

（2）接待人员应整理好服装、修饰好仪表、调整好态度，向他人展示最美好的职业形象。

4. 接待要点

（1）接待过程中，应从环境的布置、接待的规格、活动的仪式等方面体现出对来宾的尊重。比如，在电子显示屏上打出欢迎标语，在会见会谈的场所，摆放双方的组织旗帜等。

（2）接待过程中，应根据天气情况为来宾提前准备雨伞、雨衣、雨鞋、矿泉水、纸巾等用品。

（3）接待过程中，如需参观项目、厂房、车间、工地等特殊工作现场，应提前为来宾准备好安全帽、荧光马甲等安全防护用品。

5. 车辆安排

（1）交通工具做到无缝连接，避免出现“人等车”现象，司机要保持通信畅通。

（2）车内准备矿泉水、面巾纸、充电器、企业宣传资料；车内空气保持清新、温度舒适。

（3）接待前，应保持车辆整洁、提前清理后备箱并掌握出行路线与路况。

七、商务宴会

商务宴会是接待工作流程中的常见环节，宴请接待的主要原则为：节俭大方、具有地方特色、兼顾双方饮食习惯，重点照顾客人饮食爱好，避免铺张浪费。

1. 宴会座次

1）正式商务活动

座次安排关系到客人的重要程度，恰当安排是对尊贵客人的一种礼遇，也能使整个宴会更有秩序。商务宴会席位安排遵循主宾、级别、性别等顺序排座。

2）非正式商务活动

一般可安排自助餐，不设固定席位，出席者可自由入座。

3）商务宴请位次

一般是圆桌，遵循以右为尊的原则，即最重要的客人应该安排在主人右边，二号客人安排在主人左边，第三和第四重要的客人，依序安排在主人的次右边和次左边。同时主方其他人员也按照以右为尊的原则与客方人员交叉排序。席位安排好后，可分桌次打印桌签，放在每个座位上，方便客人快速找到自己的座位。

温馨提示：宴请时主客双方交叉排座，以促进交流；大型宴会，桌数较多时，每桌至少安排一位领导招待。

2. 自助餐

自助餐要依从一般的西餐礼仪，应该注意以下几点：

（1）排队按顺序取食物。

（2）遵循少取多次原则。

（3）尽量做到凉热分类。

3. 商务宴会

1）宴前邀请

（1）宴请来宾时，提前确认好时间和地址，同时注意对方是否有特殊的重要活动要安排，或者宾客是否有宗教禁忌或者饮食禁忌。

（2）邀请人数较多时，提前确定邀请者名单，综合考虑因素包括宴请性质、主宾身份对等、座次排列、菜品搭配等。

（3）正式邀请和请柬应提前3～4周发出，以便被邀请者早做安排。

（4）撰写请柬，应在信封上写明被邀请者的姓名、职务，内容应包括宴请的时间、地点、形式，有时还需写明事由、着装要求、请客人给予答复等，落款处写上主人姓名（可以采取“职务 + 姓名”的方式）；请柬的行文不用标点符号（括号除外），所提到的人名、单位名、节日等都应使用全称；如果是涉外宴请，请柬要中外双语撰写。

2）菜单拟定

（1）根据宾客的习惯、口味与禁忌有针对性地拟订菜单（佛教人士吃素；伊斯兰教人士不喝酒不吃猪肉，甚至不喝任何带酒精的饮料，应为其准备清真席），遇到客人因身体原因不能吃某种食物，应单独为其备菜等。

（2）菜量要适中，尽可能选用有特色的食品，注意兼顾营养和美味。

（3）菜品选择遵循“三优四忌”原则。三优：优先考虑本国、本地域、本餐馆特色；四忌：宗教禁忌、健康禁忌、地域禁忌、职业禁忌。

3）祝酒

（1）宴会开席，由主人提杯祝酒。

（2）祝酒词围绕宴会主题展开，可采用感谢、祝愿、希望、祝贺等词汇开启。

（3）主人祝酒时，陪同人员及宾客举杯、碰杯、祝愿并共饮杯中酒。

4）敬酒

（1）首先由主人敬主宾，顺序由尊到卑或由近及远，主人依次向宾客敬酒。

（2）其他主人依次开始敬酒，敬酒顺序由尊到卑或由近及远。

（3）宾客回敬，一般先回敬第一主人，再由尊到卑或由近及远回敬（宴会人多时，可不用一一回敬）。

（4）敬酒时，双手举杯；碰杯时，敬酒人杯口低于被敬者，以示尊重。

（5）温馨提示：商务宴请时不要饮酒过度，避免造成酒后失礼；要尊重他人饮食习惯，不饮酒者可以茶代酒；公务或商务宴会，接待人员饮酒不超过自己酒量的三分之一。

5）用餐礼仪

（1）用餐过程中，不要随意更换名签及座位。

（2）用餐过程中，双手应始终放在桌面上，不要手持餐具做夸张手势。
（3）用餐时不要当众挑剔食物，也不要发出过大声音。
（4）用餐时不要将鱼刺、骨头等食物残渣吐在餐桌桌面上。
（5）用餐时不要当众剔牙或嘴里咬着牙签。
（6）用餐时不要在餐桌上梳理头发、喷香水、挽袖子、松腰带、松领口等。
（7）宴会过程中，除必要工作，不要在餐桌上随意使用手机，也不要用手机拍照。
6）宴会送客
（1）宴会结束时，主人向宾客表达感谢，并提醒宾客携带好随身物品，避免遗漏。
（2）主人送行宾客到酒店门口或停车场。
（3）重要贵宾要提前安排好车辆等待送行。
（4）主人告别宾客时要主动邀请宾客再次相聚，并送上祝福。
（5）宾客出发后主人要目送致意，待宾客车辆从视线消失后返回。
7）商务宴会流程安排
（1）主人和相关人员在宴会厅前厅迎接主要宾客。
（2）其他参加宴会的领导和客人在宴会厅自由交谈等候。
（3）主宾到达宴会厅，其他人员起身表示欢迎。
（4）宾主间互相介绍认识，主人请宾客入座。
（5）宴会开始，主人致辞祝酒表示欢迎来宾。
（6）宴会主人开启敬酒仪式，宾客间自由交流。
（7）宴会接近尾声，主宾祝酒致辞感谢。
（8）宴会结束，主人在宴会厅门口送别来宾。
根据实际情况不同，部分流程可做适当调整。

4. 宴会服务礼仪

1）宴会服务要求

（1）仪容仪表。接待人员化淡妆，衣着得体整洁，服务用语礼貌专业，接待人员控制情绪微笑待人，迎送宾客时做到精神饱满。

（2）迎宾引领。宴席开始前，凡宾客到来，均应主动上前，热情欢迎、亲切问候。遇到老、弱、病、残、幼时要主动搀扶，真诚关心。宾客进入饭店后，应立即引领宾客到指定宴会厅。引领过程要做自我介绍，行走过程中要进行必要的温馨提示，为宾客提供优质的接待服务。

2）宴会服务注意事项
在宴会服务全过程中，接待人员要注意做到以下要求，保证整个宴会顺利圆满。
（1）检查宴会服务人员仪容仪表整洁得体。
（2）检查宴会的指引牌等相关指示物品。
（3）检查宴会的所有餐具是否整洁消毒。
（4）检查餐桌和椅子的安全性。

（5）检查宴会厅内的所有设备是否可以正常使用。
（6）提前准备茶、酒等宴会饮品。
（7）提前安排好宴会宾客的桌次名签。
（8）提前核实检查菜单和菜品的准备情况。
（9）及时为客人斟茶添酒，遵循茶斟 7、8 分满，白酒满杯，红酒四分之一杯的原则。
（10）提醒服务人员及时为宾客撤换骨碟。
3）宴会服务禁忌
（1）服务前要洗手消毒。
（2）服务前不吃韭菜、大蒜、生葱之类有强烈刺激性气味的食物。
（3）服务过程中，不当面咳嗽、不当面打喷嚏。
（4）服务过程中切不可抓痒、挠头皮、抠鼻孔，更不可吸烟、打哈欠。
（5）用餐具拿取食品，决不允许直接用手触及食品。
（6）拿碗、盘、杯、碟时，手指不能伸进其中，更不能印有手印。
（7）上菜端汤时，菜汤不能挂在或溅在碗、盘边，更不能把手指浸在汤中。
（8）不要随便撤走或倒掉宾客盘碟中未吃过的食物。

八、商务馈赠

在涉外交往中，人们经常互相赠送礼品来表达谢意、敬意和友好情谊，以联络感情、增进友谊。

1. 赠送礼品的场合

主人赠予来访团组领队的礼品一般在一场主要外事活动行将结束前进行；如访问中有会见、会谈、宴请、参观游览等活动，可视情况选择其中一场来送出礼品。一些参观、考察点的接待负责人也可向外方领导赠礼。

当面赠送礼品时赠礼人要介绍一下礼品。中国人的日常礼仪讲究自谦敬人，送礼人会称自己送出的礼品是“薄礼”“不成敬意”。如果遇到外方不了解中国文化中谦虚敬人的理念，就难以理解，他会认为你不太看重他。所以中方送礼人可以这样介绍：“这是本地有名的传统工艺品，手工制作，我专门为你挑选的。”这样外方听了是会高兴的。西方人在收到面赠的礼品后，会立刻打开来看并称赞几句。

举办国际会议（展会）时，主办方通常向参与者赠送会议或活动的纪念品，而不赠送昂贵的礼品，如印有会标的茶杯、锡盘、小工艺品等。有的国际会议为方便与会者和宣传本国，发给每个与会者印有会标的文件包、笔、笔记本、介绍主办国情况的图册及会议主办城市的地图等。也有的主办方以企业赞助的形式将某企业提供物品作为纪念品送给与会者。不过官方举办的会议（展会）为了淡化商业气氛，很少用企业提供的印有企业标记的产品作为纪念品。在介绍材料中，也力求平衡，不刻意突出几个赞助的企业，一般在鸣谢页印上赞助企业的名称。

2. 礼品的选择

选择礼品一般要遵循自己一方的对外送礼习惯做法，挑选具有本国民族特色的礼品；同时也要考虑收礼人的喜好、收礼人国家收礼的规定、收礼人国家的风俗等。许多国家对公职人员在对外交往中送礼收礼都有规定，一般都是根据礼品的价值制定出交公、收礼人可保留礼品的标准等。

在改革开放前中方对外送礼主要是传统的手工艺品：景泰蓝器皿、漆器、刺绣作品、中国书法和国画、图书等，茶叶、瓷器、丝绸、白酒等特产。改革开放后，中国制造闻名世界，一些家用电器、照相机、电脑、手机等也成为中方对外赠礼的选择。

3. 对外送礼要避开外方的忌讳

对外送礼需注意收礼方的禁忌与风俗。

阿拉伯人喜欢丰富多彩的礼物，喜欢名牌货，而不喜欢外表不起眼但价值不菲的古董。他们忌讳有人物或动物图案的物品，特别是带猪图案是对其大不敬。对于来自伊斯兰教国家的人们，酒类不可作为礼品。送礼物给阿拉伯人的妻子被认为是对其隐私的侵犯，然而送给孩子则是受欢迎的。

日本人则对装饰着狐狸和獾的图案物品甚为反感。狐狸是贪婪的象征，獾则代表狡诈。日本人忌送梳子，因为梳子的发音与死相近。给日本人送礼品不要送四件，四是忌讳的数字。日本人认为荷花是死亡不幸的象征，送出礼品不要有荷花的图案。

在英国不要送百合花给人，因为这意味着死亡。

在法国不要送带有仙鹤图案的礼物；也不要送核桃，他们认为核桃是不吉祥的。

九、国旗悬挂

国旗是国家的象征，是主权的象征。无论是在外国领土上悬挂中国国旗，还是在中国领土上悬挂外国国旗，都是一件严肃的事，应慎重对待。

1. 双边访问的升挂国旗

1991 年 4 月 15 日我国外交部发布了《关于涉外升挂和使用国旗的规定》（以下简称《规定》），对涉外活动升挂国旗作出规定。如企业对外事活动中如何升挂国旗不熟悉，可就相关问题请示国家部委的外事局或国际合作司，或省市政府的外事办公室。

在双边的外事活动中升挂国旗，遵循右为尊的做法，中国国旗右侧升挂来访国国旗。在墙面（或背景板）上挂旗，以中国国旗面本身的正面为准，右为外方国旗。

在建筑物前升挂旗，以建筑物正面为准，右为外方国旗。在汽车上挂旗，以车头为准，司机右手为外方国旗。国宾（在中国外交界指来访的外国国家元首和政府首脑）下榻的宾馆酒店和乘坐的小轿车可单独悬挂该国国旗。

升挂旗时必须先升中国国旗，降旗时最后降中国国旗。如夜间悬挂国旗，应有灯光照射到旗帜上。同一旗杆上不能升挂两个国家的国旗。

与我国未建立外交关系的国家在华升挂该国国旗，需事先征求省部级单位所属外事机构的意见。

2. 多边涉外场合升挂国旗

《规定》列出了重要国际活动场所升挂中国国旗和有关国家国旗的范围：一是国际条约和重要协定的签字仪式；二是国际会议、文化、体育活动、展览会和博览会等；三是外国政府经援项目及大型中外合资经营企业、中外合作经营企业、外资企业的奠基、开业、落成典礼及重大庆祝活动；四是民间团体在双边和多边交往中举行的重大庆祝活动。

在挂旗问题上，需要把握什么样的国际会议或活动才叫重要的国际活动。可以从几方面来判断，一是出席会议或活动的外方人员的身份是否是正部长或以上的官员或相当身份的人员，二是外国代表团是否是政府代表团，三是国际会议或活动在国际上的重要性和影响力等。

在华举行的重要的国际会议（赛事、展会）其所用的场馆无疑是重要的国际活动场所，可以升挂国旗。但是要注意国际会议（赛事、展会）在升挂国旗方面的做法和惯例。如亚太经济合作组织（APEC）其成员既有主权国家（中国、美国、日本等），也有地区经济体（中国香港、中国台湾）。根据 APEC 的一贯做法，会议场地和主办城市都不挂各成员（经济体）的旗帜。不过 APEC 会议的主办方都会为该届会议设计会标，在会场和市内悬挂有会标和标语的彩旗，以烘托会议的主题、气氛。国际奥林匹克委员会、国际展览局等对各代表团使用的旗帜也有规定。

在中国举行的重要的国际会议（赛事、展会）要悬挂参加国的国旗，则必须同时升挂中国国旗，并将中国国旗置于荣誉位置。多个旗杆并排时，以旗面本身为准，中国国旗在最右方。多个旗杆单行排列时中国国旗在最前面。弧形或从中间往两侧排列时，中国国旗在中心。圆形排列时，中国国旗在主席台或主入口对面的中心位置。其他参加国或国际（地区）组织的旗帜，按礼宾次序升挂。悬挂国旗一般应以旗的正面面向观众，不要随意交叉悬挂或竖挂，更不得倒挂。

有必要竖挂或者使用国旗反面时，必须按照有关国家的规定办理。多国国旗并列升挂，旗杆高度应该划一，国旗的面积基本相等。

在涉外挂旗实践中，要将《规定》和国际会议（赛事、展会）以往的挂旗做法有机地结合起来。2006 年上海合作组织成员国元首理事会在华举行，领导人合影用的背景板前左右两边各升挂一排国旗，从中间往两侧，分别是上海合作组织旗、中国国旗、哈萨克斯坦国旗、吉尔吉斯斯坦国旗、俄罗斯国旗、塔吉克斯坦国旗和乌兹别克斯坦国旗，这次的礼宾次序是按国名英文字母顺序排列的，中国是东道国，其国旗在接近中间的位置，符合《规定》和上海合作组织的习惯做法。

附录八 相关法律知识

一、中国境外领事保护和服务指南

作为中国公民，当您在国外旅行、工作、学习或居住期间遇到困难时当您的合法权益受到侵害时，您一定渴望得到中国政府的关心和帮助。为了有效地帮助排忧解难，笔者摘录了《中国境外领事保护和服务指南》，它将帮助您了解中国驻外使、领馆的领事保护和服务范围。

1. 中国公民寻求领事保护和服务的常见问题

（1）什么是领事保护和领事服务？

领事保护是指当本国公民、法人的正当权益在接受国受到侵害时，中国驻外使、领馆依据包括国际公约在内的国际法的各项原则、双边条约或协定及中国和驻在国的有关法律，通过外交途径，反映有关要求，敦促驻在国有关当局公正、合法、友好、妥善地处理。

领事服务是指中国驻外使、领馆依据本国有关法律和法规为在接受国内的本国公民提供涉及国际旅行证件、公证、认证等事宜的服务。

（2）出国时持中国护照，现已取得居住国国籍，是否还能享有中国驻当地使、领馆的领事保护？

根据《中华人民共和国国籍法》规定，中国不承认双重国籍。定居外国的中国公民，凡自愿加入或取得外国国籍者，即自动丧失中国国籍，因而不再享有中国驻外使、领馆提供的领事保护。

（3）在境外中国护照遗失、被偷或被抢后怎么办？

请您即向所在国当地警察部门报失，必要时还应向所在国申请出境签证。我们提请您注意：买卖、转让、伪变造、故意损毁中国护照是违法行为，将可能承担有关法律责任。

（4）当持有效签证在目的地国入境、出境或过境受阻时，如何寻求帮助？您首先应向该国主管部门如实说明有关入出境或过境的事由，同时了解受阻原因。如果您的请求仍然得不到有关部门的许可，也可要求与中国驻该国使、领馆联系，寻求帮助。领事官员将向有关当局了解情况并视情反映请求人的要求，或进行必要的交涉，但不能保证您一定会被放行。如交涉未果，您应接受当地主管部门的决定；如确系受对方不公正对待，要注意收集和保存证据，以便您日后投诉之用或通过法律程序处理。

（5）如在境外发生交通、工伤等事故，如何处理？

如您在境外遇到交通或工伤事故，应立即向当地警方报案或通知雇主并要求通知您的亲友或中国驻该国使、领馆。您可要求领事官员敦促所在国当局惩办肇事者，或协助您通过法律途径或向保险公司（如您已投保）争取赔偿。

（6）如家人在境外死亡，如何处理？

① 您可通过领事官员或亲友了解家人死亡原因和遗物（遗嘱）情况：并从当地有关部门获得死亡证明书等证明文件。

② 如死亡涉及刑事案件并已在当地提起诉讼，您应聘请律师，密切跟踪庭审情况，同时可请领事官员关注案件，旁听庭审。如您对庭审情况或判决结果不满，您可请律师协助上诉，同时也可通过领事官员向当地有关部门转达您的意见。

③ 您可要求前往当地处理有关善后事宜，但一切费用（含国际旅费食宿及交通费）须自理，赴有关国家的签证须自行办理。

④ 如您不能前往当地处理后事，可委托在当地的亲友代办遗体火化骨灰和遗物送回等事宜。如当地法律法规允许，亦可委托领事官员代为处理后事，但您应事先提供经国内公证机关公证出具的书面授权书。

（7）如家人在境外失踪或遭绑架，如何求助？

应尽速通知中国驻当地使、领馆有关情况，包括失踪或被绑架者姓名性别、年龄、职业、相貌特征和在国外住址等。根据您的要求，领事官员将请求驻在国有关当局寻找失踪者或解救被绑架者。

（8）如在居住国受到雇主不公正对待或工资被雇主无故拖欠，如何处理？您如果是由国内单位派出的，首先应将有关情况报告派出单位，由单位出面协商解决；如系个人受雇的，应依据合同及当地有关法规与雇主协商解决。如得不到解决，可向当地法院提起诉讼。您可同时请求领事官员为您的法律诉讼提供适当的协助。

（9）在居住国被羁押或监禁期间受到歧视和不公正待遇，或处罚、量刑过重，当事人享有哪些权利？

您有权要求会见中国使、领馆领事官员，向其反映情况，并提出进行交涉的请求。

（10）如财产遭盗窃、抢劫或他人强占，如何寻求帮助？您应立即向当地警方报案，要求警方缉拿罪犯。如有必要也可将有关情况通知中国驻该国使、领馆请求协助。

（11）非法进入或滞留他国，无有效证件，也无经济来源，要回国手续如何办理？

您应向中国驻该国使、领馆如实报告本人真实、详细情况，包括姓名出生日期、出生地、职业、家庭住址、联系电话、非法出境或滞留经过等待您的原居住地公安机关核实、确认您的身份，且您的家属已垫付您的回国费用，领事官员方可为您颁发回国旅行证件。

（12）如所在国发生政治动乱、军事冲突或严重自然灾害等紧急情况，应如何寻求领事保护和进行自我保护？

① 您应立即与就近的中国驻该国使、领馆取得联系，进行注册登记并获得最新的有关信息。

② 您应保留好自己的重要证件和记录，包括护照、出境记录、保险和银行记录等，并放在安全可靠的地方。

③ 您应检查护照、签证是否有效，如需更新护照请即到使、领馆办理。

④ 您应将存放家中或随身携带的主要资料双备份，以防万一。同时保证汽车安全及行驶正常，并储备必要的食品和药品。

2. 中国驻外使、领馆能够提供的领事保护和服务

当您的合法权益在所在国受到侵犯，当您与他人发生经济、劳资等民事纠纷或涉入刑事案件，并已通过法律途径维护自己的权益时，您可向中国驻外使、领馆反映有关情况，请求使、领馆提供必要的协助。

★上述协助包括向您提供初步的法律咨询，对您如何在当地进行法律诉讼予以一般性指导；应您要求，向您推荐当地律师、翻译，以帮助您进行诉讼；视情旁听法庭审理。

如您被拘留、逮捕或正在服刑时，使、领馆可根据您的要求，对您进行探视。

如您遭遇意外，使、领馆将事故或损伤情况通知您的亲属，也可对您或家属通过调解或法律途径争取赔偿提供必要的协助。

当驻在国发生诸如地震等重大自然灾害时，当驻在国发生政治动乱战乱或突发事件等紧急情况时，使、领馆将在必要时协助您撤离危险地区。

★上述协助包括为您办妥必要的旅行证件，尽可能为您安排撤离交通工具。

当您遇到困难以致生计出现问题时，使、领馆应您本人要求，与您的亲属联系，以便及时解决所需费用。

如您的亲友在国外失踪或久无音讯，您可向中国驻外使、领馆反映有关情况，请求使、领馆协助您寻亲。您须向使、领馆提供被寻者的详细信息（包括姓名、年龄等身份信息、样貌特征及在国外工作、学习、居住或逗留期间的相关线索），以利寻找。

使、领馆根据中华人民共和国有关法律和法规为在国外合法居留的中国公民颁发、换发、补发、延期旅行证件及对旅行证件上的个人资料等项办理加注，其他任何机构无权代办上述业务。

使、领馆根据中华人民共和国有关法律和法规为中国公民办理公证、认证，在与所在国的法律规章不相抵触的情况下办理中国公民间的婚姻登记手续，但不能直接认证中国国内公证机关出具的公证书。

3. 中国驻外使、领馆不能提供的领事保护和服务

（1）不能为您申办所在国签证和当地居留证。

（2）不能为您在当地谋职或申办工作许可证。

（3）不能干预法庭的审判程序，不能超越所在国法律和法规袒护您的违反行为。

（4）不能仲裁您与他人的经济、劳资和其他民事纠纷，不能出具任何带有仲裁性质的函件。

（5）不能替您出面解决您与他人的经济、劳资和其他民事纠纷。

（6）不能帮助您在治疗、拘留或监禁期间获得比当地人更佳的待遇。

（7）不能为您支付酒店、律师、医疗及旅行（机 / 船 / 车票）费用或任何其他费用。

（8）不能将您留宿在外交或领事机构内或为您保管行李物品。

（9）不能为您购买免税物品。

4. 正确认识领事保护

（1）当您要求领事保护时需承担哪些义务?

当您要求使、领馆实施领事保护时，您所提供的情况必须是真实的。假陈述会给领事官员帮助您维护您的正当权益带来困难，而且将导致您承拍相应的法律责任。

（2）公民对领事保护应消除一些认识上的误区。

误区一：中国驻外使、领馆是中国公民理所当然的庇护所。

有一部分人认为，中国人在接受国遇到刑事等案件时，可以去中国驻外使、领馆寻求庇护。这种认识是不正确的。使、领馆对本国国民或第三国国民都无庇护权。中国公民在境外陷入困境可以请求中国驻外使、领馆提供协助，但不允许躲进使、领馆“避难”。这样做不仅无助于解决问题，还会使问题复杂化，甚至引起外交争端。

本国公民可以到本国使、领馆寻求帮助，但不能无理取闹，扰乱使、领馆正常秩序，甚至围攻使、领馆，对领事官员进行恐吓，这些行为都触犯了国内和国际有关法律，情节严重的将受到有关法律的制裁。我国《治安管理处罚条例》第十九条规定，扰乱机关、团体、企业、事业单位的秩序，致使工作不能正常进行，“处15日以下拘留、200元以下罚款或者警告”。《维也纳外交关系公约》和《维也纳领事关系公约》也规定，使、领馆馆舍及外交、领事官员人身不得侵犯，接受国负有特殊责任保护使、领馆馆舍免受侵入或损害，并防止一切扰乱使、领馆安宁或有损使、领馆尊严的行为。

误区二：领事保护是万能的。

使、领馆的领事保护是有限度的，受到诸多条件和因素的限制：首先使、领馆在接受国没有行政权力，更无司法权力，不能使用强制手段。使、领馆对本国国民的保护，无论是探视还是交涉，实际上是依据国际法准则国际惯例等督促接受国执法机关依法行事，公正公平处理；其次，领事保护涉及国际法、接受国和派遣国法律，情况十分复杂，使、领馆对中国公民提供领事保护时，不能超越其执行领事职务的权限。

误区三：使、领馆提供的领事保护未达到其预期效果，可以起诉有关领事官员。

驻外使、领馆实施领事保护时所进行的外交交涉是外交行为，既可能成功，也可能不成功。公民不能因外交交涉不成功而起诉外交行为，这是世界各国普遍的法律规定。《中华人民共和国行政诉讼法》第12条规定，法院不受理公民法人或者其他组织对“国防、外交等国家行为”提起的诉讼。《中华人民共和国行政复议法》也不适用外交行为。

5. 帮助您自己

出国前应预作准备，包括申办护照、签证，购买机（车、船）票，办理各类必要的保险，了解目的地国风土人情、气候情况、治安状况、法律法规及我驻该国使、领馆地址和联系电话等，若目的地国与我无外交关系的国家和地区，则应了解我有关代管馆的地址与联系电话。您可向居住地所在的省、市外事办公室、公安部门或目的地国驻华使领馆咨询该国情况，您还可以登录外交部网站查找相关信息（网址：http：//www.mfa. gov. cn/）。

严禁携带毒品、国际禁运物品、受保护动植物制品等出入境。如携带大额现金，必须按规定向海关申报。不宜为陌生人携带行李或物品。

抵达目的地国后，如您非属临时访问者，则应及时到中国驻当地使、领馆办理有关登记手续，以便万一发生意外事件时，中国驻当地使、领馆及时与您及家人取得联系。了解驻在国火、警、急救等应急电话，以便在紧急情况下向当局求助。注意保管护照、重要文件、钱物及贵重物品等，最好将它们与其他行李分别搁放，以免被偷、被抢或遗失。将您的护照、签证、身份证复印备份，并将复印件连同几张护照相片与证件原件分开携带，以备急需。事先进行必要的预防接种，随身携带接种证明（黄皮本）目前，有些国家在机场加大了对入境旅客携带药物的检查。如您旅行时需携带个人用药，应注意适量，并备齐英文说明书（包括药品成分）、医生处方和购药发票，以免遇到不必要的麻烦。

遵守当地法律规定，尊重当地风俗习惯。

严格遵守交通规则，注意交通安全。

注意防盗、防骗、防诈、防抢、防打。在公共场合要表现平静，不要大声说话，不突出自己；出门随身少带摄像机、录音机等，尤其是夜间出门在外，以免被劫；不要随身携带大量现金，也不要在居住地存放大量现金；不要参与街上和公共汽车上别人的争吵；自己的汽车上不要放贵重物品，如车胎被扎，下车修车时一定要先锁好车门；不要在黑处打车；在家里不要给陌生人开门，不要让小孩告诉陌生人父母不在家；不要让陌生人搭乘你的车，不要和陌生人一起行走；在街上捡到东西要交警察处理，以防被敲诈、陷害；不要在黑市上换汇；文件、钱包、护照要分开放，不要放在易被利器划开的塑料袋中；建议安装防盗门、报警器；如警察检查你的护照等证件，你可先请他出示证件，记下他的警牌号、警车号；交罚款时不要当街交给警察，而要凭罚款单交到银行等指定地点。

★注意事项

驻外使、领馆根据规定对部分领事服务项目收取规费，并如数上缴国库。

（本指南由中华人民共和国外交部领事司负责解释）

二、相关法律知识

1.《中华人民共和国护照法》（中华人民共和国主席令第 50 号）

（2006 年 4 月 29 日第十届全国人民代表大会常务委员会第二十一次会议通过　2006 年 4 月 29 日主席令第 50 号公布　自 2007 年 1 月 1 日起施行）

第一条　为了规范中华人民共和国护照的申请、签发和管理，保障中华人民共和国公民出入中华人民共和国国境的权益，促进对外交往，制定本法。

第二条　中华人民共和国护照是中华人民共和国公民出入国境和在国外证明国籍和身份的证件。

任何组织或者个人不得伪造、变造、转让、故意损毁或者非法扣押护照。

第三条　护照分为普通护照、外交护照和公务护照。护照由外交部通过外交途径向外国政府推介。

第四条 普通护照由公安部出入境管理机构或者公安部委托的县级以上地方人民政府公安机关出入境管理机构以及中华人民共和国驻外使馆、领馆和外交部委托的其他驻外机构签发。

外交护照由外交部签发。

公务护照由外交部、中华人民共和国驻外使馆、领馆或者外交部委托的其他驻外机构以及外交部委托的省、自治区、直辖市和设区的市人民政府外事部门签发。

第五条 公民因前往外国定居、探亲、学习、就业、旅行、从事商务活动等非公务原因出国的，由本人向户籍所在地的县级以上地方人民政府公安机关出入境管理机构申请普通护照。

第六条 公民申请普通护照，应当提交本人的居民身份证、户口簿、近期免冠照片以及申请事由的相关材料。国家工作人员因本法第五条规定的原因出境申请普通护照的，还应当按照国家有关规定提交相关证明文件。

公安机关出入境管理机构应当自收到申请材料之日起十五日内签发普通护照；对不符合规定不予签发的，应当书面说明理由，并告知申请人享有依法申请行政复议或者提起行政诉讼的权利。

在偏远地区或者交通不便的地区或者因特殊情况，不能按期签发护照的，经护照签发机关负责人批准，签发时间可以延长至三十日。

公民因合理紧急事由请求加急办理的，公安机关出入境管理机构应当及时办理。

第七条 普通护照的登记项目包括：护照持有人的姓名、性别、出生日期、出生地，护照的签发日期、有效期、签发地点和签发机关。

普通护照的有效期为：护照持有人未满十六周岁的五年，十六周岁以上的十年。

普通护照的具体签发办法，由公安部规定。

第八条 外交官员、领事官员及其随行配偶、未成年子女和外交信使持用外交护照。

在中华人民共和国驻外使馆、领馆或者联合国、联合国专门机构以及其他政府间国际组织中工作的中国政府派出的职员及其随行配偶、未成年子女持用公务护照。

前两款规定之外的公民出国执行公务的，由其工作单位依照本法第四条第二款、第三款的规定向外交部门提出申请，由外交部门根据需要签发外交护照或者公务护照。

第九条 外交护照、公务护照的登记项目包括：护照持有人的姓名、性别、出生日期、出生地，护照的签发日期、有效期和签发机关。

外交护照、公务护照的签发范围、签发办法、有效期以及公务护照的具体类别，由外交部规定。

第十条 护照持有人所持护照的登记事项发生变更时，应当持相关证明材料，向护照签发机关申请护照变更加注。

第十一条 有下列情形之一的，护照持有人可以按照规定申请换发或者补发护照：

（一）护照有效期即将届满的；

（二）护照签证页即将使用完毕的；

（三）护照损毁不能使用的；

（四）护照遗失或者被盗的；

（五）有正当理由需要换发或者补发护照的其他情形。

护照持有人申请换发或者补发普通护照，在国内，由本人向户籍所在地的县级以上地方人民政府公安机关出入境管理机构提出；在国外，由本人向中华人民共和国驻外使馆、领馆或者外交部委托的其他驻外机构提出。定居国外的中国公民回国后申请换发或者补发普通护照的，由本人向暂住地的县级以上地方人民政府公安机关出入境管理机构提出。

外交护照、公务护照的换发或者补发，按照外交部的有关规定办理。

第十二条 护照具备视读与机读两种功能。

护照的防伪性能参照国际技术标准制定。

护照签发机关及其工作人员对因制作、签发护照而知悉的公民个人信息，应当予以保密。

第十三条 申请人有下列情形之一的，护照签发机关不予签发护照：

（一）不具有中华人民共和国国籍的；

（二）无法证明身份的；

（三）在申请过程中弄虚作假的；

（四）被判处刑罚正在服刑的；

（五）人民法院通知有未了结的民事案件不能出境的；

（六）属于刑事案件被告人或者犯罪嫌疑人的；

（七）国务院有关主管部门认为出境后将对国家安全造成危害或者对国家利益造成重大损失的。

第十四条 申请人有下列情形之一的，护照签发机关自其刑罚执行完毕或者被遣返回国之日起六个月至三年以内不予签发护照：

（一）因妨害国（边）境管理受到刑事处罚的；

（二）因非法出境、非法居留、非法就业被遣返回国的。

第十五条 人民法院、人民检察院、公安机关、国家安全机关、行政监察机关因办理案件需要，可以依法扣押案件当事人的护照。

案件当事人拒不交出护照的，前款规定的国家机关可以提请护照签发机关宣布案件当事人的护照作废。

第十六条 护照持有人丧失中华人民共和国国籍，或者护照遗失、被盗等情形，由护照签发机关宣布该护照作废。

伪造、变造、骗取或者被签发机关宣布作废的护照无效。

第十七条 弄虚作假骗取护照的，由护照签发机关收缴护照或者宣布护照作废；由公安机关处二千元以上五千元以下罚款；构成犯罪的，依法追究刑事责任。

第十八条 为他人提供伪造、变造的护照，或者出售护照的，依法追究刑事责任；尚不够刑事处罚的，由公安机关没收违法所得，处十日以上十五日以下拘留，并处二千元以上五千元以下罚款；非法护照及其印制设备由公安机关收缴。

第十九条 持用伪造或者变造的护照或者冒用他人护照出入国（边）境的，由公安机关依照出境入境管理的法律规定予以处罚；非法护照由公安机关收缴。

第二十条 护照签发机关工作人员在办理护照过程中有下列行为之一的，依法给予行政处分；构成犯罪的，依法追究刑事责任：

（一）应当受理而不予受理的；

（二）无正当理由不在法定期限内签发的；

（三）超出国家规定标准收取费用的；

（四）向申请人索取或者收受贿赂的；

（五）泄露因制作、签发护照而知悉的公民个人信息，侵害公民合法权益的；

（六）滥用职权、玩忽职守、徇私舞弊的其他行为。

第二十一条 普通护照由公安部规定式样并监制；外交护照、公务护照由外交部规定式样并监制。

第二十二条 护照签发机关可以收取护照的工本费、加注费。收取的工本费和加注费上缴国库。

护照工本费和加注费的标准由国务院价格行政部门会同国务院财政部门规定、公布。

第二十三条 短期出国的公民在国外发生护照遗失、被盗或者损毁不能使用等情形，应当向中华人民共和国驻外使馆、领馆或者外交部委托的其他驻外机构申请中华人民共和国旅行证。

第二十四条 公民从事边境贸易、边境旅游服务或者参加边境旅游等情形，可以向公安部委托的县级以上地方人民政府公安机关出入境管理机构申请中华人民共和国出入境通行证。

第二十五条 公民以海员身份出入国境和在国外船舶上从事工作的，应当向交通部委托的海事管理机构申请中华人民共和国海员证。

第二十六条 本法自2007年1月1日起施行。本法施行前签发的护照在有效期内继续有效。

2. 如何申领边境通行证

凡年满16周岁的中国公民前往边境管理区，具有下列情形之一的，应当申领“边境通行证”：

（1）参加科技、文化、体育交流或者业务培训、会议，从事考察、采访、创作等活动的；

（2）从事勘探、承包工程、劳务、生产技术合作或者贸易洽谈等活动的；

（3）应聘、调动、分配工作或者就医、就学的；

（4）探亲、访友、经商、旅游的；

（5）有其他正当事由必须前往的。

申领“边境通行证”应当向常住户口所在地县级以上公安机关或者指定的公安派出所提出申请。有下列情形之一的，凭单位证明，可以向非常住户口所在地的县级以上公安机关或者指定的公安派出所提出申请：

（1）常住户口所在地与工作单位所在地在同一城市，但不在同一辖区的人员；

（2）中央各部委和省级人民政府的驻外办事处人员；

（3）已在非常住户口所在地暂住一年以上的人员；

（4）因工作调动，尚未办妥常住或者暂住户口的人员；

（5）因紧急公务，确需前往边境管理区的国家工作人员。

海外华侨、港澳台同胞凭有效证件向有关省、自治区、直辖市公安厅局，或者县、市公安局申领“边境通行证”。

经省级公安、旅游部门批准，旅游公司组织赴边境管理区旅游的人员应当在出发地的公安机关办理“边境通行证”。

申请领取“边境通行证”的人员应当填写“边境通行证申请表”；交验本人居民身份证或者其他有效证件，并履行下列手续：

（1）机关、团体、事业单位人员由单位保卫（人事）部门提出审核意见；

（2）企业单位设保卫部门的，由保卫部门提出审核意见；未设保卫部门的，由企业法人提出审核意见；

（3）其他人员由常住户口所在地的公安派出所或者乡镇人民政府提出审核意见；

（4）已在边境管理区务工的人员还应当出具劳动部门的聘用合同和单位证明。

（摘自《中华人民共和国边境管理区通行证管理办法》）

三、中华人民共和国海关关于进出境旅客通关的规定

第一条 根据《中华人民共和国海关法》和其他有关法规、规定，制定本规定。

第二条 本规定所称“通关”系指进出境旅客向海关申报，海关依法验行李物品并办理进出境物品征税或免税验放手续，或其他有关监管手续之总称。

本规定所称“申报”，系指进出境旅客为履行中华人民共和国海关法规规定的义务，对其携运进出境的行李物品实际情况依法向海关所作的书面申明。

第三条 按规定应向海关办理申报手续的进出境旅客通关时，应首先在申报台前向海关递交《中华人民共和国海关进出境旅客行李物品申报单》或海关规定的其他申报单证，如实申报其所携运进出境的行李物品。

进出境旅客对其携运的行李物品以上述以外的其他任何方式或在其他任何时间、地点所做出的申明，海关均不视为申报。

第四条 申报手续应由旅客本人填写申报单证向海关办理，如委托他人办理，应由本人在申报单证上签字。接受委托办理申报手续的代理人应当遵守本规定对其委托人的各项规定，并承担相应的法律责任。

第五条 旅客向海关申报时，应主动出示本人的有效进出境旅行证件和身份证件，并交验中华人民共和国有关主管部门签发的准许有关物品进出境的证明、商业单证及其他必备文件。

第六条 经海关办理手续并签章交由旅客收执的申报单副本或专用申报单证，在有效期内或在海关监管时限内，旅客应妥善保存，并在申请提取分离运输行李物品或购买征、免税外汇商品或办理其他有关手续时，主动向海关出示。

第七条 在海关监管场所，海关在通道内设置专用申报台供旅客办理有关进出境物品的申报手续。

经中华人民共和国海关总署批准实施双通道制的海关监管场所，海关设置“申报”通道（又称“红色通道”）和“无申报”通道（又称“绿色通道”）供进出境旅客依本规定选择。

第八条 下列进境旅客应向海关申报，并将申报单证交由海关办理物品进境手续：

（一）携带需经海关征税或限量免税的《旅客进出境行李物品分类表》第二、三、四类物品（不含免税限量内的烟酒）者；

（二）非居民旅客及持有前往国家（地区）再入境签证的居民旅客携带途中必需的旅行自用物品超出照相机、便携式收录音机、小型摄影机、手提式摄录机、手提式文字处理机每种一件范围者；

（三）携带人民币现钞 6000 元以上，或金银及其制品 50 克以上者；

（四）非居民旅客携带外币现钞折合 5000 美元以上者：

（五）居民旅客携带外币现钞折合 1000 美元以上者；

（六）携带货物、货样及携带物品超出旅客个人自用行李物品范围者；

（七）携带中国检疫法规规定管制的动、植物及其产品以及其他需办理验放手续的物品者。

第九条 下列出境旅客应向海关申报，并将申报单证交由海关办理物品出境手续：

（一）携带需复带进境的照相机、便携式收录音机、小型摄影机、手提式摄录机、手提式文字处理机等旅行自用物品者；

（二）未将应复带出境物品原物带出或携带进境的暂时免税物品未办结海关手续者；

（三）携带外币、金银及其制品未取得有关出境许可证明或超出本次进境申报数额者；

（四）携带人民币现钞 6000 元以上者；

（五）携带文物者；

（六）携带货物、货样者；

（七）携带出境物品超出海关规定的限值、限量或其他限制规定范围的；

（八）携带中国检疫法规规定管制的动、植物及其产品以及其他须办理验放手续的物品者。

第十条 在实施双通道制的海关监管场所，本规定第八条、第九条所列旅客应当选择

“申报”通道通关。

第十一条 不明海关规定或不知如何选择通道的旅客，应选择“申报”通道，向海关办理申报手续。

第十二条 本规定第八条、第九条、第十一条所列旅客以外的其他旅客可不向海关办理申报手续。在海关实施双通道制的监管场所，可选择“无申报”通道进境或出境。

第十三条 持有中华人民共和国政府主管部门给予外交、礼遇签证的进出境非居民旅客和海关给予免验礼遇的其他旅客，通关时应主动向海关出示本人护照（或其他有效进出境证件）和身份证件。

第十四条 旅客进出境时，应遵守本规定和中华人民共和国海关总署授权有关海关为实施本规定所制定并公布的其他补充规定。

第十五条 旅客携带物品、货物进出境未按规定向海关申报的，以及本规定第八条、第九条、第十一条所列旅客未按规定选择通道通关的，海关依据《中华人民共和国海关法》及《中华人民共和国海关法行政处罚实施细则》的有关规定处理。

第十六条 本规定自一九九六年一月一日起实施。

四、常见问题

（1）边防检查的程序有哪些？

因私出国人员到达出境口岸时，首先要填写一张“出境登记卡”并将自己的护照、身份证、签证等一并交给边防检查人员，由边防检查人员进行逐项检查；边防检查人员对持照人的证件进行核查（包括护照是否真实有效，签证是否真实有效，护照和身份证内容是否一致等）后在护照上加盖验讫章（该章内包括出境口岸的名称、编号、“出境边防检查”字样和年月日等），并将出境登记卡留存于边防检查站；上述手续完毕后，将护照当面交给持照人。

（2）边防检查的内容有哪些？

边防检查是为了保卫国家的主权和安全，而对出入国境的人员等进行的检查。

边防检查的内容包括：护照检查、证件检查、签证检查、出入境登记卡检查、行李物品检查、交通运输工具检查等。

（3）我国禁止进出境物品有哪些？

① 禁止进境物品：

a. 各种武器、仿真武器、弹药及爆炸物品。

b. 伪造的货币及伪造的有价证券。

c. 对中国政治、经济、文化、道德有害的印刷品、胶卷、照片、唱片、影片、录音带、录像带、激光视盘、计算机存储介质及其他物品。

d. 各种烈性毒药。

e. 鸦片、吗啡、海洛因、大麻及其他能使人成瘾的麻醉品、精神药物。

f. 带有危险性病菌、害虫及其他有害生物的动物、植物及其产品。

g. 有碍人畜健康的、来自疫区的及其他能传播疾病的食品、药品或其他物品。

② 禁止出境物品：

a. 列入禁止进境范围的所有物品。

b. 内容涉及国家的秘密的手稿、印刷品、胶卷、照片、唱片、影片录音带、录像带、激光视盘、计算机存储介质及其他物品。

c. 珍贵文物及其他禁止出境的文物。

d. 濒危的和珍贵的动物、植物（均含标本）及其种子和繁殖材料。

（4）“不准出境人员”是指哪些人？

“不准出境人员”指下列五种情形：

① 刑事案件的被告人和公安机关或者人民检察院或者人民法院认定的犯罪嫌疑人。

② 人民法院通知有未了结民事案件不能离境的。

③ 被判处刑罚正在服刑的。

④ 正在被劳动教养的。

⑤ 国务院有关主管机关认为出境后将对国家安全造成危害或者对国家利益造成重大损失的。（摘自《中华人民共和国公民出境入境管理法》）

五、《中华人民共和国出境入境管理法》

（2012 年 6 月 30 日第十一届全国人民代表大会常务委员会第二十七次会议通过，同日中华人民共和国主席令第五十七号公布，自 2013 年 7 月 1 日起施行）

第一章　总则

第一条　为了规范出境入境管理，维护中华人民共和国的主权、安全和社会秩序，促进对外交往和对外开放，制定本法。

第二条　中国公民出境入境、外国人入境出境、外国人在中国境内停留居留的管理，以及交通运输工具出境入境的边防检查，适用本法。

第三条　国家保护中国公民出境入境合法权益。

在中国境内的外国人的合法权益受法律保护。在中国境内的外国人应当遵守中国法律，不得危害中国国家安全、损害社会公共利益、破坏社会公共秩序。

第四条　公安部、外交部按照各自职责负责有关出境入境事务的管理。

中华人民共和国驻外使馆、领馆或者外交部委托的其他驻外机构（以下称驻外签证机关）负责在境外签发外国人入境签证。出入境边防检查机关负责实施出境入境边防检查。县级以上地方人民政府公安机关及其出入境管理机构负责外国人停留居留管理。

公安部、外交部可以在各自职责范围内委托县级以上地方人民政府公安机关出入境管理机构、县级以上地方人民政府外事部门受理外国人入境、停留居留申请。

公安部、外交部在出境入境事务管理中，应当加强沟通配合，并与国务院有关部门密切合作，按照各自职责分工，依法行使职权，承担责任。

第五条 国家建立统一的出境入境管理信息平台，实现有关管理部门信息共享。

第六条 国家在对外开放的口岸设立出入境边防检查机关。

中国公民、外国人以及交通运输工具应当从对外开放的口岸出境入境，特殊情况下，可以从国务院或者国务院授权的部门批准的地点出境入境。出境入境人员和交通运输工具应当接受出境入境边防检查。

出入境边防检查机关负责对口岸限定区域实施管理。根据维护国家安全和出境入境管理秩序的需要，出入境边防检查机关可以对出境入境人员携带的物品实施边防检查。必要时，出入境边防检查机关可以对出境入境交通运输工具载运的货物实施边防检查，但是应当通知海关。

第七条 经国务院批准，公安部、外交部根据出境入境管理的需要，可以对留存出境入境人员的指纹等人体生物识别信息作出规定。

外国政府对中国公民签发签证、出境入境管理有特别规定的，中国政府可以根据情况采取相应的对等措施。

第八条 履行出境入境管理职责的部门和机构应当切实采取措施，不断提升服务和管理水平，公正执法，便民高效，维护安全、便捷的出境入境秩序。

第二章 中国公民出境入境

第九条 中国公民出境入境，应当依法申请办理护照或者其他旅行证件。

中国公民前往其他国家或者地区，还需要取得前往国签证或者其他入境许可证明。但是，中国政府与其他国家政府签订互免签证协议或者公安部、外交部另有规定的除外。

中国公民以海员身份出境入境和在国外船舶上从事工作的，应当依法申请办理海员证。

第十条 中国公民往来内地与香港特别行政区、澳门特别行政区，中国公民往来大陆与台湾地区，应当依法申请办理通行证件，并遵守本法有关规定。具体管理办法由国务院规定。

第十一条 中国公民出境入境，应当向出入境边防检查机关交验本人的护照或者其他旅行证件等出境入境证件，履行规定的手续，经查验准许，方可出境入境。

具备条件的口岸，出入境边防检查机关应当为中国公民出境入境提供专用通道等便利措施。

第十二条 中国公民有下列情形之一的，不准出境：

（一）未持有效出境入境证件或者拒绝、逃避接受边防检查的；

（二）被判处刑罚尚未执行完毕或者属于刑事案件被告人、犯罪嫌疑人的；

（三）有未了结的民事案件，人民法院决定不准出境的；

（四）因妨害国（边）境管理受到刑事处罚或者因非法出境、非法居留、非法就业被其他国家或者地区遣返，未满不准出境规定年限的；

（五）可能危害国家安全和利益，国务院有关主管部门决定不准出境的；

（六）法律、行政法规规定不准出境的其他情形。

第十三条　定居国外的中国公民要求回国定居的，应当在入境前向中华人民共和国驻外使馆、领馆或者外交部委托的其他驻外机构提出申请，也可以由本人或者经由国内亲属向拟定居地的县级以上地方人民政府侨务部门提出申请。

第十四条　定居国外的中国公民在中国境内办理金融、教育、医疗、交通、电信、社会保险、财产登记等事务需要提供身份证明的，可以凭本人的护照证明其身份。

第三章　外国人入境出境

第一节　签证

第十五条　外国人入境，应当向驻外签证机关申请办理签证，但是本法另有规定的除外。

第十六条　签证分为外交签证、礼遇签证、公务签证、普通签证。

对因外交、公务事由入境的外国人，签发外交、公务签证；对因身份特殊需要给予礼遇的外国人，签发礼遇签证。外交签证、礼遇签证、公务签证的签发范围和签发办法由外交部规定。

对因工作、学习、探亲、旅游、商务活动、人才引进等非外交、公务事由入境的外国人，签发相应类别的普通签证。普通签证的类别和签发办法由国务院规定。

第十七条　签证的登记项目包括：签证种类，持有人姓名、性别、出生日期、入境次数、入境有效期、停留期限，签发日期、地点，护照或者其他国际旅行证件号码等。

第十八条　外国人申请办理签证，应当向驻外签证机关提交本人的护照或者其他国际旅行证件，以及申请事由的相关材料，按照驻外签证机关的要求办理相关手续、接受面谈。

第十九条　外国人申请办理签证需要提供中国境内的单位或者个人出具的邀请函件的，申请人应当按照驻外签证机关的要求提供。出具邀请函件的单位或者个人应当对邀请内容的真实性负责。

第二十条　出于人道原因需要紧急入境，应邀入境从事紧急商务、工程抢修或者具有其他紧急入境需要并持有有关主管部门同意在口岸申办签证的证明材料的外国人，可以在国务院批准办理口岸签证业务的口岸，向公安部委托的口岸签证机关（以下简称口岸签证机关）申请办理口岸签证。

旅行社按照国家有关规定组织入境旅游的，可以向口岸签证机关申请办理团体旅游签证。

外国人向口岸签证机关申请办理签证，应当提交本人的护照或者其他国际旅行证件，以及申请事由的相关材料，按照口岸签证机关的要求办理相关手续，并从申请签证的口岸入境。

口岸签证机关签发的签证一次入境有效，签证注明的停留期限不得超过三十日。

第二十一条　外国人有下列情形之一的，不予签发签证：

（一）被处驱逐出境或者被决定遣送出境，未满不准入境规定年限的；

（二）患有严重精神障碍、传染性肺结核病或者有可能对公共卫生造成重大危害的其他传染病的；

（三）可能危害中国国家安全和利益、破坏社会公共秩序或者从事其他违法犯罪活动的；

（四）在申请签证过程中弄虚作假或者不能保障在中国境内期间所需费用的；

（五）不能提交签证机关要求提交的相关材料的；

（六）签证机关认为不宜签发签证的其他情形。

对不予签发签证的，签证机关可以不说明理由。

第二十二条 外国人有下列情形之一的，可以免办签证：

（一）根据中国政府与其他国家政府签订的互免签证协议，属于免办签证人员的；

（二）持有效的外国人居留证件的；

（三）持联程客票搭乘国际航行的航空器、船舶、列车从中国过境前往第三国或者地区，在中国境内停留不超过二十四小时且不离开口岸，或者在国务院批准的特定区域内停留不超过规定时限的；

（四）国务院规定的可以免办签证的其他情形。

第二十三条 有下列情形之一的外国人需要临时入境的，应当向出入境边防检查机关申请办理临时入境手续：

（一）外国船员及其随行家属登陆港口所在城市的；

（二）本法第二十二条第三项规定的人员需要离开口岸的；

（三）因不可抗力或者其他紧急原因需要临时入境的。

临时入境的期限不得超过十五日。

对申请办理临时入境手续的外国人，出入境边防检查机关可以要求外国人本人、载运其入境的交通运输工具的负责人或者交通运输工具出境入境业务代理单位提供必要的保证措施。

第二节 入境出境

第二十四条 外国人入境，应当向出入境边防检查机关交验本人的护照或者其他国际旅行证件、签证或者其他入境许可证明，履行规定的手续，经查验准许，方可入境。

第二十五条 外国人有下列情形之一的，不准入境：

（一）未持有效出境入境证件或者拒绝、逃避接受边防检查的；

（二）具有本法第二十一条第一款第一项至第四项规定情形的；

（三）入境后可能从事与签证种类不符的活动的；

（四）法律、行政法规规定不准入境的其他情形。

对不准入境的，出入境边防检查机关可以不说明理由。

第二十六条 对未被准许入境的外国人，出入境边防检查机关应当责令其返回；对拒不返回的，强制其返回。外国人等待返回期间，不得离开限定的区域。

第二十七条 外国人出境，应当向出入境边防检查机关交验本人的护照或者其他国际旅行证件等出境入境证件，履行规定的手续，经查验准许，方可出境。

第二十八条 外国人有下列情形之一的，不准出境：

（一）被判处刑罚尚未执行完毕或者属于刑事案件被告人、犯罪嫌疑人的，但是按照中国与外国签订的有关协议，移管被判刑人的除外；

（二）有未了结的民事案件，人民法院决定不准出境的；

（三）拖欠劳动者的劳动报酬，经国务院有关部门或者省、自治区、直辖市人民政府决定不准出境的；

（四）法律、行政法规规定不准出境的其他情形。

第四章　外国人停留居留

第一节　停留居留

第二十九条 外国人所持签证注明的停留期限不超过一百八十日的，持证人凭签证并按照签证注明的停留期限在中国境内停留。

需要延长签证停留期限的，应当在签证注明的停留期限届满七日前向停留地县级以上地方人民政府公安机关出入境管理机构申请，按照要求提交申请事由的相关材料。经审查，延期理由合理、充分的，准予延长停留期限；不予延长停留期限的，应当按期离境。

延长签证停留期限，累计不得超过签证原注明的停留期限。

第三十条 外国人所持签证注明入境后需要办理居留证件的，应当自入境之日起三十日内，向拟居留地县级以上地方人民政府公安机关出入境管理机构申请办理外国人居留证件。

申请办理外国人居留证件，应当提交本人的护照或者其他国际旅行证件，以及申请事由的相关材料，并留存指纹等人体生物识别信息。公安机关出入境管理机构应当自收到申请材料之日起十五日内进行审查并作出审查决定，根据居留事由签发相应类别和期限的外国人居留证件。

外国人工作类居留证件的有效期最短为九十日，最长为五年；非工作类居留证件的有效期最短为一百八十日，最长为五年。

第三十一条 外国人有下列情形之一的，不予签发外国人居留证件：

（一）所持签证类别属于不应办理外国人居留证件的；

（二）在申请过程中弄虚作假的；

（三）不能按照规定提供相关证明材料的；

（四）违反中国有关法律、行政法规，不适合在中国境内居留的；

（五）签发机关认为不宜签发外国人居留证件的其他情形。

符合国家规定的专门人才、投资者或者出于人道等原因确需由停留变更为居留的外国人，经设区的市级以上地方人民政府公安机关出入境管理机构批准可以办理外国人居留证件。

第三十二条 在中国境内居留的外国人申请延长居留期限的，应当在居留证件有效期限届满三十日前向居留地县级以上地方人民政府公安机关出入境管理机构提出申请，按照要求提交申请事由的相关材料。经审查，延期理由合理、充分的，准予延长居留期限；不予延长居留期限的，应当按期离境。

第三十三条 外国人居留证件的登记项目包括：持有人姓名、性别、出生日期、居留事由、居留期限，签发日期、地点，护照或者其他国际旅行证件号码等。

外国人居留证件登记事项发生变更的，持证件人应当自登记事项发生变更之日起十日内向居留地县级以上地方人民政府公安机关出入境管理机构申请办理变更。

第三十四条 免办签证入境的外国人需要超过免签期限在中国境内停留的，外国船员及其随行家属在中国境内停留需要离开港口所在城市，或者具有需要办理外国人停留证件其他情形的，应当按照规定办理外国人停留证件。

外国人停留证件的有效期最长为一百八十日。

第三十五条 外国人入境后，所持的普通签证、停留居留证件损毁、遗失、被盗抢或者有符合国家规定的事由需要换发、补发的，应当按照规定向停留居留地县级以上地方人民政府公安机关出入境管理机构提出申请。

第三十六条 公安机关出入境管理机构作出的不予办理普通签证延期、换发、补发，不予办理外国人停留居留证件、不予延长居留期限的决定为最终决定。

第三十七条 外国人在中国境内停留居留，不得从事与停留居留事由不相符的活动，并应当在规定的停留居留期限届满前离境。

第三十八条 年满十六周岁的外国人在中国境内停留居留，应当随身携带本人的护照或者其他国际旅行证件，或者外国人停留居留证件，接受公安机关的查验。

在中国境内居留的外国人，应当在规定的时间内到居留地县级以上地方人民政府公安机关交验外国人居留证件。

第三十九条 外国人在中国境内旅馆住宿的，旅馆应当按照旅馆业治安管理的有关规定为其办理住宿登记，并向所在地公安机关报送外国人住宿登记信息。

外国人在旅馆以外的其他住所居住或者住宿的，应当在入住后二十四小时内由本人或者留宿人，向居住地的公安机关办理登记。

第四十条 在中国境内出生的外国婴儿，其父母或者代理人应当在婴儿出生六十日内，持该婴儿的出生证明到父母停留居留地县级以上地方人民政府公安机关出入境管理机构为其办理停留或者居留登记。

外国人在中国境内死亡的，其家属、监护人或者代理人，应当按照规定，持该外国人的死亡证明向县级以上地方人民政府公安机关出入境管理机构申报，注销外国人停留居留证件。

第四十一条 外国人在中国境内工作，应当按照规定取得工作许可和工作类居留证件。任何单位和个人不得聘用未取得工作许可和工作类居留证件的外国人。

外国人在中国境内工作管理办法由国务院规定。

第四十二条 国务院人力资源社会保障主管部门、外国专家主管部门会同国务院有关部门根据经济社会发展需要和人力资源供求状况制定并定期调整外国人在中国境内工作指导目录。

国务院教育主管部门会同国务院有关部门建立外国留学生勤工助学管理制度，对外国留学生勤工助学的岗位范围和时限作出规定。

第四十三条 外国人有下列行为之一的，属于非法就业：

（一）未按照规定取得工作许可和工作类居留证件在中国境内工作的；

（二）超出工作许可限定范围在中国境内工作的；

（三）外国留学生违反勤工助学管理规定，超出规定的岗位范围或者时限在中国境内工作的。

第四十四条 根据维护国家安全、公共安全的需要，公安机关、国家安全机关可以限制外国人、外国机构在某些地区设立居住或者办公场所；对已经设立的，可以限期迁离。

未经批准，外国人不得进入限制外国人进入的区域。

第四十五条 聘用外国人工作或者招收外国留学生的单位，应当按照规定向所在地公安机关报告有关信息。

公民、法人或者其他组织发现外国人有非法入境、非法居留、非法就业情形的，应当及时向所在地公安机关报告。

第四十六条 申请难民地位的外国人，在难民地位甄别期间，可以凭公安机关签发的临时身份证明在中国境内停留；被认定为难民的外国人，可以凭公安机关签发的难民身份证件在中国境内停留居留。

第二节　永久居留

第四十七条 对中国经济社会发展作出突出贡献或者符合其他在中国境内永久居留条件的外国人，经本人申请和公安部批准，取得永久居留资格。

外国人在中国境内永久居留的审批管理办法由公安部、外交部会同国务院有关部门规定。

第四十八条 取得永久居留资格的外国人，凭永久居留证件在中国境内居留和工作，凭本人的护照和永久居留证件出境入境。

第四十九条 外国人有下列情形之一的，由公安部决定取消其在中国境内永久居留资格：

（一）对中国国家安全和利益造成危害的；

（二）被处驱逐出境的；

（三）弄虚作假骗取在中国境内永久居留资格的；

（四）在中国境内居留未达到规定时限的；

（五）不适宜在中国境内永久居留的其他情形。

第五章　交通运输工具出境入境边防检查

第五十条 出境入境交通运输工具离开、抵达口岸时，应当接受边防检查。对交通运输工具的入境边防检查，在其最先抵达的口岸进行；对交通运输工具的出境边防检查，在其最后离开的口岸进行。特殊情况下，可以在有关主管机关指定的地点进行。

出境的交通运输工具自出境检查后至出境前，入境的交通运输工具自入境后至入境检查前，未经出入境边防检查机关按照规定程序许可，不得上下人员、装卸货物或者物品。

第五十一条 交通运输工具负责人或者交通运输工具出境入境业务代理单位应当按照规定提前向出入境边防检查机关报告入境、出境的交通运输工具抵达、离开口岸的时间和停留地点，如实申报员工、旅客、货物或者物品等信息。

第五十二条 交通运输工具负责人、交通运输工具出境入境业务代理单位应当配合出境入境边防检查，发现违反本法规定行为的，应当立即报告并协助调查处理。

入境交通运输工具载运不准入境人员的，交通运输工具负责人应当负责载离。

第五十三条 出入境边防检查机关按照规定对处于下列情形之一的出境入境交通运输工具进行监护：

（一）出境的交通运输工具在出境边防检查开始后至出境前、入境的交通运输工具在入境后至入境边防检查完成前；

（二）外国船舶在中国内河航行期间；

（三）有必要进行监护的其他情形。

第五十四条 因装卸物品、维修作业、参观访问等事由需要上下外国船舶的人员，应当向出入境边防检查机关申请办理登轮证件。

中国船舶与外国船舶或者外国船舶之间需要搭靠作业的，应当由船长或者交通运输工具出境入境业务代理单位向出入境边防检查机关申请办理船舶搭靠手续。

第五十五条 外国船舶、航空器在中国境内应当按照规定的路线、航线行驶。

出境入境的船舶、航空器不得驶入对外开放口岸以外地区。因不可预见的紧急情况或者不可抗力驶入的，应当立即向就近的出入境边防检查机关或者当地公安机关报告，并接受监护和管理。

第五十六条 交通运输工具有下列情形之一的，不准出境入境；已经驶离口岸的，可以责令返回：

（一）离开、抵达口岸时，未经查验准许擅自出境入境的；

（二）未经批准擅自改变出境入境口岸的；

（三）涉嫌载有不准出境入境人员，需要查验核实的；

（四）涉嫌载有危害国家安全、利益和社会公共秩序的物品，需要查验核实的；

（五）拒绝接受出入境边防检查机关管理的其他情形。

前款所列情形消失后，出入境边防检查机关对有关交通运输工具应当立即放行。

第五十七条 从事交通运输工具出境入境业务代理的单位，应当向出入境边防检查机关备案。从事业务代理的人员，由所在单位向出入境边防检查机关办理备案手续。

第六章 调查和遣返

第五十八条 本章规定的当场盘问、继续盘问、拘留审查、限制活动范围、遣送出境措施，由县级以上地方人民政府公安机关或者出入境边防检查机关实施。

第五十九条 对涉嫌违反出境入境管理的人员，可以当场盘问；经当场盘问，有下列情形之一的，可以依法继续盘问：

（一）有非法出境入境嫌疑的；

（二）有协助他人非法出境入境嫌疑的；

（三）外国人有非法居留、非法就业嫌疑的；

（四）有危害国家安全和利益，破坏社会公共秩序或者从事其他违法犯罪活动嫌疑的。

当场盘问和继续盘问应当依据《中华人民共和国人民警察法》规定的程序进行。

县级以上地方人民政府公安机关或者出入境边防检查机关需要传唤涉嫌违反出境入境管理的人员的，依照《中华人民共和国治安管理处罚法》的有关规定执行。

第六十条 外国人有本法第五十九条第一款规定情形之一的，经当场盘问或者继续盘问后仍不能排除嫌疑，需要作进一步调查的，可以拘留审查。

实施拘留审查，应当出示拘留审查决定书，并在二十四小时内进行询问。发现不应当拘留审查的，应当立即解除拘留审查。

拘留审查的期限不得超过三十日；案情复杂的，经上一级地方人民政府公安机关或者出入境边防检查机关批准可以延长至六十日。对国籍、身份不明的外国人，拘留审查期限自查清其国籍、身份之日起计算。

第六十一条 外国人有下列情形之一的，不适用拘留审查，可以限制其活动范围：

（一）患有严重疾病的；

（二）怀孕或者哺乳自己不满一周岁婴儿的；

（三）未满十六周岁或者已满七十周岁的；

（四）不宜适用拘留审查的其他情形。

被限制活动范围的外国人，应当按照要求接受审查，未经公安机关批准，不得离开限定的区域。限制活动范围的期限不得超过六十日。对国籍、身份不明的外国人，限制活动范围期限自查清其国籍、身份之日起计算。

第六十二条 外国人有下列情形之一的，可以遣送出境：

（一）被处限期出境，未在规定期限内离境的；

（二）有不准入境情形的；

（三）非法居留、非法就业的；

（四）违反本法或者其他法律、行政法规需要遣送出境的。

其他境外人员有前款所列情形之一的，可以依法遣送出境。

被遣送出境的人员，自被遣送出境之日起一至五年内不准入境。

第六十三条 被拘留审查或者被决定遣送出境但不能立即执行的人员，应当羁押在拘留所或者遣返场所。

第六十四条 外国人对依照本法规定对其实施的继续盘问、拘留审查、限制活动范围、遣送出境措施不服的，可以依法申请行政复议，该行政复议决定为最终决定。

其他境外人员对依照本法规定对其实施的遣送出境措施不服，申请行政复议的，适用前款规定。

第六十五条 对依法决定不准出境或者不准入境的人员，决定机关应当按照规定及时通知出入境边防检查机关；不准出境、入境情形消失的，决定机关应当及时撤销不准出境、入境决定，并通知出入境边防检查机关。

第六十六条 根据维护国家安全和出境入境管理秩序的需要，必要时，出入境边防检查机关可以对出境入境的人员进行人身检查。人身检查应当由两名与受检查人同性别的边防检查人员进行。

第六十七条 签证、外国人停留居留证件等出境入境证件发生损毁、遗失、被盗抢或者签发后发现持证人不符合签发条件等情形的，由签发机关宣布该出境入境证件作废。

伪造、变造、骗取或者被证件签发机关宣布作废的出境入境证件无效。

公安机关可以对前款规定的或被他人冒用的出境入境证件予以注销或者收缴。

第六十八条 对用于组织、运送、协助他人非法出境入境的交通运输工具，以及需要作为办案证据的物品，公安机关可以扣押。

对查获的违禁物品，涉及国家秘密的文件、资料以及用于实施违反出境入境管理活动的工具等，公安机关应当予以扣押，并依照相关法律、行政法规规定处理。

第六十九条 出境入境证件的真伪由签发机关、出入境边防检查机关或者公安机关出入境管理机构认定。

第七章 法律责任

第七十条 本章规定的行政处罚，除本章另有规定外，由县级以上地方人民政府公安机关或者出入境边防检查机关决定；其中警告或者五千元以下罚款，可以由县级以上地方人民政府公安机关出入境管理机构决定。

第七十一条 有下列行为之一的，处一千元以上五千元以下罚款；情节严重的，处五日以上十日以下拘留，可以并处二千元以上一万元以下罚款：

（一）持用伪造、变造、骗取的出境入境证件出境入境的；

（二）冒用他人出境入境证件出境入境的；

（三）逃避出境入境边防检查的；

（四）以其他方式非法出境入境的。

第七十二条 协助他人非法出境入境的，处二千元以上一万元以下罚款；情节严重的，处十日以上十五日以下拘留，并处五千元以上二万元以下罚款，有违法所得的，没收违法所得。

单位有前款行为的，处一万元以上五万元以下罚款，有违法所得的，没收违法所得，并对其直接负责的主管人员和其他直接责任人员依照前款规定予以处罚。

第七十三条 弄虚作假骗取签证、停留居留证件等出境入境证件的，处二千元以上五千元以下罚款；情节严重的，处十日以上十五日以下拘留，并处五千元以上二万元以下罚款。

单位有前款行为的，处一万元以上五万元以下罚款，并对其直接负责的主管人员和其他直接责任人员依照前款规定予以处罚。

第七十四条 违反本法规定，为外国人出具邀请函件或者其他申请材料的，处五千元以上一万元以下罚款，有违法所得的，没收违法所得，并责令其承担所邀请外国人的出境费用。

单位有前款行为的，处一万元以上五万元以下罚款，有违法所得的，没收违法所得，并责令其承担所邀请外国人的出境费用，对其直接负责的主管人员和其他直接责任人员依照前款规定予以处罚。

第七十五条 中国公民出境后非法前往其他国家或者地区被遣返的，出入境边防检查机关应当收缴其出境入境证件，出境入境证件签发机关自其被遣返之日起六个月至三年以内不予签发出境入境证件。

第七十六条 有下列情形之一的，给予警告，可以并处二千元以下罚款：

（一）外国人拒不接受公安机关查验其出境入境证件的；

（二）外国人拒不交验居留证件的；

（三）未按照规定办理外国人出生登记、死亡申报的；

（四）外国人居留证件登记事项发生变更，未按照规定办理变更的；

（五）在中国境内的外国人冒用他人出境入境证件的；

（六）未按照本法第三十九条第二款规定办理登记的。

旅馆未按照规定办理外国人住宿登记的，依照《中华人民共和国治安管理处罚法》的有关规定予以处罚；未按照规定向公安机关报送外国人住宿登记信息的，给予警告；情节严重的，处一千元以上五千元以下罚款。

第七十七条 外国人未经批准，擅自进入限制外国人进入的区域，责令立即离开；情节严重的，处五日以上十日以下拘留。对外国人非法获取的文字记录、音像资料、电子数据和其他物品，予以收缴或者销毁，所用工具予以收缴。

外国人、外国机构违反本法规定，拒不执行公安机关、国家安全机关限期迁离决定的，给予警告并强制迁离；情节严重的，对有关责任人员处五日以上十五日以下拘留。

第七十八条 外国人非法居留的，给予警告；情节严重的，处每非法居留一日五百元，总额不超过一万元的罚款或者五日以上十五日以下拘留。

因监护人或者其他负有监护责任的人未尽到监护义务，致使未满十六周岁的外国人非法居留的，对监护人或者其他负有监护责任的人给予警告，可以并处一千元以下罚款。

第七十九条 容留、藏匿非法入境、非法居留的外国人，协助非法入境、非法居留的外国人逃避检查，或者为非法居留的外国人违法提供出境入境证件的，处二千元以上一万元以下罚款；情节严重的，处五日以上十五日以下拘留，并处五千元以上二万元以下罚款，有违法所得的，没收违法所得。

单位有前款行为的，处一万元以上五万元以下罚款，有违法所得的，没收违法所得，并对其直接负责的主管人员和其他直接责任人员依照前款规定予以处罚。

第八十条 外国人非法就业的，处五千元以上二万元以下罚款；情节严重的，处五日以上十五日以下拘留，并处五千元以上二万元以下罚款。

介绍外国人非法就业的，对个人处每非法介绍一人五千元，总额不超过五万元的罚款；对单位处每非法介绍一人五千元，总额不超过十万元的罚款；有违法所得的，没收违法所得。

非法聘用外国人的，处每非法聘用一人一万元，总额不超过十万元的罚款；有违法所得的，没收违法所得。

第八十一条 外国人从事与停留居留事由不相符的活动，或者有其他违反中国法律、法规规定，不适宜在中国境内继续停留居留情形的，可以处限期出境。

外国人违反本法规定，情节严重，尚不构成犯罪的，公安部可以处驱逐出境。公安部的处罚决定为最终决定。

被驱逐出境的外国人，自被驱逐出境之日起十年内不准入境。

第八十二条 有下列情形之一的，给予警告，可以并处二千元以下罚款：

（一）扰乱口岸限定区域管理秩序的；

（二）外国船员及其随行家属未办理临时入境手续登陆的；

（三）未办理登轮证件上下外国船舶的。

违反前款第一项规定，情节严重的，可以并处五日以上十日以下拘留。

第八十三条 交通运输工具有下列情形之一的，对其负责人处五千元以上五万元以下罚款：

（一）未经查验准许擅自出境入境或者未经批准擅自改变出境入境口岸的；

（二）未按照规定如实申报员工、旅客、货物或者物品等信息，或者拒绝协助出境入境边防检查的；

（三）违反出境入境边防检查规定上下人员、装卸货物或者物品的。

出境入境交通运输工具载运不准出境入境人员出境入境的，处每载运一人五千元以上一万元以下罚款。交通运输工具负责人证明其已经采取合理预防措施的，可以减轻或者免予处罚。

第八十四条 交通运输工具有下列情形之一的，对其负责人处二千元以上二万元以下罚款：

（一）中国或者外国船舶未经批准擅自搭靠外国船舶的；

（二）外国船舶、航空器在中国境内未按照规定的路线、航线行驶的；

（三）出境入境的船舶、航空器违反规定驶入对外开放口岸以外地区的。

第八十五条 履行出境入境管理职责的工作人员，有下列行为之一的，依法给予处分：

（一）违反法律、行政法规，为不符合规定条件的外国人签发签证、外国人停留居留证件等出境入境证件的；

（二）违反法律、行政法规，审核验放不符合规定条件的人员或者交通运输工具出境入境的；

（三）泄露在出境入境管理工作中知悉的个人信息，侵害当事人合法权益的；

（四）不按照规定将依法收取的费用、收缴的罚款及没收的违法所得、非法财物上缴国库的；

（五）私分、侵占、挪用罚没、扣押的款物或者收取的费用的；

（六）滥用职权、玩忽职守、徇私舞弊，不依法履行法定职责的其他行为。

第八十六条 对违反出境入境管理行为处五百元以下罚款的，出入境边防检查机关可以当场作出处罚决定。

第八十七条 对违反出境入境管理行为处罚款的，被处罚人应当自收到处罚决定书之日起十五日内，到指定的银行缴纳罚款。被处罚人在所在地没有固定住所，不当场收缴罚款事后难以执行或者在口岸向指定银行缴纳罚款确有困难的，可以当场收缴。

第八十八条 违反本法规定，构成犯罪的，依法追究刑事责任。

第八章 附则

第八十九条 本法下列用语的含义：

出境，是指由中国内地前往其他国家或者地区，由中国内地前往香港特别行政区、澳门特别行政区，由中国大陆前往台湾地区。

入境，是指由其他国家或者地区进入中国内地，由香港特别行政区、澳门特别行政区进入中国内地，由台湾地区进入中国大陆。

外国人，是指不具有中国国籍的人。

第九十条 经国务院批准，同毗邻国家接壤的省、自治区可以根据中国与有关国家签订的边界管理协定制定地方性法规、地方政府规章，对两国边境接壤地区的居民往来作出规定。

第九十一条 外国驻中国的外交代表机构、领事机构成员以及享有特权和豁免的其他外国人，其入境出境及停留居留管理，其他法律另有规定的，依照其规定。

第九十二条 外国人申请办理签证、外国人停留居留证件等出境入境证件或者申请办理证件延期、变更的，应当按照规定缴纳签证费、证件费。

第九十三条 本法自 2013 年 7 月 1 日起施行。《中华人民共和国外国人入境出境管理法》和《中华人民共和国公民出境入境管理法》同时废止。